U0229270

炎症性肠病
外科手术策略

主　审　陈旻湖　詹文华

主　编　宋新明

副主编　陈志辉　练　磊　李明哲

编　者（按姓氏汉语拼音排序）

陈白莉（中山大学附属第一医院）　　欧阳秋怡（中山大学附属第一医院）

陈旻湖（中山大学附属第一医院）　　宋新明（中山大学附属第一医院）

陈瑜君（中山大学附属第一医院）　　孙灿辉（中山大学附属第一医院）

陈志辉（中山大学附属第一医院）　　谢晓燕（中山大学附属第一医院）

龚凤球（中山大学附属第一医院）　　熊伟昕（中山大学附属第一医院）

何　瑶（中山大学附属第一医院）　　许开武（湖南省人民医院）

李明哲（中山大学附属第七医院）　　杨　兵（中山大学附属第一医院）

李雪华（中山大学附属第一医院）　　叶子茵（中山大学附属第一医院）

李子平（中山大学附属第一医院）　　曾志荣（中山大学附属第一医院）

练　磊（中山大学附属第六医院）　　张　宁（中山大学附属第一医院）

毛　仁（中山大学附属第一医院）　　祖晓满（中山大学附属第一医院）

插图绘制　黄嘉骏（中山大学附属孙逸仙纪念医院）

视频剪辑　任　晖（中山大学附属第七医院）

人民卫生出版社
·北　京·

图书在版编目（CIP）数据

炎症性肠病外科手术策略 / 宋新明主编 . —北京：
人民卫生出版社，2023.8
ISBN 978-7-117-35154-6

Ⅰ.①炎…　Ⅱ.①宋…　Ⅲ.①肠炎 – 外科手术　Ⅳ.
①R657.1

中国国家版本馆 CIP 数据核字（2023）第 150432 号

人卫智网	www.ipmph.com	医学教育、学术、考试、健康，购书智慧智能综合服务平台
人卫官网	www.pmph.com	人卫官方资讯发布平台

炎症性肠病外科手术策略
Yanzhengxingchangbing Waike Shoushu Celüe

主　　编：宋新明
出版发行：人民卫生出版社（中继线 010-59780011）
地　　址：北京市朝阳区潘家园南里 19 号
邮　　编：100021
E - mail：pmph @ pmph.com
购书热线：010-59787592　010-59787584　010-65264830
印　　刷：北京华联印刷有限公司
经　　销：新华书店
开　　本：889 × 1194　1/16　印张：15
字　　数：354 千字
版　　次：2023 年 8 月第 1 版
印　　次：2023 年 9 月第 1 次印刷
标准书号：ISBN 978-7-117-35154-6
定　　价：139.00 元

打击盗版举报电话：**010-59787491**　E-mail：**WQ @ pmph.com**
质量问题联系电话：**010-59787234**　E-mail：**zhiliang @ pmph.com**
数字融合服务电话：**4001118166**　E-mail：**zengzhi @ pmph.com**

主编简介

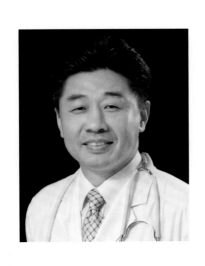

宋新明

医学博士,中山大学附属第一医院胃肠外科中心教授、主任医师、博士研究生导师,胃肠外科三科原副主任。

1988年获第三军医大学野战外科研究所外科专业硕士学位,1994年攻读中山医科大学附属第一医院胃肠外科专业博士,师从"胃肠外科大师"王吉甫教授。

现任广东省临床医学学会结直肠外科专业委员会主任委员,广东省医学会加速康复(ERAS)外科学分会副主任委员,中国医师协会结直肠肿瘤专业委员会微创解剖学组委员,中华医学会消化病学分会消化内外科对话协作组副组长,中华医学会创伤学分会组织修复专业委员会常务委员,广东省临床医学学会理事,广东省健康管理学会理事,广东省健康管理学会胃肠病学专业委员会副主任委员,广东省医疗行业协会结直肠肛门外科管理分会副主任委员,广东省医学会胃肠外科学分会常务委员,广东省抗癌协会大肠癌专业委员会常务委员,广东省医疗行业协会微创外科管理分会常务委员,广东省医师协会外科医师分会委员,粤港澳大湾区ERAS医师联盟第一届成员。曾任中国人民解放军胃肠外科专委会第一届委员,广东省医学会外科学分会常务委员。先后任《中华胃肠外科杂志》《中华普通外科手术学杂志》《中华普通外科文献》《中华实验外科杂志》《消化肿瘤杂志》《世界华人消化杂志》《中国内镜杂志》编委。获广东省科技进步奖一等奖、二等奖、三等奖各1项,中华医学科技奖三等奖1项,军队科技进步奖二等奖2项、三等奖3项。获国家自然科学基金2项,广东省科技计划重点项目1项,广东省自然科学基金6项。发表论文100余篇,SCI论文20余篇,参编专著6部。培养博士、硕士研究生10余名。获"平安中国好医生""羊城好医生"称号。

序
一

　　大约 100 年前,美国 Mountain Sinai 医院的外科医师 Burrill Bernard Crohn(1884—1983 年)在 *Journal of the American Medical Association* 上报道了 14 例经手术切除的一类"回肠末端炎"患者,此后这类疾病被命名为克罗恩病。回眸过去的 100 年,炎症性肠病领域取得了巨大进步,特别是近 20 年,生物制剂等药物的临床应用,使大部分患者的临床症状得到缓解。尽管如此,大部分克罗恩病患者的自然病程仍然进展为肠道狭窄、肠瘘/脓肿等并发症,导致最终需要接受手术治疗。

　　炎症性肠病(inflammatory bowel disease,IBD)诊治复杂,需多学科团队参与,其中结直肠外科团队的水平是 IBD 中心临床诊治能力的重要决定因素之一。以美国克利夫兰医学中心为例,其引领世界的结直肠外科团队促成克利夫兰医学中心 IBD 多学科团队成为全球最顶尖的 IBD 中心之一。中山大学附属第一医院是国内最早组建炎症性肠病多学科团队(IBD-MDT)的单位,宋新明教授是其中的重要成员,IBD 外科团队也在其带领下,于 IBD 复杂手术和微创手术方面积累了丰富的经验,为我院 IBD 患者提供了手术方案的最优解,成为我院 IBD 临床诊疗的坚实后盾。

　　我与宋新明教授共事多年,在临床工作中我们相互配合,长期的默契合作使我们从同事成为好朋友。宋教授是一位多才多艺的外科医师,不仅手术技艺精湛、手术理念先进,而且善于总结思考、乐于分享。本书图文并茂地展示了宋教授及其团队十余年来对数百例炎症性肠病的手术经验和心得。本书作者主要来自我院长期合作的 IBD 多学科团队专家,内容从理论到实践,再升华到理论,而且融合了微创外科、加速康复外科等前沿进展,是一本难得的、具有临床指导价值的佳作。

感谢宋教授倾其心血贡献这本凝集其手术技艺和学术结晶的专著,感谢该书所有作者的辛勤付出。

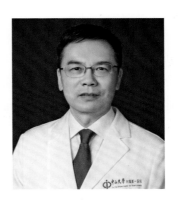

中山大学附属第一医院教授

中华医学会消化病学分会主任委员

2023 年 3 月 20 日

序

二

炎症性肠病（inflammatory bowel disease，IBD）是一种好发于欧美国家的消化道慢性炎性疾病，主要包括克罗恩病和溃疡性结肠炎。近年来，随着经济社会的快速发展、人民生活方式和饮食习惯的多元化以及流行病学资料的不断完善，我国炎症性肠病的发病率呈明显上升趋势。炎症性肠病已经成为一个全球性的公共卫生挑战。

外科是IBD治疗体系中不可或缺的重要部分。虽然随着内科治疗的不断规范及完善，以及各种新型生物制剂的研发和应用，许多患者仅通过单纯药物治疗即可达到疾病缓解，但仍有相当一部分患者因为肠梗阻、肠瘘和腹腔脓肿等并发症而需要接受外科手术。原因在于基层医院往往对炎症性肠病缺乏足够的认识，而各级医院外科诊疗水平参差不齐。目前有关炎症性肠病的专业书籍多侧重于理论和内科治疗，尚缺乏实用性强的外科手术治疗的参考书籍，特别是微创手术治疗。

中山大学附属第一医院消化内科在中华医学会消化病学分会主任委员陈旻湖教授的带领下，组建了国内最早的炎症性肠病多学科团队（IBD-MDT），并将IBD作为临床和科研的重点，在国内外享有极高的声誉，大量IBD患者慕名前来治疗。胃肠外科中心宋新明教授团队是我院IBD-MDT的重要成员，近20年来，宋教授及其团队在诊疗中不断努力实践，已完成IBD腹部手术达600例以上，近3年的微创手术占比达90%，在国内处于领先水平。在《炎症性肠病外科手术策略》中，宋教授结合其团队数百例手术经验和心得，系统阐述了克罗恩病与溃疡性结肠炎的治疗进展、内镜和影像学表现、病理诊断及围手术期处理，并结合典型病例为我们展示了不同部位、不同类型的手术策略及方法，并附有大量图片和手术视频。宋教授将其近 20 载的 IBD 诊疗宝贵经验及见解凝练于此书，一定能对该领域的诸位同道有所帮助，对中国 IBD 的外科规范化诊治起到积极的推动作用。

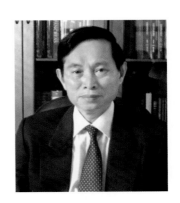

中山大学附属第一医院教授

2023 年 4 月 18 日

前言

炎症性肠病（inflammatory bowel disease，IBD）是一组病因尚未明确的慢性非特异性炎性疾病，包括克罗恩病及溃疡性结肠炎，病变可累及胃肠道的任意部位。在过去数十年，炎症性肠病在全世界的发病率呈显著上升趋势。作为一种"内科病"，炎症性肠病的首选治疗方式是药物治疗。然而，由于炎症性肠病具有反复发作、迁延不愈的病程特点，即使进行规范的内科治疗，许多患者仍无法避免肠梗阻、穿孔、炎性包块、脓肿、肠瘘和出血等并发症的发生，严重影响患者生活质量甚至危及生命。此时，外科手术治疗便成了挽救患者的必然选择。因此，针对炎症性肠病制订完善而规范的治疗策略，是消化内科和胃肠外科共同面对的巨大挑战。

中山大学附属第一医院消化内科在中华医学会消化病学分会主任委员陈旻湖教授的带领下，是国内最早组建炎症性肠病多学科团队（IBD-MDT）的单位，在 IBD 诊治、随访和研究等方面享有崇高的声誉。有幸作为该 IBD-MDT 的成员，我们团队收治了几乎所有 IBD 需要外科手术治疗的患者，腹部手术达 600 例以上，近 3 年微创手术占比达 90%。于 IBD 复杂手术和微创手术方面积累了一些经验，也在多次学习班讲课和学术交流中引起不同凡响，这使我萌动了将这些治疗经验与大家分享的想法，虽然内心十分忐忑，3 年前还是将此想法与人民卫生出版社编辑做了交流：一是国内对于 IBD 外科治疗还缺乏足够的认识，治疗水平参差不齐；二是国内尚没有侧重于外科应用的参考书籍，即使是国外参考书，也没有对于微创手术的系统介绍。该想法得到了人民卫生出版社的大力支持，在此深表感谢。

三位副主编虽然都是作为我的研究生毕业的，但在各单位均为业务骨干。陈志辉教授全程参与了中山大学附属第一医院 IBD 外科患者的治疗，尤其对微创手术治疗有深刻体会；中山大学附属第六医院练磊教授在美国克利夫兰医学中心学习多年,深知世界一流IBD的治疗方法和水平;李明哲教授已是中山大学附属第七医院消化医学中心副主任。大家共同认为已有的IBD专业参考书偏重内科治疗和理论研究,而本书的重点是要突出其"实用性",特别强调外科治疗策略,并附有大量手术图谱和视频,尽量精简文字,做到深入浅出,读后可以在临床实际应用。

不同于其他消化道良性疾病,炎症性肠病患者的腹腔内情况往往错综复杂。广泛的炎症粘连、炎性包块、脓肿和复杂瘘管形成,肠管粘连成团,肠系膜增厚易脆;有的是反复多次手术,使正常解剖层面消失,难以辨认、显露和分离,更增加了手术难度;炎性组织分离容易出血,如果层面掌握不好,极易引起组织与器官误伤,手术往往不是单一节段肠管切除吻合,而是多段肠管切除吻合。因此,大部分手术系非规范化手术,尤其对微创手术而言更需要个性化处理。此外,患者常合并有严重的营养障碍、应用激素、肠道炎症水肿、多个吻合口等危险因素,都增加了术后并发症的风险。如何精准地把握手术的适应证和时机、采取最优的手术策略和围手术期处理,关乎患者的治疗转归,同时也考验着外科医师的经验、技巧和胆识。本书对于这些复杂情况和个性化处理都有详尽的描述和展示。

IBD-MDT已成为我们的常规制度,有消化内科、胃肠外科、影像科、病理科、营养科等多学科参与,使得炎症性肠病的治疗能够更加规范化、个体化。本书的作者大部分来自IBD-MDT团队,由陈旻湖教授带头,曾志荣教授、何瑶教授、陈白莉教授、谢晓燕教授、李子平教授、孙灿辉教授、叶子茵教授亲自撰写,还有毛仁教授、张宁教授等后起之秀的参与,使得本书在炎症性肠病的内镜、影像学、病理学、药物治疗以及营养学方面也着墨颇多,我们将贯穿术前、术中、术后全程的多学科协作凝练成各个章节,力图使读者获得更系统、更全面的认识。

本书适合于从事 IBD 治疗的内外科医师参考,特别对三甲医院的胃肠外科医师和基层的普外科医师有明显借鉴和指导作用,更好地造福患者。在此衷心感谢人民卫生出版社的鼎力支持和各位作者的辛勤付出。

由于本人能力所限,对 IBD 认识不够深刻,书中错误在所难免,敬请广大读者及时指出,不吝指教。衷心感谢大家的付出与厚爱。

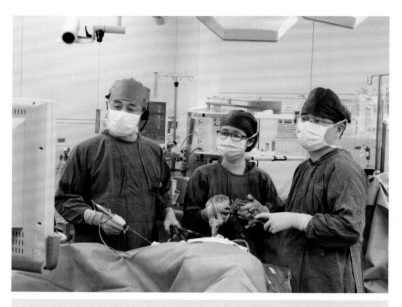

中山大学附属第一医院 IBD 手术团队:左一为宋新明教授,右一为陈志辉副主任医师,中间为眭思鸣医师

2023 年 3 月 20 日

目 录

第一章

炎症性肠病概述

　　炎症性肠病（inflammatory bowel disease，IBD）是一种病因不明的慢性非特异性肠道炎症，主要包括溃疡性结肠炎（ulcerative colitis，UC）和克罗恩病（Crohn's disease，CD）。溃疡性结肠炎是局限于黏膜层和黏膜下层的连续性弥漫性炎症，疾病通常累及直肠，并可逆行向结肠近段蔓延。克罗恩病为跳跃的透壁性炎症，可累及全消化道，最常累及部位为回肠末端、结肠和肛周。

　　关于溃疡性结肠炎的最早描述尚有争议，甚至可以追溯到古希腊，希波克拉底描述了一种以慢性腹泻和便血为特征的疾病，其与大肠的溃疡和发炎有关。1859 年，Wils 将其列为一种单独的疾病并用 UC 来命名。

　　早期 CD 是作为孤立病例出现的，英格兰第一任国王阿尔弗雷德（Alfred the Great，849—899年）可能患有 CD。1913 年，英国医师 Dalziel 对 CD 进行了精准的描述。随后在 1932 年，Crohn、Ginzburg 和 Oppenheimer 一起提出了区域性回肠炎的概念，并从病理和临床上将其与肠结核相区别，该疾病后来便被称为 CD。

　　19 世纪 50 年代，人们注意到肾上腺糖皮质激素可改善 UC 和 CD 患者的症状，证明了这是一种肠道自身免疫性疾病，以巯嘌呤为主的传统的免疫调节剂开始应用于治疗。1997 年，Targan 及其同事评估了抗肿瘤坏死因子（TNF）cA2［英夫利西单克隆抗体（简称单抗）］在诱导腔内 CD 缓解方面的有效性，开启了生物制剂的时代。

一、流行病学

　　在过去的几十年中，IBD 的发病率在全球范围内整体呈上升趋势。传统上，IBD 被认为是一种西方疾病，主要发生在欧洲、北美和澳大利亚的白种人人群中，但是最近十年的数据表明，西方国家 IBD 的发病率趋于稳定，而亚洲新兴工业化国家（包括中国和印度）的发病率正在迅速上升。欧洲 UC 年发病率最高发病率为 24.3/10 万，CD 为 12.7/10 万，UC 和 CD 的患病率分别为 505/10 万、322/10 万。我国 IBD 协作组根据住院患者粗略推算 UC 患病率为 11.6/10 万，CD 约为 1.4/10 万。

大部分地区 UC 较 CD 常见,CD 发病率女性高于男性,UC 则男性发病率略高。青春期后期或成年初期是 IBD 主要的发病年龄段,其中 UC 多见于 20~40 岁,CD 发病高峰为 18~35 岁。

二、病因和发病机制

目前 IBD 的发病机制尚未完全明确,可能是受遗传、环境、肠道微生态以及免疫因素等多种因素复杂作用的结果,其中黏膜免疫异常在持续性炎症发病中起着重要的作用。

(一)遗传易感

炎症性肠病中最大的风险因素是家族遗传,IBD 患者一级亲属的 IBD 患病率高达 15%。炎症性肠病患者的子女发病越早,其遗传因素的影响就越大。自第一个 CD 易感基因 NOD2/CERD15 被发现以来,相继有 240 余个基因被证实与 IBD 的易感性相关。这些易感基因与 IBD 患病风险、临床亚型和药物治疗密切相关。常见的几组易感基因有:细菌识别相关的易感基因(如 NOD2/CARD15 和 TLR4 基因编码 Toll 样受体 4)、IL23/Th17 信号途径相关的易感基因、自噬相关的易感基因和上皮屏障相关的易感基因等。

许多研究表明了 IBD 患者的特殊遗传背景,目前认为 IBD 不仅是多基因疾病,也是一种遗传异质性疾病,下文提到的环境变化可以通过表观遗传机制来影响病理基因的表达。

(二)环境

IBD 的流行病学趋势提示,其好发于社会经济较发达的地区。移民学研究提示,南亚裔发病率低,但移居至英国后 IBD 发病率增高,表明了环境因素也起着重要作用。随着工业化的发展,IBD 已成为一种全球性疾病,可能与以下因素有关。

1. 吸烟 目前认为,吸烟可能对 UC 有一定的保护作用,被动吸烟者中 UC 发病率也明显降低。而吸烟者罹患 CD 的风险增加,并且吸烟可加重 CD 患者病情,增加其急性发作次数和持续时间、实施外科手术的概率和肠外表现的发生率。吸烟会改变一氧化氮(NO)的产生,从而改变平滑肌的张力并影响内皮功能。烟雾中的一氧化碳(CO)使微血管扩张能力受损,从而导致肠道组织缺血和慢性炎症,造成溃疡和纤维化的形成;同时,烟草中的尼古丁可影响分布于肠上皮细胞的烟碱型乙酰胆碱受体,进而改变细胞因子如白细胞介素 8(IL-8)、肿瘤坏死因子 α(TNF-α)水平,增加微血管血栓形成等。

2. 饮食 最早发现的 IBD 流行病学关联之一是母乳喂养的强大保护作用,缺乏母乳可能使婴儿肠道微生物菌群无法优化,肠道黏膜和免疫系统发育迟缓,进而增加成年期患 IBD 的风险。目前认为,高糖、高脂、高蛋白饮食是最重要的饮食风险因素之一。动物研究显示,高脂肪饮食,尤其是饱和脂肪酸饮食,会增加小鼠肠道炎症发病风险。而高水平的维生素 D 可能对 CD 和 UC 都有保护作用,日晒过少可导致维生素 D 的缺乏,进而促进 IBD 的病理生理过程,故有研究表明日晒过少可导致 IBD 的发病风险增高。

(三)肠道微生态

尚未发现特异性微生物感染与 IBD 的直接关系,而流行病学和实验室研究表明肠道微生物菌群结构的改变与 IBD 发病相关,但炎症本身也可以改变微生物菌群结构,因此比较 IBD 患者和健康对照者肠道微生物菌群的变化,因果关系的确定是有限的。肠道菌群的改变可能通过抗原刺激、肠上皮细胞受损、黏膜通透性增加等引起肠黏膜持续性炎症。

（四）免疫调节失常

IBD 患者"免疫耐受"的缺失及肠道黏膜免疫反应异常激活是 IBD 肠道炎症产生的直接因素，涉及先天性和获得性免疫途径的功能紊乱。

1. 先天性免疫反应　这是机体抵御病原体的第一道防线，首先依赖模式识别受体包括细胞表面的 Toll 样受体（TLR）和 NOD 样受体介导识别微生物抗原，在 IBD 患者中，TLR 和 NOD 蛋白的表达和功能都发生了显著改变。自噬是维持细胞内稳态的机制之一，对宿主防御细胞内微生物具有重要意义，而在 IBD 患者中此过程是受损的。此外，肠腔内的细菌和食物、抗原等的第一个物理屏障是肠上皮黏膜层，第二道防线是肠上皮细胞，而 IBD 患者的上皮屏障受损，肠通透性增加。肠上皮细胞除了形成物理屏障外，还能分泌许多抗菌肽，在 CD 患者中可观察到抗菌肽表达缺陷。

2. 获得性免疫反应　CD 以 Th1 型免疫应答为主，而 UC 是非典型 Th2 反应。与正常肠道相比，CD 和 UC 黏膜中检测到高水平的 IL-17A 转录物，其为 Th17 细胞的标志性细胞因子。此外，Th17 细胞还是 IL-21 的重要来源，在 IBD 炎症黏膜中观察到 IL-21 明显上调，其可促进多种细胞（肠道上皮细胞、巨噬细胞、成纤维细胞等）释放 TNF-α、趋化因子、IL-6、粒细胞-巨噬细胞集落刺激因子（GM-CSF）、基质金属蛋白酶（MMP）等来介导肠道炎症的发生、发展。

综上所述，IBD 发病机制可总结为：环境因素作用于遗传易感者，在肠道微生物及抗原的参与下，激活了异常的肠道黏膜免疫，从而引起过度的免疫炎症反应。

三、病理

UC 和 CD 有各自典型的病理改变。

UC 病变主要局限于黏膜层和黏膜下层，是连续性弥漫性炎症，疾病通常累及直肠，并可逆行向结肠近段蔓延，甚至累及回肠末端。活动期时结肠黏膜固有层内弥漫性浸润各种炎症细胞，如中性粒细胞、淋巴细胞、浆细胞、肥大细胞、嗜酸性粒细胞等，可见黏膜糜烂、水肿、溃疡、血管充血、局灶性出血及隐窝炎、隐窝脓肿。慢性病症可见隐窝结构紊乱，腺体萎缩变形、排列紊乱及数目减少，杯状细胞减少，出现帕内特细胞化生及炎性息肉。

CD 病变常累及肠壁全层，肠管增厚、质硬，肠腔变窄。肠壁浆膜纤维渗出可致肠粘连，肠系膜也可见增厚、水肿、脂肪包裹，把肠管固定在一个位置，局部淋巴结有肉芽肿形成。病变呈节段性，即两受累区间被正常肠管所分隔，又称"跨越性损害"。病变黏膜呈纵行溃疡，早期呈鹅口疮溃疡，随着病情的发展，溃疡逐渐增大，黏膜呈鹅卵石样外观。溃疡基底发生裂隙，可穿透至浆膜层甚至穿透至其他肠段、器官，形成瘘管。

四、临床表现

（一）症状

1. UC　病情轻重与病变范围、临床分型及病期有关。起病多为亚急性，少数暴发性起病。病程呈慢性经过，发作和缓解交替，少数症状持续并逐渐加重。

主要表现是反复发作的腹泻、黏液血便、腹痛及里急后重感。多以血性腹泻为起始症状，排便次数和便血程度与病情轻重有关，轻者排便 2~3 次/d，便血轻微或无；重者可 >10 次/d，大量便血。

其他如腹胀、腹痛、食欲缺乏、恶心、呕吐等都可能出现。溃疡性结肠炎病变范围解剖位置不一,从局限于直肠到全结肠炎都有可能。直肠炎或直肠乙状结肠炎可表现为便秘、排便困难。重度和广泛性结肠炎可出现发热、心动过速、贫血、低蛋白血症、水和电解质平衡紊乱等。肠外表现可包括外周关节炎、结节性红斑、坏疽性脓皮病、巩膜外层炎、前葡萄膜炎、口腔复发性溃疡等。

2. CD　CD 的表现复杂多变,与临床类型、累及部位、病期和并发症有关。起病大多缓慢、隐匿,在诊断前,患者可能已有数月甚至数年腹部隐痛和间歇性腹泻史;少数也可急性起病,表现为急腹症。病程呈慢性,活动期和缓解期反复交替,迁延不愈。

主要表现是腹痛、腹泻和体重下降,三者中任何一项都可成为患者最突出的症状。腹泻的表现与病变的解剖部位有关。结直肠受累时,腹泻量少而便意窘迫,有里急后重之感。随着疾病进展,直肠瘢痕和纤维化形成,肠壁变硬失去弹性,可导致大便失禁。腹痛与病变累及的部位也有关,多位于右下腹或脐周,间歇发作,合并肠腔狭窄时还同时伴有腹胀、恶心、呕吐等。其他症状如黏液血便、肛周脓肿和瘘管形成以及广泛的肠外表现也十分常见。活动期患者及激发感染的患者可出现发热,多为间歇性低热或中度热。严重患者也可出现贫血、低蛋白血症、水和电解质平衡紊乱等一系列全身症状。CD 与 UC 相比更容易发生肠外表现,类型相似。以口腔黏膜溃疡、皮肤结节性红斑、关节炎及眼病最为常见。

(二)体征

1. UC　与疾病严重程度有关。轻型患者在缓解期可无体征;中度患者可仅有左下腹轻压痛,有时可触及痉挛的降结肠或乙状结肠,直肠检查可能有触痛或指套有血;重型可出现左下腹甚至全腹压痛,若出现腹部膨隆、腹肌紧张、反跳痛、肠鸣音减弱伴发热、脱水、呕吐等体征,则考虑出现并发症,如中毒性巨结肠、肠穿孔等。

2. CD　CD 患者可在右下腹和脐周扪及腹部包块伴压痛,常因肠粘连、肠壁增厚、肠系膜淋巴结肿大、内瘘或脓肿形成所致。同时还可有急性或慢性胃肠道梗阻、肠穿孔和消化道出血体征,肛门周围炎症的体征,如肛门周围有瘘管开口、硬结、发红或压痛。

(三)疾病评估

1. UC 疾病评估

(1)临床类型:分为初发型和慢性复发型。初发型指无既往史的首次发作,慢性复发型在临床上较多见,表现为发作期和缓解期交替。病变范围分为直肠炎、左半结肠炎(累及结肠左曲以远)、广泛性结肠炎(累及结肠左曲以近甚至全结肠)。

(2)疾病活动性:UC 活动期疾病按照严重程度,分为轻度、中度、重度(表 1-0-1)。

表 1-0-1　改良 Truelove 和 Witts 疾病严重程度分型

	轻度	重度		轻度	重度
排便	<4 次/d	≥6 次/d	体温	正常	>37.8℃
便血	轻或无	重	血红蛋白	正常	<75% 正常值
脉搏	正常	>90 次/min	红细胞沉降率(ESR)	<20mm/h	>30mm/h

注:中度介于轻度、重度之间;缓解期为无症状。

2. CD 疾病评估

（1）临床类型：根据疾病行为，分为非狭窄非穿透型（B1）、狭窄型（B2）和穿透型（B3）以及伴有肛周病变（P）。

（2）疾病活动性：目前 CD 的活动度分级多采用 Best 标准（表 1-0-2）。

表 1-0-2　Best CDAI 计算法

变量	权重
稀便次数（1 周）	2
腹痛程度（0=无，1=轻，2=中，3=重；1 周总评）	5
一般情况（0=好，1=较差，2=差，3=很差，4=非常差；1 周总评）	7
肠外表现和并发症（1 项 1 分）	20
阿片类止泻药（0=无，1=有）	30
腹部包块（0=无，2=可疑，5=肯定）	10
血细胞比容降低值（正常：男 0.47，女 0.42）	6
100×（1−体重/标准体重）	1

注：CDAI，Crohn's disease activity index，克罗恩病活动指数；血细胞比容正常低限可参照国人标准；总分=各项分值之和。

CDAI<150 分为缓解期，≥150 分为活动期；150~220 分为轻度，221~450 分为中度，>450 分为重度。

五、诊断性检查

（一）实验室检查

1. 血液检查　贫血常见，与营养吸收不良和消化道出血有关，也可能涉及溶血。血浆纤维蛋白原增加，血小板数量明显增加，提示血液处于高凝状态。活动期中性粒细胞增高、ESR 加快及 C 反应蛋白（C-reactive protein，CRP）增高。

2. 粪便检查　肉眼观察可见黏液脓血，镜检可见红细胞、白细胞，急性发作期可见巨噬细胞。隐血阳性。黏膜炎症活动期钙卫蛋白明显增高。

3. 免疫学检查　抗中性粒细胞胞质抗体（anti-neutrophil cytoplasmic antibody，ANCA）在 UC 患者中阳性率为 55%，CD 患者仅 20%，然而在其他广泛自身免疫病中也可检出阳性。抗酿酒酵母抗体（anti-*Saccharomyces cerevisiae* antibody，ASCA）在 CD 患者中的阳性率为 40%~70%，而在 UC 患者中低于 15%。因此这两种抗体并不能帮助鉴别 UC 和 CD，暂不推荐。

（二）内镜检查

对反复发作腹痛、腹泻、血便的患者，内镜检查是诊断 IBD 的重要辅助方法。

1. UC　肠镜检查从直肠开始，可见肠黏膜弥漫性充血水肿，质脆，可有脓性分泌物附着。黏膜表面有多发糜烂和溃疡，粗糙、呈细颗粒状。血管纹理模糊、紊乱，可自发或接触性出血。缓解期可见正常黏膜表现。慢性患者还可形成炎性息肉、结肠带变钝或者消失。

2. CD　由于 CD 可累及全部消化道，无狭窄并发症时可采用胶囊内镜检查，胃镜检查也应该纳入常规检查项目。早期 CD 内镜下表现为阿弗他溃疡,随着疾病发展,溃疡变深变大,彼此融合形成纵行和匐行性溃疡。病变呈节段性,病变之间的黏膜可完全正常,从食管到肛门均可累及,但在回结肠部位常见。炎症黏膜非对称分布,周围鹅卵石样增生,肠腔增厚伴不同程度狭窄,偶可见瘘口。

(三) 影像学检查

无条件行结肠镜检查或肠腔狭窄结肠镜无法通过时,可应用钡灌肠造影。UC 主要改变为:①黏膜粗乱和/或颗粒样改变;②肠管边缘呈锯齿状或毛刺样改变,肠壁有多发性小充盈缺损;③肠管短缩,袋囊消失呈铅管样。急性或重型患者应暂缓检查,避免诱发中毒性及结肠和肠穿孔。小肠部位钡灌肠造影敏感性低,X 线所见为多发性、跳跃性病变,病变处见裂隙状溃疡、卵石样改变、假息肉、肠腔狭窄、僵硬,还可见瘘管等。有条件的应采用 CT 小肠造影(computed tomography enterography,CTE)或磁共振小肠造影(magnetic resonance enterography,MRE)检查,必要时两者互相进行补充。

CD 活动期 CTE 或 MRE 检查可见病变呈节段性分布,肠壁明显增厚(>4cm),早期肠壁呈偏心性增厚,以肠系膜侧增厚为主,随着病情发展,对侧肠壁也有明显增厚。肠黏膜明显强化并呈“双晕征”分层改变,提示黏膜下水肿。可见不规则扩张和狭窄,包括炎性狭窄和纤维性狭窄,此外还可有肠腔外并发症如瘘管形成,合并感染时可有腹腔脓肿、蜂窝织炎等改变。肠系膜淋巴结肿大,脂肪密度增高,血管增多、扩张,呈“木梳样”改变。MRE 对于肛周病变,脓肿和复杂性瘘管形成的判断具有很好的特异性和敏感性。

此外,肠道超声及超声造影对于经腹判断狭窄部位的炎症活动度有一定的价值。此检查无创、方便、患者接纳度高,在诊断初筛和随访方面具有价值,但结果判断具有一定的主观性。

六、治疗

IBD 的治疗目标是:诱导和维持缓解以及黏膜愈合,预防并发症,改善患者生活质量。

(一) UC 的内科治疗

UC 的治疗方案与病情活动性、严重程度、病变范围和类型有关,且在治疗过程中需根据患者对治疗的反应及药物耐受性进行不断调整。

活动期的治疗药物:

1. 轻度 UC

(1)氨基水杨酸制剂:治疗轻度 UC 的主要药物,包括传统的柳氮磺吡啶(sulfasalazine,SASP)和美沙拉秦(mesalazine)。美沙拉秦和柳氮磺吡啶疗效相似,但前者不良反应更少,更易被患者所接受。此外,美沙拉秦顿服和分次服用等效。

(2)激素:氨基水杨酸制剂治疗效果欠佳的患者,尤其是病变较广泛者,可改用口服全身作用的激素治疗。

2. 中度 UC

(1)氨基水杨酸制剂:同轻度 UC。

(2)激素:足量氨基水杨酸制剂治疗后(一般 2~4 周)症状控制不佳者,尤其是病变较广泛者,应及时改用激素。需注意达到症状缓解后应逐渐缓慢减药,至彻底停药,快速减量会导致早期复发。

（3）硫嘌呤类药物:包括硫唑嘌呤（azathioprine）和巯嘌呤（mercaptopurine）,适用于激素无效或依赖者。

（4）沙利度胺:适用于难治性 UC 治疗。

（5）英夫利西单抗（infliximab,IFX）:当激素和免疫抑制剂治疗无效时,或激素依赖、不能耐受上述药物治疗时,可考虑 IFX 治疗。

（6）选择性白细胞吸附疗法:可降低粒细胞和单核细胞的数量,合并机会性感染者可以考虑应用。

3. 重度 UC　一般治疗包括维持水和电解质平衡,防止酸碱平衡紊乱;便血多、血红蛋白过低者适当可输红细胞;中毒性巨结肠患者可暂禁食,予胃肠外营养;忌用止泻剂、抗胆碱能药物、阿片类制剂、非甾体抗炎药（nonsteroidal anti-inflammatory drug,NSAID）等,以避免诱发结肠扩张;中毒症状明显者可考虑静脉使用广谱抗菌药物。静脉使用糖皮质激素是首选治疗,使用 3 天仍无效时应转换治疗方案,即转换药物治疗或直接手术治疗。可供转换的药物有环孢素 A、他克莫司和 IFX。

此外,对于病变局限在直肠或者直肠乙状结肠的患者,强调局部用药,口服和局部用药结合也可以提高疗效,尤其是对于病变广泛者。

维持期治疗:激素不能作为维持治疗的药物,维持治疗主要使用的药物有氨基水杨酸制剂、硫嘌呤类药物、IFX 及肠道益生菌等。

（二）CD 的内科治疗

活动期的治疗方案应根据全面评估的结果作出选择。开始使用激素前应认真评估是否合并全身或局部感染,治疗过程中也应该根据患者治疗的反应及耐受情况及时调整。

1. 轻度活动期 CD　主要治疗原则是尽量控制或减轻症状,减少治疗药物造成的损伤。结肠型、回肠型和回结肠型患者适用氨基水杨酸制剂,如美沙拉秦。病变局限在回肠末端、回盲部和升结肠者,布地奈德的疗效更佳。

2. 中度活动期 CD　最常用的药物是激素,激素无效或激素依赖时可加用硫嘌呤类药物或甲氨蝶呤。上述激素和免疫抑制剂无效的患者使用生物制剂 IFX。无条件使用 IFX 的患者可采用沙利度胺。

3. 重度活动期 CD　重度患者病情重、并发症多、手术率和病死率高,应及早积极采取有效的措施处理,并注意确定是否存在并发症,尽早发现并作相应处理。合并感染者予广谱抗菌药物。视病情予输注血和白蛋白。视营养状况和进食情况予以肠外或肠内营养支持。可采用全身作用激素口服或静脉给药,剂量相当于泼尼松 0.75~1mg/（kg·d）。激素无效时使用抗 TNF-α 单抗,也可一开始就应用。激素或传统治疗无效者应考虑手术治疗。

特殊部位 CD 的治疗:广泛性小肠病变（累计长度 >100cm）的活动性 CD,可导致严重营养不良、小肠细菌过度生长、多次手术造成短肠综合征等,因此应早期给予积极治疗,如早期应用抗 TNF-α 单抗和/或免疫抑制剂（硫唑嘌呤、巯嘌呤、甲氨蝶呤）。

具有肛周病变、广泛性病变、食管-胃-十二指肠病变的患者,以及发病年龄小、首次发病就需要激素治疗被认为是 CD 的高危因素,具有两项以上者应早期积极治疗,诱导缓解的初期就可以采用激素联合免疫抑制剂或者直接予抗 TNF-α 单抗治疗(单独使用或与硫唑嘌呤联合使用)。

维持治疗主要使用的药物有:①氨基水杨酸制剂:适用于氨基水杨酸制剂诱导缓解后继续作为缓解期的维持治疗;②硫嘌呤类药物或甲氨蝶呤:硫唑嘌呤是激素诱导缓解后用于维持缓解最常用的药物,能有效维持撤离激素的临床缓解或在维持症状缓解下减少激素用量;③抗 TNF-α 单抗:适用于抗 TNF-α 单抗诱导缓解后继续作为缓解期的维持治疗。

(三) 手术治疗

在内科治疗过程中,大多数 CD 患者因纤维狭窄所致的肠道梗阻、内-外瘘,并发症如腹腔脓肿、急性穿孔和大出血,以及癌变等均需要进行手术治疗。另外,手术治疗不能治愈疾病,患者有很大概率要多次手术,因此术后应定期进行内镜复查。吸烟、穿透型病变、肛周病变及既往有肠切除史者复发率更高。美沙拉秦、硫唑嘌呤对术后预防复发有一定的作用,相比之下,硫唑嘌呤疗效更佳。若发现内镜下复发,建议转换为生物制剂。内科积极治疗下无效的重度 UC,特别是中毒性巨结肠,需进行手术治疗——回肠储袋肛管吻合术(ileal pouch-anal anastomosis,IPAA)。IPAA 手术后 40 个月约 50% 出现储袋炎,可选择抗生素(如甲硝唑)或美沙拉秦和激素局部治疗。应充分认知手术的适应证,避免贻误手术时机,并熟知术前与术后相应的内科处理,降低围手术期并发症发生率和再次手术率。

(四) 肿瘤检测

广泛性 UC 和 CD 患者,大肠癌发生率比一般人群增高为 5%~10%。建议起病 8~10 年开始,每 1~2 年施行 1 次结肠镜检查,并随机取样进行活体组织检查(简称活检)。如发现低度异型增生,需随访 3~6 个月;高度异型增生,建议手术切除全结直肠。

七、展望

随着工业化的发展和人们膳食结构的变化,炎症性肠病的发病率不断上升,成为威胁人类生命的一大疾病,给社会经济带来了沉重的负担。只有加深对疾病发病机制的理解,继续深入探究治疗方向,并应用到临床,才能真正改善患者预后。糖皮质激素的应用在炎症性肠病的活动期转为缓解期的过程中发挥了巨大的作用,但同时也带来了巨大的挑战。诱导缓解的机制以及注意事项,我们也在不断探索中。生物制剂的应用为难治性克罗恩病患者达到临床缓解带来了福音,但是它的使用并未明显降低手术率。如何降低患者手术率、减少围手术期并发症及多次手术的风险,向我们的医疗护理系统提出了更高的要求。

(陈旻湖 毛 仁)

参 考 文 献

[1] 林果为,王吉耀,葛均波,等.实用内科学[M].北京:人民卫生出版社,2017:1556-1561.

[2] 葛均波,徐永健,王辰,等.内科学[M].北京:人民卫生出版社,2018:373-380.

[3] 吴开春,梁洁,冉志华,等.炎症性肠病诊断与治疗的共识意见[J].中国实用内科杂志,2018,

38（9）:796-813.

［4］DE CASTELLA H.Non-smoking:a feature of ulcerative colitis［J］.Br Med J（Clin Res Ed），1982，284（6330）:1706.

［5］COSNES J，GOWER-ROUSSEAU C，SEKSIK P，et al.Epidemiology and natural history of inflammatory bowel diseases［J］.Gastroenterology，2011，140（6）:1785-1794.

［6］CROHN B B，GINZBURG L，OPPENHEIMER G D.Landmark article Oct 15，1932.Regional ileitis.A pathological and clinical entity［J］.JAMA，1984，251（1）:73-79.

［7］KIRSNER J B.Historical origins of current IBD concepts［J］.World J Gastroenterol，2001，7（2）:175-184.

［8］KIRSNER J B.Historical aspects of inflammatory bowel disease［J］. J Clin Gastroenterol，1988，10（3）:286-297.

［9］MAK W Y，ZHAO M，NG S C，et al.The epidemiology of inflammatory bowel disease:East meets west［J］.J Gastroenterol Hepatol，2020，35（3）:380-389.

［10］TARGAN S R，HANAUER S B，VAN DEVENTER S J，et al.A short-term study of chimeric monoclonal antibody cA2 to tumor necrosis factor alpha for Crohn's disease.Crohn's Disease cA2 Study Group［J］.N Engl J Med，1997，337（15）:1029-1035.

第二章

炎症性肠病外科治疗的最新进展

炎症性肠病（inflammatory bowel disease，IBD）是一类慢性非特异性肠道炎性疾病，以反复发作的肠道炎症和黏膜溃疡为特点，主要包括溃疡性结肠炎（ulcerative colitis，UC）和克罗恩病（Crohn's disease，CD），前者主要损害结肠和直肠，后者可损害从口腔到肛门之间的任意胃肠道部位，以小肠末端和结肠多见。

IBD 需要长期用药维持缓解，常因出现并发症或药物治疗失败等需要外科干预。多中心研究结果显示，患者被诊断为 CD 后第 1 年、5 年、10 年累计手术率分别为 16.3%、33.3% 和 46.6%，被诊断为 UC 后 1 年、5 年、10 年累计手术率分别为 4.9%、11.6% 和 15.6%，因此外科治疗是 IBD 治疗中至关重要的一环。随着外科诊疗经验的不断丰富，IBD 的外科治疗策略和理念也不断变化。下面将针对 IBD 国内外外科治疗的热点问题和最新进展进行介绍。

第一节　溃疡性结肠炎外科治疗的最新进展

一、手术适应证

2020 年，中华医学会消化病学分会炎症性肠病学组收集新的循证医学证据和专家意见，修订并发布了《炎症性肠病外科治疗专家共识》。国内外炎症性肠病诊疗共识指南中 UC 的手术指征也比较一致，紧急手术指征为并发大出血、肠穿孔、重型患者特别是合并中毒性巨结肠经积极内科治疗无效且伴严重毒血症者。择期手术指征：①并发癌变及高度疑为癌变；②慢性持续型病例内科治疗效果不理想而严重影响生活质量，或虽然用糖皮质激素可控制病情但因不良反应太大不能耐受者。此外，年龄在 50 岁以上的患者合并症多，延误最佳手术时机则增加病死率，早期择期手术比长期药物治疗可获得更好的生存率和经济学优势。因此，对于年龄较大或有多个合并症的患者，如预计药物治疗失败的风险较高，建议尽早手术。

二、术前预康复

对于存在手术并发症风险因素的择期手术患者,可由多学科诊疗(multi-disciplinary treatment,MDT)团队制订有针对性的预康复方案,也称术前优化(preoperative optimization),以消除手术并发症的风险因素,减少手术并发症。具体措施包括纠正营养不良、诱导活动期疾病缓解、尽量撤减激素、通过引流和使用抗生素等措施控制腹腔或腹膜外感染等。营养治疗首选肠内营养(enteral nutrition,EN),严重腹泻伴营养不良患者采用禁食、全肠外营养(total parenteral nutrition,TPN)以便控制腹泻症状。研究发现,遵循加速康复外科(enhanced recovery after surgery,ERAS)路径可能会降低术后手术部位感染、肠麻痹和吻合口漏的发生率。

UC 手术前应尽量撤减或停用激素,但巯嘌呤类、环孢素 A、他克莫司类药物不影响术后并发症,术前无须停用。术前使用抗 TNF-α 单抗对术后并发症的影响尚不明确,然而近期 Kulaylat 等研究发现,在生物制剂时代 UC 术后病死率增加,尤其是急诊手术。虽然尚难以判定这一现象是抗 TNF-α 单抗对手术并发症的直接影响,还是使用抗 TNF-α 单抗使患者病情加重或是手术延迟的结果,但不应该因为使用抗 TNF-α 单抗或激素而推迟手术。

三、手术分期和手术方式

IPAA 手术不但切除 UC 靶器官,而且在回肠末端构建储袋并与肛管进行吻合,使术后患者生活习惯和生活质量接近正常,是目前推荐的 UC 首选根治性手术方式。

IPAA 可分一期、二期(包括改良二期)和三期进行。

一期 IPAA:一次手术完成全结直肠切除+IPAA,无保护性造口,适用于经过严格筛选的一般状况良好、直肠炎症较轻、无手术并发症风险因素的患者。

二期 IPAA:是推荐的择期手术方式,第一次手术完成全结直肠切除+IPAA,并在储袋近端行转流性回肠造口,术后 8 周左右进行第二次手术,将造口还纳。

三期 IPAA:适用于急性重症溃疡性结肠炎(acute severe ulcerative colitis,ASUC)、术后并发症风险高或急性重症结肠炎诊断不明确(IBD 未定型或缺血性结肠炎时先行结肠次全切除术,待术后病理诊断明确并与患者充分沟通后再决定是否实施 IPAA)者。三期 IPAA 的第一次手术行结肠次全切除+回肠造口,第二次手术切除残余结直肠并构建储袋+转流性回肠造口,第三次手术行回肠造口还纳。三期 IPAA 手术的优势主要体现在提高第一期手术的安全性,不足之处是第一期手术后残留结直肠可能存在持续性炎症或残端开裂、术后肠系膜纤维化挛缩、第二期手术时中转开放手术比例增加等,整体并发症发生率并不低于甚至高于二期 IPAA,远期结局也无优势。

因此,对药物治疗失败者应果断决策、早期手术,争取行二期 IPAA;无重建手术意愿和/或有禁忌证(如括约肌功能不全、肛周病变)者也可选择结肠次全切除+回肠造口术,残留直肠炎可采用药物或内镜等治疗手段。

改良二期 IPAA:第一次手术行结肠次全切除及回肠造口,第二次手术切除残余结直肠并行 IPAA,但不行转流性回肠造口。Li 等研究发现,与经典二期手术相比,改良二期手术可能不增加甚至减少吻合口漏和术后肠梗阻的风险,但关于改良二期 IPAA 对储袋远期功能影响的研究较少。

Ooi 等建议,对于中毒性巨结肠或妊娠期 ASUC 等危重患者,可以仅行横结肠造口或加行回肠造口控制病情,待病情稳定后再行 IPAA 手术。

儿童和青少年患者实施 IPAA 术后并发症和储袋失败率较低,远期功能良好,与成年患者并无差异。采用腹腔镜实施 IPAA 手术能够减少儿童和青少年患者手术并发症,缩短住院时间。McKenna 等研究表明,虽然 50 岁以上的患者较年轻患者 IPAA 术后近期并发症有所增加,脱水风险加大,术后住院时间延长,术后 1~2 年内排便失禁发生率也高于年轻人,但采用双吻合技术(double stapling technique,DST)能够减少括约肌损伤风险,远期储袋功能与年轻患者差别不大。

术前合并癌变或高级别上皮内瘤变(high grade dysplasia,HGD)、需要手术的 UC 患者,可以行 IPAA,并按照肿瘤外科原则切除系膜并清扫淋巴结,部分直肠病变轻微的结肠 HGD 可考虑实施回直肠吻合术(ileorectal anastomosis,IRA);合并低位直肠 HGD 或者早期癌变者,可以行全系膜切除(total mesorectal excision,TME)、直肠黏膜剥除或经肛内括约肌切除术(intersphincteric resection,ISR)+IPAA。Derik 等研究发现,既往有结直肠肿瘤的患者在 IPAA 手术后储袋肿瘤风险增加。另外,储袋手术后实施放疗极可能导致储袋失败。

储袋肛管吻合要确保无张力,必要时行系膜延长。吻合无张力和血供良好对 IPAA 手术成功至关重要,对于肥胖、腹腔多次手术者,更应该警惕吻合口张力问题。为保证吻合口无张力,游离小肠系膜可达十二指肠水平部,但也不宜过度松弛,以免引起储袋松弛综合征。采用 DST 吻合时,储袋顶端至少超过耻骨结节下缘 2~3cm;采用手工吻合时,储袋顶端超过耻骨结节下缘 5~6cm。吻合前要认真检查系膜方向,确定储袋无扭转。预计吻合张力大时,可以尝试如下方法:根据回结肠血管走行适当裁剪血管弓;垂直肠系膜上血管走行方向在脏腹膜前后叶作数个横行切口;保留右结肠动脉和边缘动脉弓,切断回结肠和回肠末端血管;采用 S 型储袋较 J 型储袋可额外延长系膜2~3cm。

良好的储袋功能取决于完善的括约肌功能、协调的排便反射、足够的储袋容积和良好的顺应性。此外,储袋制作经验对储袋功能影响较大。常用储袋形状包括 J 型、S 型和 H 型,也有 D 型储袋的报道。J 型储袋制作简单,易于排空,远期功能与其他储袋无差异,推荐作为首选的储袋形状;S 型或 H 型储袋可在储袋失败后重建手术或因储袋肛管吻合张力大而需要手工吻合时选用。J 型储袋长度推荐为 15~20cm,S 型储袋每个臂长度推荐为 12~15cm,流出道不应长于 2cm,否则易引起输出袢综合征和排便困难。

腹腔镜手术虽然手术时间延长,治疗费用增加,但可以减轻腹腔粘连,降低并发症发生率,缩短住院时间,改善术后短期结局,获得更好的储袋远期功能和生育功能。Lightner 等研究报道,儿童患者采用腹腔镜手术也能减少术后短期并发症,缩短住院时间。机器人 IPAA 可获得与腹腔镜手术类似的近期结局,但其临床优势仍需更多前瞻性研究证实。与单纯腹腔镜手术相比,经肛微创 IPAA 手术(trans-anal minimally invasive surgery-IPAA,TAMIS-IPAA)由两组术者配合,经腹经肛同时操作,能缩短手术时间;直视下切断直肠能够避免直肠残留过多和封套炎风险;经肛手术切除直肠方便,能够降低三期 IPAA 手术难度,尤其是旷置直肠出现残端漏时的手术难度。Rossi 等认为,TAMIS-IPAA 在储袋重建(redopouch)手术中也有较为明显的优势。

四、术后并发症的处理

ASUC 急诊手术病死率为 5.3%~12.9%,并发症发病率为 15%~65%,主要并发症包括直肠残端开裂、出血、盆腔脓肿、术后延迟性肠麻痹等,少见但病死率高的并发症还有弥漫性小肠炎等。研究报道,年龄在 50 岁以上、急诊手术及医师缺乏急诊手术经验是 ASUC 术后高病死率的独立风险因素。Leeds 等研究发现,采用有限结肠镜(乙状结肠镜)、粪钙卫蛋白检测、CT 或磁共振成像(magnetic resonance imaging,MRI)等手段早期预测 ASUC 对药物治疗的反应,避免因无效的药物治疗延误手术时机是减少术后并发症和降低病死率的关键。ASUC 行结肠次全切除+回肠末端造口术时,直肠残端并发症发生率较高,主要为活动性直肠炎及其导致的残端开裂。虽然残留的直肠仍可能有活动性炎症甚至出血,但如果为尽量去除病变肠段而将直肠残端保留过短(断端在腹膜反折以下),不仅增加后期直肠切除难度和神经损伤的风险,而且发生残端漏和盆腔感染后处理非常困难。Mege 等建议,在切除结肠的同时适当保留乙状结肠远端,以便将残端外置造口或封闭后埋于皮下。

储袋并发症(如储袋瘘或窦道形成等)是导致储袋失败的重要原因。IPAA 术后盆腔脓肿和吻合口漏的发生率为 6%~16.8%。肥胖、术前使用激素时间过长、吻合有张力及血供不佳、围手术期输血是 IPAA 术后早期盆腔脓肿和吻合口漏的风险因素。吻合口漏的最常见部位是储袋肛管吻合口,其次是储袋顶端。盆腔脓肿等并发症可引起储袋周围瘢痕形成、顺应性下降、远期储袋功能降低,也是导致储袋失败的重要原因。IPAA 术后怀疑储袋吻合口并发症时应及早干预,水溶性对比剂灌肠后盆腔 CT 是吻合口漏的首选诊断手段。吻合口漏相关的盆腔脓肿首选麻醉下肛门探查引导下经肛门置入引流管,通过瘘口置入脓腔;内镜下海绵辅助真空闭合(endoscopic vacuum assisted closure,endo-VAC)技术较传统治疗能使脓腔更快消失,更好地保留储袋功能;吻合口缺损较大时,可在全身麻醉下经肛门进行修补。储袋手术时未转流患者,储袋瘘诊断明确后可行回肠袢式造口,合并弥漫性腹膜炎者建议腹腔冲洗引流,储袋顶端瘘可采用内镜下夹闭技术(over-the-scope clip,OTSC)。对于未找到瘘口的盆腔脓肿,可使用广谱抗生素和影像学引导下经皮穿刺引流。经过充分引流,多数瘘口可闭合,长期不愈合的瘘口可能需要内镜治疗、储袋修复或重建。IPAA 术后储袋出血多出现在术后 24 小时内,最常见部位为储袋肛管吻合口。血流动力学稳定的储袋内出血可采用肾上腺素溶液局部冲洗,出血量大或血流动力学不稳定者推荐行储袋内镜检查,吻合线出血可夹闭,弥漫性渗血采用去甲肾上腺素灌肠,术后晚期储袋出血需警惕吻合口漏的可能。制作储袋时加强缝合、吻合器延时击发、击发后观察数分钟或将储袋翻转检查吻合线等有助于止血,必要时在储袋肛管吻合完成后进行内镜检查,可以早期发现并处理活动性出血。

约 50% 的 UC 患者在 IPAA 术后发生储袋炎,其中 40% 在术后第 1 年发生。储袋炎的一线治疗方案为甲硝唑、环丙沙星或利福昔明,可加用布地奈德。严重或慢性顽固性储袋炎(尤其是 CD 样储袋炎)可使用抗 TNF-α 单抗或其他生物制剂。美沙拉秦栓剂为封套炎的一线治疗药物,残留直肠封套过长(>2cm)且症状较重者可考虑储袋重建手术。约 10% 的储袋失败由慢性储袋炎引起,药物治疗无效者推荐手术治疗,但手术方案仍无定论,储袋切除+回肠造口术虽然较单纯的转流性造口难度大,术后可能残留会阴部窦道,但术后生活质量更佳。

储袋慢性窦道或储袋瘘是远期储袋失败的最主要原因。慢性窦道的手术方式包括黏膜瓣推移、储袋整体前移、储袋重建等,但仍有约1/3的患者最终需要永久性回肠造口甚至切除储袋。Lan等研究报道,部分患者采用内镜下针刀窦道切开术可以获得良好的疗效,从而避免手术。储袋瘘包括储袋阴道瘘、储袋会阴瘘等,储袋阴道瘘相对常见。术后早期的储袋阴道瘘多与外科并发症有关,术后1年以上发生者要排除储袋CD。储袋阴道瘘的处理取决于病因、症状严重程度、治疗时机及个体解剖。炎症活动期或合并脓肿时先行引流和挂线,确定性手术修补前建议先行转流。手术方案包括肛瘘栓、经阴道和经肛门修补、储袋推移瓣和储袋重建等。储袋瘘远期预后不佳,约70%的患者最终需行回肠造口。

储袋肛管吻合口狭窄可由外科并发症或储袋周围感染引起,治疗上首选各种扩张技术或内镜下针刀治疗,无效时再行手术。储袋近端回肠狭窄建议排除CD,对储袋近端长度<4cm的纤维性狭窄推荐内镜扩张或针刀治疗,>4cm或多发的输入袢狭窄推荐狭窄成形术。其他复杂的外科并发症如输入袢综合征、输出袢综合征、储袋脱垂、储袋前突、巨型储袋和储袋扭转等多需要手术纠正或行储袋重建手术。储袋重建手术操作复杂,并发症风险高,5年成功率低于初次储袋手术,仅限于在经验丰富的IBD中心实施,具有明确的手术适应证和手术预案、手术意愿强烈并做好充分术前准备的患者可以取得较好的治疗效果。具有非感染性并发症的患者行储袋重建手术的远期效果优于感染性并发症患者。

(宋新明　练　磊)

第二节　克罗恩病外科治疗的最新进展

一、手术适应证

尽管CD无法通过外科手术根治,但外科手术仍是目前治疗CD不可缺少的治疗手段。CD治疗的手术适应证为:内科治疗无效及存在并发症,并发症包括癌变及高度疑为癌变、完全性肠梗阻、急性穿孔或不能控制的大量出血等。对肠梗阻应注意区分炎症活动引起的功能性痉挛与纤维狭窄引起的机械梗阻,前者经禁食、积极的内科治疗可缓解而不需要手术;对没有合并脓肿形成的瘘管,积极的内科保守治疗有时亦可使其闭合。此外,对药物及营养治疗效果不佳、影响生长发育的儿童和青少年CD患者推荐手术治疗。

二、术前手术并发症风险评估与术前预康复

择期手术前强烈建议由IBD专业的MDT团队对患者进行手术并发症风险评估,并进行有针对性的预康复。目前尚缺乏公认的针对CD的术前评估体系,评估内容主要包括患者一般状况、营养状况、既往史与合并症、吸烟情况、血红蛋白水平、炎症程度及并发症等。评估手段包括营养风险筛查和营养状况评估、血清学、影像学及内镜检查等。腹腔内环境及手术难度对手术成败有较大影响,评估时也应予以重视。

患者病情严重程度与手术后感染性并发症的发生风险有关,营养不良或具有营养风险(过去3

个月内体重减轻 >5%)、低白蛋白血症(白蛋白 <30.0g/L)、贫血(血红蛋白 <100g/L)、使用糖皮质激素、合并腹盆腔感染以及穿透型病变是手术并发症的独立风险因素。Kanazawa 等研究报道,手术野局部条件如腹腔粘连、肠瘘等造成的解剖结构异常常会延长手术时间,增加手术并发症的发生风险。对于存在手术并发症风险因素的择期手术患者,应该进行有针对性的预康复。

在确定性手术前应消除脓肿及蜂窝织炎等腹腔感染性并发症,具体措施包括抗生素、经皮脓肿穿刺引流和手术引流。小脓肿(<3cm)及不宜穿刺引流的蜂窝织炎推荐使用抗生素治疗,部分蜂窝织炎在感染局限为脓肿后可行穿刺引流;≥3cm 的腹腔脓肿首选经皮穿刺引流,采用 CT 或超声引导、选用较大口径的引流管和主动引流的方式能够提高引流效果;经皮穿刺引流效果不佳或引流失败、无法进行穿刺引流(毗邻大血管、肠袢间脓肿或没有合适的穿刺路径)时,推荐行手术引流。纠正营养不良有助于控制感染,营养治疗首选肠内途径,但使用过程中要注意观察患者反应,避免使感染恶化。

术前使用泼尼松 >20mg/d 或相当剂量的其他糖皮质激素 >6 周可增加术后感染性并发症的风险,糖皮质激素联合使用其他免疫调节剂患者术后发生感染风险更高。术前建议停用糖皮质激素,但停用时间尚无一致意见,一般认为用量越大,使用时间越长,停用需要的时间越长。长时间、大剂量使用糖皮质激素者,停用过程中及术中、术后要警惕肾上腺皮质功能不全。对疑似肾上腺皮质功能不全患者建议临时补充适量糖皮质激素,必要时检测肾上腺皮质功能。对于病情较重、没有机会完全撤除糖皮质激素就必须手术的患者,建议遵循损伤控制外科(damage control surgery)理念指导手术方案,并警惕发生肾上腺皮质功能不全。

手术组医师的术前准备包括充分了解患者病情、制订手术预案、准备手术器械和药品,以及安排手术人员等。术前需系统回顾患者病情和仔细体检,认真阅读 CT 小肠造影(CTE)或磁共振小肠造影(MRE)、消化道造影等影像图片,明确病灶部位、累及范围和严重程度、肠瘘来源、是否合并脓腔等解剖学改变以及手术野粘连程度等情况,上述信息对制订治疗方案极为重要。在 CD 外科治疗过程中应遵循 ERAS 理念,通过减少应激、微创手术、术后镇痛、早期给予 EN 等措施促进肠功能恢复和体力恢复,降低术后并发症发生率及再入院率,缩短术后住院时间,减少医疗费用。

三、不同部位 CD 的处理措施

50%~60% 的十二指肠 CD 位于胃远端或十二指肠球部,25%~30% 位于降部和水平部,10%~15% 位于水平部和升部。十二指肠 CD 狭窄型多见,表现为幽门或十二指肠梗阻,10% 的患者表现为多处狭窄。内镜球囊扩张术(endoscopic balloon dilation,EBD)是治疗十二指肠狭窄的首选方式,其方法简便,短期效果满意,但大多数患者需要反复扩张。十二指肠狭窄成形术具有操作简单、安全、症状改善迅速、疗效确切、术后再发率低的特点,常用于治疗十二指肠球部、降部和水平部的单发狭窄。狭窄靠近胃窦时可行胃次全切除术,但如果十二指肠球部炎症明显,与残胃吻合或关闭十二指肠时会有难度。术后建议服用质子泵抑制剂,不建议行迷走神经切断术。

胃或十二指肠穿透型病变多为邻近器官侵袭所致,比如回结肠、横结肠 CD 或回结肠吻合口 CD 再发累及胃或十二指肠,造成内瘘。穿透型 CD 累及胃或十二指肠的治疗原则是切除原发病灶,对受累的胃或十二指肠瘘口进行缝合修补。该术式疗效满意,术后并发症发生率低,远期效果可靠。但与结肠 CD 累及十二指肠相比,回结肠吻合口-十二指肠内瘘患者术后住院时间长、再次出现内瘘的可能性大。理论上讲,右半结肠切除时回结肠吻合口应尽可能置于远离十二指肠的位置并用大网膜包裹,但有时因解剖限制,临床不易实施。

虽然术前必须对小肠进行影像学和内镜评估,但术中仍然要完整、仔细地探查全部小肠,详细记录病变数量、每处病变的性质(炎症、狭窄或穿透)、严重程度、长度及相互距离,根据探查结果确定手术方案,并为术后治疗甚至再手术保留依据。术中探查容易遗漏短段狭窄型病变,并导致术后肠梗阻甚至短时间内再手术,应引起临床重视。对于局限性小肠病变,手术切除病变小肠能够有效缓解胃肠道反应,但对于多节段小肠病变,应遵循节约肠管的原则,不应行大面积肠切除手术。Geltzeiler 等研究指出,预计切除范围 >100cm、确诊的短肠综合征或存在短肠风险、术后 1 年内再发可能性大的肠狭窄推荐采用狭窄成形术。对多处小肠狭窄者可以进行多处狭窄成形术,或者切除最主要病灶,对其他部位行狭窄成形术,可供选择的术式有 Heineke-Mikulicz、Finney 及 Michelassi 等狭窄成形术。对内镜可及的短段型(<4cm)且不合并瘘、蜂窝织炎、活动性炎症的胃肠道纤维狭窄以及回结肠吻合口狭窄,推荐采用 EBD 治疗。在实施狭窄成形术或 EBD 治疗之前,必须确定狭窄肠段无癌变。与狭窄型病灶不同,药物治疗无效的穿透型病灶不但破坏病变肠段,而且会累及周围组织与器官,因此推荐切除。但受累器官本身可能并非 CD 原发灶,甚至不是胃肠组织(如膀胱、阴道等),不具备 CD 发病基础,可以修剪后直接修补或行局部切除。

结肠 CD 狭窄发生率高达 17%,即使无症状结肠狭窄也有约 7% 的隐匿性癌变。由于存在闭祥性肠梗阻的风险并妨碍结肠镜下对近端结肠的观察活检,故结肠狭窄首选手术切除,不建议行狭窄成形术。EBD 和自膨式支架植入不宜作为确定性治疗手段,仅可用于暂时缓解肠梗阻症状,以便进行预康复,为确定性手术创造条件。对于药物治疗失败、并发结肠梗阻、重症结肠炎或严重肛周感染的结肠 CD,转流性肠造口虽然能够暂时缓解临床症状,但不能逆转结肠病理改变,甚至进展为肠道泌尿系统内瘘或诱发癌变,生物制剂治疗也不能改善最终结局。因此,对于反复发作、严重影响生活质量的广泛性结肠 CD,或可疑癌变甚至已经发生癌变者,应切除结肠。为避免出现性功能、生育及排尿功能异常,对于年轻、有生育意愿的患者可以暂时保留直肠,但应积极治疗,密切随访。如需切除残余直肠,推荐经肛经腹联合括约肌间切除术式。Li 等研究报道,对于结肠 CD,结肠切除并回肠造口的性价比更高,IPAA 术后并发症多,储袋失败率高达 30%,仅限于肛周和小肠无病变、直肠肛门功能完好且患者保肛意愿强烈、愿意承担后期储袋失败甚至切除的风险并能坚持药物治疗的 CD 患者。结肠 CD 的 IPAA 手术建议采用 J 型储袋、双吻合技术,不建议采用黏膜剥除术。术后如发生严重盆腔感染或储袋相关并发症时,建议采用回肠转流性造口或者储袋切除术,不建议行挽救性储袋重建手术。

对于有经验的外科医师,采用腹腔镜技术行结直肠 CD 手术能够促进患者术后恢复,降低手术部位感染等近期和远期并发症的发生率和病死率。Rijcken 等研究发现,腹腔镜手术治疗小肠 CD 的优势并不明显,单孔腹腔镜技术不优于多孔腹腔镜。对于复杂性内瘘、严重腹腔粘连、肠系膜炎性增厚及十二指肠 CD,由于解剖结构复杂、探查容易遗漏病灶、腹腔容易污染、操作困难耗时等不利因素,建议行开放手术。对于危重症患者,由于腹腔镜手术耗时较长,有急性炎症的肠组织及其系膜处理较困难,也建议行开放手术。

有症状的复杂性瘘管型肛周 CD、直肠阴道瘘、肛周脓肿、肛管直肠狭窄以及无症状但不能行结肠镜检查的肛管直肠狭窄应给予手术治疗。挂线或置管引流可以充分引流瘘管和脓肿,控制肛周感染,减少脓肿、瘘管再形成的机会,是有感染症状的肛周脓肿或瘘管型肛周 CD 早期处理的首选方式。表浅的脓肿或瘘管建议挂线引流,较大或复杂脓腔建议手术切开结合置管引流。挂线引流也可以用于瘘管的维持治疗和使用生物制剂及其他免疫调节剂期间感染的预防。杨柏霖等研究发现,在挂线引流基础上使用生物制剂治疗瘘管型肛周 CD 的疗效优于单独使用生物制剂。确定性手术治疗能缓解肛周 CD 临床症状,治愈瘘管和狭窄。手术成功率与肠道炎症、感染控制程度、营养状况和糖皮质激素使用情况等密切相关。在控制活动性炎症和感染的前提下进行手术,可减少确定性手术失败率和反复手术的风险。当满足以下条件时,可实施确定性手术:①CD 活动度评分(CDAI 评分)正常;②内镜检查溃疡愈合;③肛瘘外口无明显分泌物,无新发脓肿或瘘管;④挂线和药物治疗前后 MRI 显示炎性病灶明显缩小,无新发或复发脓肿形成。对于直肠病变严重的复杂性瘘管型肛周 CD、狭窄 >4cm 的肛管直肠重度狭窄、肛门失禁和肛周感染导致的难以控制的脓毒血症等情况,如果药物治疗和局部外科干预失败,应及时行肠造口或直肠切除。肠造口后仅有不到 25% 的患者能够还纳造口,造口还纳后,肛周炎症常会复发,大多数患者最终需要行直肠切除术。对于全结直肠病变者,全结直肠切除、永久性回肠造口是大多数患者的最终选择。

四、术后并发症的处理

CD 患者术后感染性并发症发生率高于其他手术患者,治疗的核心是早发现、早处理,拖延处理会导致病死率增加,CD 复发时间显著前移。对可疑腹腔感染者要积极进行血清学和影像学检查,充分引流腹水,引流效果不佳或考虑吻合口漏时,要果断进行转流性造口。

肠麻痹与梗阻是 IBD 术后早期常见并发症,可以通过纠正内稳态和营养治疗,必要时给予糖皮质激素促进缓解;梗阻症状明显时建议放置小肠减压管,不但能够进行肠腔减压,而且通过注射水溶性对比剂能够明确梗阻性质,促进梗阻缓解;合并腹水或脓肿时建议充分引流;个别患者可发生机械性肠梗阻或者内疝,应注意鉴别,对非手术治疗失败者及时进行手术处理。手术前后口服肠动力药有助于术后胃肠功能的恢复。

CD 术后早期肠吻合口渗血较多见,可采用非手术治疗的方法进行控制。严重出血发生率约3%,与吻合方式、肠壁厚度、吻合器成钉高度、吻合口与肠管系膜缘的距离等因素有关,侧-侧吻合口如果距离系膜缘太近,容易出现吻合口出血。吻合完成后,应在直视下检查,对活跃出血或可疑出血点采用缝扎止血。术后吻合口出血首选非手术治疗,无效者应行数字减影血管造影(digital subtraction angiography,DSA)检查和内镜止血,对于出血量大、生命体征不稳者应及时进行手术处理。

IBD 患者术后发生静脉血栓栓塞症(venous thromboembolism,VTE)的风险较高,使用糖皮质激素、疾病活动、手术及卧床等原因均会增加 VTE 的风险,应采取积极措施进行防治。早期下床活动是预防 VTE 最简单、有效的措施,也符合 ERAS 路径。对于高度疑诊 VTE 的患者,如果没有绝对药物禁忌,应先给予药物治疗,在 VTE 确诊后再考虑是否选择溶栓、下腔静脉滤器植入等介入治疗。

(宋新明　练　磊)

参 考 文 献

［1］代续杰,龚剑峰,朱维铭.溃疡性结肠炎患者腹腔镜全结直肠切除联合回肠储袋肛管吻合术后发生早期并发症的相关因素分析［J］.中华炎性肠病杂志,2020,4（2）:109-113.

［2］丁召,吴云华,秦前波,等.回肠D型储袋在溃疡性结肠炎和家族性腺瘤性息肉病手术治疗中的应用［J］.中华胃肠外科杂志,2015,18（12）:1231-1234.

［3］中国炎性肠病临床研究协作组.炎性肠病术后并发症危险因素及预防的专家意见（2014·广州）［J］.中华胃肠外科杂志,2015,18（4）:388-394.

［4］李宁,朱维铭,左芦根.应用损伤控制外科理念指导克罗恩病的外科治疗［J］.中华胃肠外科杂志,2013,16（4）:308-310.

［5］谢之豪,郭栋,顾立立,等.克罗恩病并发十二指肠内瘘的外科治疗［J］.中华消化外科杂志,2014,13（8）:600-603.

［6］杨柏霖,林秋,陈红锦,等.英夫利昔单抗联合手术治疗克罗恩病肛瘘的临床疗效［J］.中华胃肠外科杂志,2013,16（4）:323-327.

［7］朱庆强,朱文荣,王中秋,等.X线、CT和消化内镜对克罗恩病诊断价值的评价［J］.实用放射学杂志,2011,27（5）:729-733,767.

［8］朱维铭,李毅.克罗恩病合并腹腔脓肿的规范化治疗［J］.中华炎性肠病杂志（中英文）,2017,1（2）:65-68.

［9］朱维铭,李毅.炎症性肠病规范化外科治疗值得注意的几个问题［J］.中国实用外科杂志,2017,37（3）:210-212,216.

［10］朱维铭.术后肠梗阻诊治再认识［J］.中国实用外科杂志,2019,39（12）:1279-1283.

［11］克罗恩病肛瘘共识专家组.克罗恩病肛瘘诊断与治疗的专家共识意见［J］.中华炎性肠病杂志（中英文）,2019,3（2）:105-110.

［12］中华医学会消化病学分会炎症性肠病学组.中国住院炎症性肠病患者静脉血栓栓塞症防治的专家共识意见［J］.中华炎性肠病杂志（中英文）,2018,2（2）:75-82.

［13］AYDINLI H H,AYTAC E,REMZI F H,et al.Factors associated with short-term morbidity in patients undergoing colon resection for Crohn's disease［J］.J Gastrointest Surg,2018,22（8）:1434-1441.

［14］BRADY M T,PATTS G J,ROSEN A,et al.Postoperative venous thromboembolism in patients undergoing abdominal surgery for IBD:a common but rarely addressed problem［J］.Dis Colon Rectum,2017,60（1）:61-67.

［15］BORSTLAP W A,HARRAN N,TANIS P J,et al.Feasibility of the TAMIS technique for redo pelvic surgery［J］.Surg Endosc,2016,30（12）:5364-5371.

［16］CHEN W T,BANSAL S,KE T W,et al.Combined repeat laparoscopy and transanal endolumenal repair（hybrid approach）in the early management of postoperative colorectal anastomotic leaks:technique and outcomes［J］.Surg Endosc,2018,32（11）:4472-4480.

［17］CLANCY C,BOLAND T,DEASY J,et al.A meta-analysis of percutaneous drainage versus surgery as the initial treatment of Crohn's disease-related intra-abdominal abscess［J］.J Crohns Colitis,2016,10（2）:202-208.

［18］COVIELLO L C,STEIN S L.Surgical management of nonpolypoid colorectal lesions and strictures in colonic inflammatory bowel disease［J］.Gastrointest Endosc Clin N Am,2014,24（3）:447-454.

［19］CULLEN G,VAUGHN B,AHMED A,et al.Abdominal phlegmons in Crohn's disease:outcomes following antitumor necrosis factor therapy［J］.Inflamm Bowel Dis,2012,18（4）:691-696.

［20］D'ANDREA A P,KHETAN P,MILLER R,et al.Outcomes after bowel resection for inflammatory bowel disease in the era of surgical care bundles and enhanced recovery［J］. J Gastrointest Surg,2020,24（1）:123-131.

［21］DE BUCK VAN OVERSTRAETEN A,MARK-CHRISTENSEN A,WASMANN K A,et al.Transanal versus transabdominal minimally invasive（completion）proctectomy with ileal pouch-anal anastomosis in ulcerative colitis:a comparative study［J］.Ann Surg,2017,266（5）:878-883.

［22］DE GROOF E J,CARBONNEL F,BUSKENS C J,et al.Abdominal abscess in Crohn's disease: multidisciplinary management［J］.Dig Dis,2014,32 Suppl 1:103-109.

［23］DERIKX L A,KIEVIT W,DRENTH J P,et al.Prior colorectal neoplasia is associated with increased risk of ileoanal pouch neoplasia in patients with inflammatory bowel disease［J］. Gastroenterology,2014,146（1）:119-128.

［24］DONG C,METZGER M,HOLSBØ E,et al.Systematic review with meta-analysis:mortality in acute severe ulcerative colitis［J］.Aliment Pharmacol Ther,2020,51（1）:8-33.

［25］FAZI M,GIUDICI F,LUCERI C,et al.Long-term results and recurrence-related risk factors for crohn disease in patients undergoing side-to-side isoperistaltic strictureplasty［J］. JAMA Surg, 2016,151（5）:452-460.

［26］GAJENDRAN M,LOGANATHAN P,CATINELLA A P,et al.A comprehensive review and update on Crohn's disease［J］.Dis Mon,2018,64（2）:20-57.

［27］GEERS J,BISLENGHI G,D'HOORE A,et al.Surgical management of an ileal J-pouch-anal anastomosis volvulus［J］.Dis Colon Rectum,2019,62（8）:1014-1019.

［28］GELTZEILER C B,YOUNG J I,DIGGS B S,et al.Strictureplasty for treatment of Crohn's disease:an ACS-NSQIP database analysis［J］. J Gastrointest Surg,2015,19（5）:905-910.

［29］GILLIS C,BUHLER K,BRESEE L,et al.Effects of nutritional prehabilitation,with and without exercise,on outcomes of patients who undergo colorectal surgery:a systematic review and meta-analysis［J］.Gastroenterology,2018,155（2）:391-410.

［30］GOLDA T,ZERPA C,KREISLER E,et al.Incidence and management of anastomotic bleeding after ileocolic anastomosis［J］.Colorectal Dis,2013,15（10）:1301-1308.

［31］GONG J,WEI Y,GU L,et al.Outcome of surgery for coloduodenal fistula in Crohn's disease［J］. J Gastrointest Surg,2016,20（5）:976-984.

［32］GORDON H,LANGHOLZ E.The EpiCom survey-registries across europe,epidemiological research and beyond［J］. J Crohns Colitis,2017,11（8）:1019-1021.

［33］GONG J,XIE Z,ZHANG T,et al.Randomised clinical trial:prucalopride,a colonic pro-motility agent,reduces the duration of post-operative ileus after elective gastrointestinal surgery［J］.Aliment Pharmacol Ther,2016,43（7）:778-789.

［34］GRAF W,ANDERSSON M,ÅKERLUND J E,et al.Long-term outcome after surgery for Crohn's anal fistula［J］.Colorectal Dis,2016,18（1）:80-85.

［35］GUTIÉRREZ A,RIVERO M,MARTÍN-ARRANZ M D,et al.Perioperative management and early complications after intestinal resection with ileocolonic anastomosis in Crohn's disease：analysis from the PRACTICROHN study［J］.Gastroenterol Rep（Oxf），2019，7（3）：168-175.

［36］HE X，LIN X，LIAN L，et al.Preoperative percutaneous drainage of spontaneous intra-abdominal abscess in patients with Crohn's disease：a meta-analysis［J］. J Clin Gastroenterol，2015，49（9）：e82-e90.

［37］HICKS C W，HODIN R A，BORDEIANOU L.Possible overuse of 3-stage procedures for active ulcerative colitis［J］. JAMA Surg，2013，148（7）：658-664.

［38］HIRAI F，ANDOH A，UENO F，et al.Efficacy of endoscopic balloon dilation for small bowel strictures in patients with Crohn's disease：a nationwide，multi-centre，open-label，prospective cohort study［J］.J Crohns Colitis，2018，12（4）：394-401.

［39］HOJSAK I，KOLACEK S，HANSEN L F，et al.Long-term outcomes after elective ileocecal resection in children with active localized Crohn's disease：a multicenter European study［J］. J Pediatr Surg，2015，50（10）：1630-1635.

［40］HU T，WU X，HU J，et al.Incidence and risk factors for incisional surgical site infection in patients with Crohn's disease undergoing bowel resection［J］.Gastroenterol Rep（Oxf），2018，6（3）：189-194.

［41］IESALNIEKS I，KILGER A，KALISCH B，et al.Treatment of the anastomotic complications in patients with Crohn's disease［J］.Int J Colorectal Dis，2011，26（2）：239-244.

［42］İSMAIL E，AÇAR H İ，ARSLAN M N，et al.Comparison of mesenteric lengthening techniques in IPAA：an anatomic and angiographic study on fresh cadavers［J］.Dis Colon Rectum，2018，61（8）：979-987.

［43］KANAZAWA A，YAMANA T，OKAMOTO K，et al.Risk factors for postoperative intra-abdominal septic complications after bowel resection in patients with Crohn's disease［J］.Dis Colon Rectum，2012，55（9）：957-962.

［44］KIRAN R P，DA LUZ MOREIRA A，REMZI F H，et al.Factors associated with septic complications after restorative proctocolectomy［J］.Ann Surg，2010，251（3）：436-440.

［45］KIRAN R P，KIRAT H T，ROTTOLI M，et al.Permanent ostomy after ileoanal pouch failure：pouch in situ or pouch excision？ ［J］. Dis Colon Rectum，2012，55（1）：4-9.

［46］LAN N，HULL T L，SHEN B.Endoscopic sinusotomy versus redo surgery for the treatment of chronic pouch anastomotic sinus in ulcerative colitis patients［J］.Gastrointest Endosc，2019，89（1）：144-156.

［47］LEEDS I L，SUNDEL M H，GABRE-KIDAN A，et al.Outcomes for ulcerative colitis with delayed emergency colectomy are worse when controlling for preoperative risk factors［J］.Dis Colon Rectum，2019，62（5）：600-607.

［48］LEE G C，DEERY S E，KUNITAKE H，et al.Comparable perioperative outcomes，long-term outcomes，and quality of life in a retrospective analysis of ulcerative colitis patients following 2-stage versus 3-stage proctocolectomy with ileal pouch-anal anastomosis［J］.Int J Colorectal Dis，2019，34（3）：491-499.

［49］LIAN L，SERCLOVA Z，FAZIO V W，et al.Clinical features and management of postoperative pouch bleeding after ileal pouch-anal anastomosis（IPAA）［J］.J Gastrointest Surg，2008，12（11）：1991-1994.

［50］LIGHTNER A L,FLETCHER J G.Duodenal Crohn's disease:a diagnostic conundrum［J］.J Gastrointest Surg,2018,22(4):761-763.

［51］LIGHTNER A L,KELLEY S R,LARSON D W.Robotic platform for an IPAA［J］.Dis Colon Rectum,2018,61(7):869-874.

［52］LI J,LYU H,YANG H,et al.Preoperative corticosteroid usage and hypoalbuminemia increase occurrence of short-term postoperative complications in Chinese patients with ulcerative colitis［J］. Chin Med J(Engl),2016,129(4):435-441.

［53］LI Y,STOCCHI L,MU X,et al.Long-term outcomes of sphincter-saving procedures for diffuse Crohn's disease of the large bowel［J］.Dis Colon Rectum,2016,59(12):1183-1190.

［54］MASCARENHAS C,STEELE S R,HULL T,et al.The ABC's of re-do ileoanal pouches,what every gastroenterologist should know［J］.Curr Opin Gastroenterol,2019,35(4):321-329.

［55］MCKENNA N P,MATHIS K L,PEMBERTON J H,et al.The impact of age at time of ileal pouch anal anastomosis on short and long-term outcomes in adults［J］.Inflamm Bowel Dis,2018, 24(8):1857-1865.

［56］MEGE D,STELLINGWERF M E,GERMAIN A,et al.Management of rectal stump during laparoscopic subtotal colectomy for inflammatory bowel disease:a comparative cohort study from six referral centres［J］.J Crohns Colitis,2020,14(9):1214-1221.

［57］MICHELASSI F,MEGE D,RUBIN M,et al.Long-term results of the side-to-side isoperistaltic strictureplasty in Crohn disease:25-year follow-up and outcomes［J］.Ann Surg,2020,272(1): 130-137.

［58］MINO J S,GANDHI N S,STOCCHI L L,et al.Preoperative risk factors and radiographic findings predictive of laparoscopic conversion to open procedures in Crohn's disease［J］.J Gastrointest Surg,2015,19(6):1007-1014.

［59］MORAR P S,HODGKINSON J D,THALAYASINGAM S,et al.Determining predictors for intra-abdominal septic complications following ileocolonic resection for Crohn's disease-considerations in pre-operative and peri-operative optimisation techniques to improve outcome［J］. J Crohns Colitis,2015,9(6):483-491.

［60］NGUYEN N,ZHANG B,HOLUBAR S D,et al.Treatment and prevention of pouchitis after ileal pouch-anal anastomosis for chronic ulcerative colitis［J］.Cochrane Database Syst Rev,2019,5 (5):CD001176.

［61］NYHOLM I,HUKKINEN M,KOIVUSALO A,et al.Long-term single-centre outcomes after proctocolectomy with ileoanal anastomosis for paediatric ulcerative colitis［J］.J Crohns Colitis, 2019,13(3):302-308.

［62］OOI B S,REMZI F H,FAZIO V W.Turnbull-Blowhole colostomy for toxic ulcerative colitis in pregnancy:report of two cases［J］.Dis Colon Rectum,2003,46(1):111-115.

［63］ORDÁS I,DOMÈNECH E,MAÑOSA M,et al.Post-operative morbidity and mortality of a cohort of steroid refractory acute severe ulcerative colitis:nationwide multicenter study of the GETECCU ENEIDA Registry［J］.Am J Gastroenterol,2018,113(7):1009-1016.

［64］PEYRIN-BIROULET L,GERMAIN A,PATEL A S,et al.Systematic review:outcomes and post-operative complications following colectomy for ulcerative colitis［J］.Aliment Pharmacol Ther, 2016,44(8):807-816.

［65］REMZI F H，AYTAC E，ASHBURN J，et al.Transabdominal redo ileal pouch surgery for failed restorative proctocolectomy：lessons learned over 500 patients［J］.Ann Surg，2015，262（4）：675-682.

［66］RIJCKEN E，MENNIGEN R，ARGYRIS I，et al.Single-incision laparoscopic surgery for ileocolic resection in Crohn's disease［J］.Dis Colon Rectum，2012，55（2）：140-146.

［67］ROSSI C，BEYER-BERJOT L，MAGGIORI L，et al.Redo ileal pouch-anal anastomosis：outcomes from a case-controlled study［J］.Colorectal Dis，2019，21（3）：326-334.

［68］SEBASTIAN S，BLACK C，PUGLIESE D，et al.The role of multimodal treatment in Crohn's disease patients with perianal fistula：a multicentre retrospective cohort study［J］.Aliment Pharmacol Ther，2018，48（9）：941-950.

［69］SEGAL J P，ADEGBOLA S O，WORLEY G H T，et al.A systematic review：the management and outcomes of ileal pouch strictures［J］.J Crohns Colitis，2018，12（3）：369-375.

［70］SERRADORI T，GERMAIN A，SCHERRER M L，et al.The effect of immune therapy on surgical site infection following Crohn's Disease resection［J］.Br J Surg，2013，100（8）：1089-1093.

［71］SHAH H，ZEZOS P.Pouchitis：diagnosis and management［J］.Curr Opin Gastroenterol，2020，36（1）：41-47.

［72］SHAPIRO M，GREENSTEIN A J，BYRN J，et al.Surgical management and outcomes of patients with duodenal Crohn's disease［J］.J Am Coll Surg，2008，207（1）：36-42.

［73］SHASHI P，SHEN B.Characterization of megapouch in patients with restorative proctocolectomy［J］.Surg Endosc，2019，33（7）：2293-2303.

［74］SHEN B，REMZI F H，LAVERY I C，et al.A proposed classification of ileal pouch disorders and associated complications after restorative proctocolectomy［J］.Clin Gastroenterol Hepatol，2008，6（2）：145-158.

［75］SIROIS-GIGUÈRE E，BOULANGER-GOBEIL C，BOUCHARD A，et al.Transanal drainage to treat anastomotic leaks after low anterior resection for rectal cancer：a valuable option［J］.Dis Colon Rectum，2013，56（5）：586-592.

［76］TAXONERA C，BARREIRO-DE-ACOSTA M，BASTIDA G，et al.Outcomes of medical and surgical therapy for entero-urinary fistulas in Crohn's disease［J］.J Crohns Colitis，2016，10（6）：657-662.

［77］TOWNSEND C M，PARKER C E，MACDONALD J K，et al.Antibiotics for induction and maintenance of remission in Crohn's disease［J］.Cochrane Database Syst Rev，2019，2（2）：CD012730.

［78］TZIVANAKIS A，SINGH J C，GUY R J，et al.Influence of risk factors on the safety of ileocolic anastomosis in Crohn's disease surgery［J］.Dis Colon Rectum，2012，55（5）：558-562.

［79］WASMANN K A，REIJNTJES M A，STELLINGWERF M E，et al.Endo-sponge assisted early surgical closure of ileal pouch-anal anastomotic leakage preserves long-term function：a cohort study［J］.J Crohns Colitis，2019，13（12）：1537-1545.

［80］WEI Y，GONG J F，ZHU W M.Endoscopic closure instead of surgery to close an ileal pouch fistula with the over-the-scope clip system［J］.World J Gastrointest Endosc，2017，9（2）：95-98.

［81］XU W，YE H，ZHU Y，et al.Long-term quality of life associated with early surgical complications in patients with ulcerative colitis after ileal pouch-anal anastomosis: a single-center retrospective study [J].Int J Surg,2017,48:174-179.

[82] YAMAMOTO T,ALLAN R N,KEIGHLEY M R.Effect of fecal diversion alone on perianal Crohn's disease [J].World J Surg,2000,24(10):1258-1262.

[83] ZAGHIYAN K,MELMED G Y,BEREL D,et al.A prospective,randomized,noninferiority trial of steroid dosing after major colorectal surgery [J].Ann Surg,2014,259(1):32-37.

[84] ZHAO C,DING C,XIE T,et al.Validation and optimization of the systemic inflammation-based modified glasgow prognostic score in predicting postoperative outcome of inflammatory bowel disease:preliminary data [J].Sci Rep,2018,8(1):747.

[85] ZITTAN E,WONG-CHONG N,MA G W,et al.Modified two-stage ileal pouch-anal anastomosis results in lower rate of anastomotic leak compared with traditional two-stage surgery for ulcerative colitis [J].J Crohns Colitis,2016,10(7):766-772.

第三章

炎症性肠病内镜表现及治疗

炎症性肠病（inflammatory bowel disease，IBD）的诊断缺乏"金标准"，需要结合流行病学资料、临床表现以及系统性检查（包括实验室检查、影像学检查、消化内镜检查、组织病理学检查及病原学检查等）进行综合分析。在IBD的系统性检查中，消化内镜可以直接观察受累及的肠道黏膜，不仅在IBD的诊断和鉴别诊断、疗效评估、病情随访和监测中发挥重要作用，而且对于IBD的并发症（如狭窄型病变、穿透型病变、脓肿、消化道出血、肠道癌变等）有治疗作用。因此，消化内镜是IBD诊断和治疗不可或缺的基本诊疗方法和技术。

第一节　炎症性肠病患者的消化内镜检查流程

消化内镜检查在IBD的诊断中起关键作用。胃镜、结肠镜和小肠镜检查有助于IBD的诊断及鉴别诊断，尤其结合组织病理学检查可提高IBD的诊断率。除诊断外，消化内镜在疾病的严重度分期、狭窄的评估和治疗、术后复发、药物疗效评价、肿瘤监测及手术前评估等方面均有重要作用。

一、适应证

在安全、可行的情况下，胃镜、结肠镜及小肠镜检查对于疑似IBD的诊断具有重要价值。当诊断不明时，重复进行结肠镜检查有助于IBD的鉴别诊断。

对溃疡性结肠炎（UC）的患者，结肠镜检查有助于评估患者病情，并排除其他疾病，如缺血性肠炎、憩室炎、艰难梭菌结肠炎及巨细胞病毒（cytomegalovirus，CMV）性结肠炎。

对疑似IBD的患者，医师书写申请单时应注明诊断、外院检查结果、检查目的及特殊要求。

二、肠道准备

结肠镜检查前的常规肠道准备方法对部分活动性IBD患者可能导致其腹泻和出血加重，肠道准备应根据患者个体情况进行调整。例如，对于急性期患者，口服流质数天以及生理盐水灌肠或许能满足肠道准备要求。推荐病情较重的重度 UC 患者，可在不进行肠道准备时即进行有限的结肠镜检查（直肠及乙状结肠）。

三、禁忌证

除一般禁忌证（如脏器穿孔、心肺衰竭等）以外，患者若出现病情较重的 UC、中毒性巨结肠或不能耐受充分的肠道准备，不适合行全结肠镜检查，建议使用结肠镜循腔进镜至乙状结肠镜进行远端结肠检查（尤其是对疑似 UC 的患者），可提供充分的诊断信息，其风险较全结肠内镜检查明显降低。

四、活检

IBD 患者结肠镜检查需到达回肠末端（肠道狭窄者除外），对活检标本应标明取材肠段，因为炎症的不连续性可有助于鉴别 CD 和 UC，即使黏膜看似正常，也应在多部位取样活检（每个部位 2~4 块），因为疑似 IBD 患者，在肉眼观察为正常的组织处采集的标本中有多达 40% 在显微镜下发现有炎症。回肠末端活检可进一步提高诊断的准确性。

疑似 CD 或需排除 CD 的患者行初次结肠镜检查时，如条件允许，应在回肠末端、盲肠、升结肠、横结肠、降结肠、乙状结肠、直肠分别取病理活检组织≥2 块。可在病变部位、病变部位与正常黏膜交界处、外观正常部位取病理活检，对微小溃疡（直径小于 5mm）进行活检的诊断率最高，其次是在较大溃疡的边缘取材活检。病理需 IBD 特殊包埋、抗酸染色排除肠结核。胃镜检查不论有无异常，均在食管、胃窦、胃体及十二指肠取活检。

UC 取材同 CD，病理需 IBD 特殊包埋、CMV 免疫组织化学排除 CMV 感染。

外观异常的组织、息肉和肿物也应该取样活检以排除肿瘤，如果疑似感染性肠炎，则应该取刷片和粪便样本送检。

五、内镜监测

UC 患者发生结肠上皮异常增生和结肠癌的风险明显升高。UC 内镜监测的目标人群包括药物疗效欠佳的持续活动性肠道炎症、UC 病变范围广泛、病程迁延（≥8 年）、合并原发性硬化性胆管炎（primary sclerosing cholangitis，PSC）、具有多种肠外表现、多次复发或依从性不良者等。

1. 广泛性结肠炎的 UC 患者应在发病 8 年后即开始接受规律性结肠镜监测，每 1~2 年 1 次；左半结肠炎者可在发病 10 年后开始监测。连续 2 次结肠镜监测无异常者，可将监测间隔延长至 2~3 年；如合并 PSC，在 PSC 确诊后每年均需行结肠镜监测。

2. 进行全结肠色素染料喷洒和异常部位的定向活检。如果未使用色素内镜检查，应该全结肠每隔 10cm 取 2~4 个随机活检标本，同时在可疑区域额外取活检。

3. 发现癌或高级别异型增生是结肠切除术的指征。对于伴有病灶或肿块的任何级别异型增生，也需行结肠切除术。

4. 对于低级别异型增生，大部分专家推荐进行结肠切除术。但对于不能行结肠切除术患者，应密切监测肿瘤（每 3~6 个月）。

5. UC 患者的早癌筛查推荐由有经验的内镜专科医师开展。

（陈白莉）

参 考 文 献

［1］Digestive Endoscopy Special Committee of Endoscopic Physicians Branch of Chinese Medical Association, Cancer Endoscopy Committee of China Anti-Cancer Association. Chinese guideline for bowel preparation for colonoscopy（2019, Shanghai）［J］. Chin J Intern Med, 2019, 58（7）: 485-495.

［2］RESTELLINI S, KHERAD O, BESSISSOW T, et al. Systematic review and meta-analysis of colon cleansing preparations in patients with inflammatory bowel disease［J］. World J Gastroenterol, 2017, 23（32）: 5994-6002.

第二节　克罗恩病内镜表现

内镜在 CD 诊断中具有重要作用，包括内镜下诊断、鉴别诊断、活检组织病理检查，评估 CD 的活动性、有无并发症、内镜下评分，指导治疗和随访方案。对于疑诊 CD 患者，建议完善全消化道评估。结肠镜检查（包括全结肠、回肠末端）发现病变者，可通过小肠影像学检查（CTE/MRE）或气囊辅助式小肠镜了解小肠其他部位的受累情况。结肠镜检查阴性且影像学明确排除小肠梗阻者，可考虑气囊辅助式小肠镜或胶囊内镜检查以了解是否存在黏膜病变。对已确诊或疑似 CD 患者，尤其是合并上消化道症状者，建议常规行上消化道内镜检查。

一、结肠镜检查

结肠镜检查和黏膜组织活检应列为 CD 诊断的常规首选检查，结肠镜检查应达回肠末端。早期 CD 内镜下表现为阿弗他溃疡，随着疾病进展，溃疡可逐渐增大加深，彼此融合形成纵行溃疡。CD 病变内镜下多为非连续改变，病变间黏膜可完全正常。其他常见内镜下表现为卵石征、肠壁增厚伴不同程度狭窄、团簇样息肉增生等，肛门周围可见肛瘘、皮赘等肛周病变（图 3-2-1）。CD 内镜下典型特征包括病变呈跳跃式偏侧受累、纵行深溃疡、铺路石样改变（卵石征）、回盲瓣受累变形狭窄、肛周病变等。怀疑 CD 的患者需取组织学活检，在病变部位和非病变部位多点取材。

二、小肠胶囊内镜检查

小肠胶囊内镜（small bowel capsule endoscopy, SBCE）对发现小肠黏膜异常相当敏感，主要适用于疑诊 CD 但结肠镜及小肠放射影像学检查阴性者。多项对照研究提示，胶囊内镜对小肠 CD 的诊断价值与 CT 或磁共振肠道显像（CT/MR enterography, CTE/MRE）相似。SBCE 对一些轻微病变的诊断缺乏特异性。SBCE 检查阴性，倾向于排除 CD，阳性结果需综合分析并常须进一步检查证实。肠道狭窄者易发生胶囊滞留，检查前应详细询问有无肠道狭窄相关症状，必要时先行有关影像学检查排除肠道狭窄。

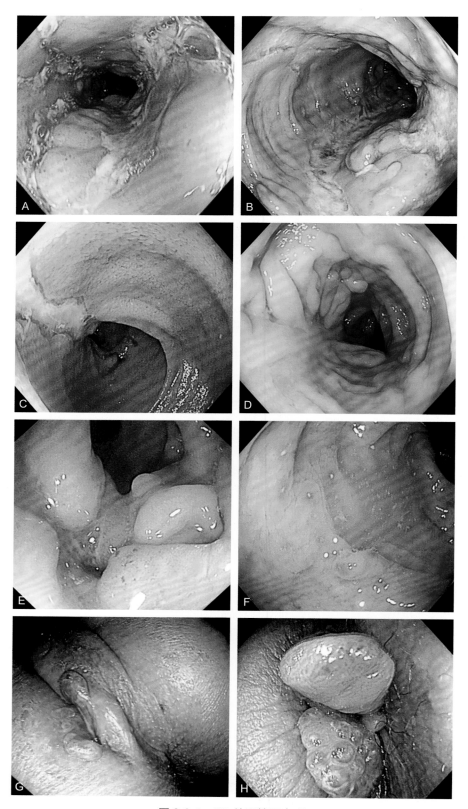

图 3-2-1　CD 结肠镜下表现

A. 铺路石样改变；B. 纵行溃疡；C. 回肠末端纵行溃疡；D. 黏膜愈合形成瘢痕；E. 瘘管形成；F. 阿弗他溃疡；G. 肛瘘；H. 皮赘。

　　CD 胶囊内镜下表现:主要包括小肠绒毛缺失、黏膜充血水肿、黏膜糜烂、阿弗他溃疡、纵行或其他形态溃疡、多发假性息肉、肠管狭窄、淋巴管扩张等,病变呈节段性或跳跃性分布。

　　CD 胶囊内镜下评分标准与价值:国外推荐采用胶囊内镜下 Lewis 评分和胶囊内镜下 CD 活动指数(capsuleendoscopy Crohn's disease activity index,CECDAI)来评估小肠黏膜炎症活动情况。

三、小肠镜检查

　　小肠镜主要适用于其他检查发现小肠病变或尽管其他检查阴性而临床高度怀疑小肠病变需要进行确认及鉴别者,特别是需要取组织学活检者,或已确诊 CD 需要小肠镜检查进行治疗者。目前我国常用的是气囊辅助式小肠镜(balloon assisted enteroscopy,BAE)。该检查可在直视下观察病变、取活检和进行内镜下治疗,但为侵入性检查,有一定并发症的风险。小肠镜下 CD 病变特征与结肠镜所见相同。小肠型 CD 内镜下表现为纵行溃疡、炎性肉芽增生、肠腔可有狭窄、内瘘、溃疡或病变呈跳跃式分布等表现(图 3-2-2),回肠段病变一般多于空肠段。早期 CD 可为偏侧且相邻阿弗他溃疡或星状溃疡,后渐融合为纵行溃疡;肠腔可因肉芽增生、扭曲而狭窄;空肠病变出现狭窄时,溃疡可表现为环周溃疡。小肠内镜检出典型病灶后,进行病变部位和正常部位活检,应避免在溃疡底部活检。对于肠腔狭窄、扭曲明显、继续进镜有穿孔风险者,由操作医师决定是否中止检查。

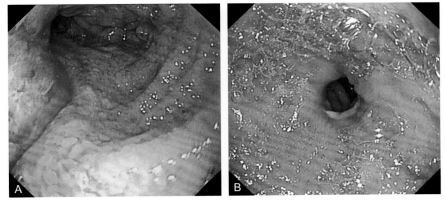

图 3-2-2　CD 小肠镜下表现
A. 回肠纵行溃疡;B. 空肠溃疡伴狭窄。

四、胃镜检查

　　少部分 CD 病变可累及食管和十二指肠,但一般很少单独累及。原则上胃镜检查应列为 CD 的常规检查,尤其是有上消化道症状的儿童和 IBD 类型待定(inflammatory bowel disease unclassified,IBDU)患者。胃镜下可见胃部虫蚀样溃疡、纵行溃疡、竹节样外观、狭窄和瘘管,十二指肠可出现鹅卵石样外观、黏膜皱襞增厚、裂隙溃疡、狭窄和瘘管(图 3-2-3)。胃贲门的竹节样外观和十二指肠切口状外观被认为是胃、十二指肠 CD 特征性病变。CD 累及上消化道时可有各种非特异性表现,包括胃内或十二指肠球部黏膜充血、水肿、糜烂和不规则浅溃疡等;部分存在相对特异性表现,包括形态不规则溃疡伴周边炎性息肉样增生、胃底部及十二指肠球降部条状竹节样改变、

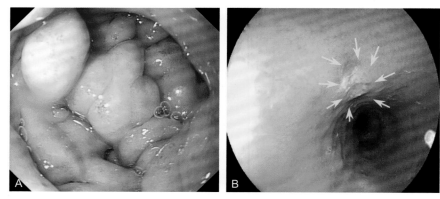

图 3-2-3 CD 胃镜下表现
A. 十二指肠球部卵石征;B. 食管溃疡。

幽门管和球部狭窄或伴不全梗阻等。对于已确诊或疑似 CD 患者,尤其是合并上消化道症状者,建议常规行上消化道内镜检查,并多处活检行病理检查。若年轻患者反复发作胃、十二指肠溃疡,经质子泵抑制剂及根除幽门螺杆菌等充分治疗后仍未愈合,应注意是否有 CD 的可能。

五、超声内镜检查

CD 超声内镜检查可观察到全肠壁包括黏膜下层增厚,纵深溃疡和浆膜层纤维化,黏膜下层中有较多小血管扩张。对顽固性肛周直肠瘘管和脓肿的诊断和随访亦具有较高的应用价值。瘘管在超声肠镜中表现为含高回声气泡的低回声条形区域,肛周脓肿有明显低回声区域,脓肿中的坏死物质和气泡形成其间不均匀的高回声点,病灶周边不规则,后方可有回声增强区域。

六、激光共聚焦显微内镜检查

激光共聚焦显微内镜是将传统内镜与共聚焦显微镜整合后发展起来的一种新式内镜。激光共聚焦显微内镜探头端可发出波长为 488mm 的蓝光,激发经静脉注射或表面喷洒的荧光试剂,从而显示组织及细胞结构。激光共聚焦显微内镜可用于 CD 的早期诊断,在对早期 CD 患者的内镜检查中发现周围红色线圈环绕淋巴小结(red ring sign,RRS),对其进行组织学检查发现基底部血管增生,并且有 CD15 阳性的粒细胞浸润,这可能是早期 CD 的特征之一,应用激光共聚焦显微内镜检查,可见隐窝扭曲、血管管径增粗及固有层内细胞浸润,与组织学检查所见相符,这提供了早期诊断 CD 的可能。激光共聚焦显微内镜还可以预测包括 CD 在内的 IBD 的复发。观察缓解期的 IBD 患者肠黏膜,如果同一部位出现多个细胞脱落以及由此产生的局部肠黏膜屏障损害,则复发的概率明显增高。

七、放大内镜与窄带成像检查

放大内镜下 IBD 病变表现为典型的隐窝改变,以隐窝肿大、破坏及融合为特征,可表现为典型的颗粒状结构、筛状结构及形成溃疡,残留的正常隐窝可增生形成粗绒毛状结构,放大内镜结合黏膜染色技术能显著提高对隐窝细微病变的识别率,有助于内镜下的诊断与鉴别诊断。

窄带成像技术（narrow-band imaging，NBI）是利用滤光器过滤掉内镜光源所发出的红蓝绿光波中的宽带光谱，仅留下窄带光谱不仅能精确观察消化道黏膜上皮形态，还可观察上皮血管网形态，在 CD 的诊断和鉴别诊断中具有重要价值。

八、克罗恩病疾病严重程度的内镜评估

1. 克罗恩病内镜下严重指数　克罗恩病内镜下严重指数（Crohn's disease index of severity，CDEIS）是 20 世纪 80 年代由法国 Etudes 炎症性肠病治疗组提出的。为了方便评估 CD 病情，将结肠镜所能检查的肠道分成 5 个部分，即直肠、乙状结肠、左半结肠、横结肠、右半结肠和回肠。内镜检查时重点描述的九大病变包括假息肉、溃疡愈合、明显红斑、明显的黏膜肿胀、阿弗他溃疡、浅溃疡、深溃疡、溃疡性狭窄及非溃疡性狭窄。CDEIS 最大的优点为评估准确率高，研究表明 CDEIS 的改变可准确反映 CD 病情变化，CD 内镜缓解标准为 CDEIS 小于 3 分。但对于尚不熟悉该评分系统的内镜医师较难达到准确、特异的评分。

2. 简化的克罗恩病评分系统　简化的克罗恩病评分系统（simple endoscopic score for Crohn's disease，SES-CD）是 2002—2003 年为了简化 CDEIS 而产生的。该系统的侧重点为溃疡面积、溃疡病变累及的肠段长短、有其他病变的肠段及狭窄等与临床症状及再现性好的指标（表 3-2-1）。由于它是在 CDEIS 的基础上发展起来的，两者高度相关，CD 内镜缓解标准为 SES-CD 小于 2 分（图 3-2-4）。

表 3-2-1　简化的克罗恩病评分系统（SES-CD）

评分	0 分	1 分	2 分	3 分
溃疡大小	无	<0.5cm 阿弗他溃疡	0.5~2cm 大溃疡	>2cm 巨大溃疡
溃疡面积	无	<10%	10%~30%	>30%
病变范围	无	<50%	50%~75%	>75%
肠段狭窄	无	单个，内镜可通过	多个，内镜可通过	内镜无法通过

3. Rutgeerts 评分系统　Rutgeerts 评分系统用于评估有肠道外科手术史患者的内镜改变（表 3-2-2）。研究表明，术后复发常发生于回肠末端及吻合口，且复发早期常表现为小的阿弗他溃疡，晚期则表现为匐行性溃疡、黏膜皱襞的结节状增厚。该评分系统将回肠处的病灶分为 i0、i1、i2、i3、i4，30 年前 Rutgeerts 等报道了在行 CD 肠道切除术后进行内镜评分可以预测疾病复发。

表 3-2-2　Rutgeerts 评分系统

分级	内镜改变
0	回肠末端无病变
1	≤5 处阿弗他口疮样病损
2	>5 处阿弗他口疮样病损，病变间黏膜正常，或跳跃性大的病损，或病损局限于回结肠吻合口（<1cm）
3	弥散性阿弗他口疮样回肠炎合并弥漫性黏膜炎性反应
4	弥散性回肠炎并大溃疡，结节样病变或狭窄

	1分	2分	3分
溃疡大小			
溃疡面积			
病变范围			
肠段狭窄			

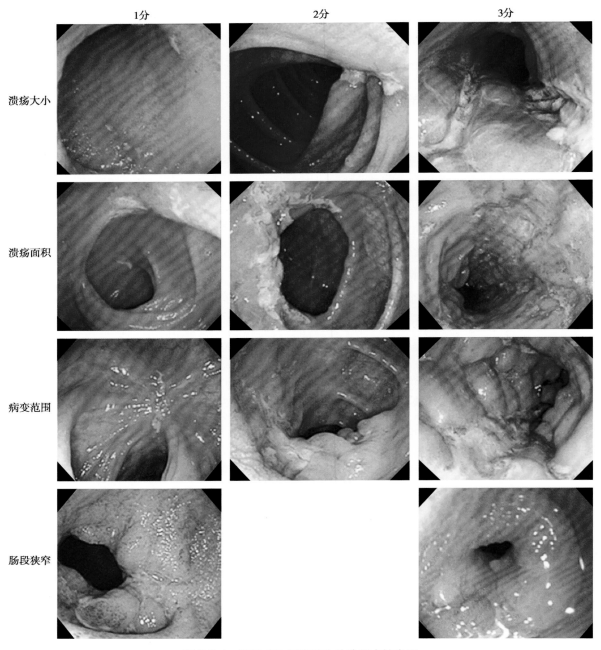

图 3-2-4　SES-CD 每项评分的典型内镜表现

Rutgeerts 评分系统中,若内镜下评分为 i0 或 i1,那么术后 1 年发生临床复发或需再次手术的风险较低。如果患者有更严重的内镜下复发,Rutgeerts 评分为 i2、i3 或 i4,那么在术后 3 年的临床复发率分别在 15%、40% 和 90%。一般来讲,大部分研究将 Rutgeerts 评分 >i2 作为术后复发标准。但该评分系统不适用于因病变导致的狭窄而使内镜无法到达吻合口的情况。

4. CECDAI 评分　根据胶囊内镜在小肠内停留的时间,即从进入十二指肠的时间和到达盲肠的时间(如果胶囊内镜未到达盲肠,则以最后 1 张照片的时间为准),将小肠均分为近段小肠和远段小肠,再对 2 段小肠分别记录黏膜炎性反应(A)、病变范围(B)和狭窄梗阻程度(C)病变的分值,按照如下公式计算:总分=(A1×B1+C1)+(A2×B2+C2)。因其无明确的分期标准,故按CECDAI值的33.3%、66.6%为分割点,进行上、中、下三分位数区间分组(表3-2-3)。

表3-2-3 CECDAI评分

A. 黏膜炎性反应	1分=局灶性分布(单个节段)
0分=无	2分=斑片状分布(多个节段)
1分=轻至中度水肿/充血/糜烂	3分=弥漫性分布
2分=严重水肿/充血/糜烂	C. 狭窄梗阻程度
3分=出血、渗出、阿弗他溃疡、小溃疡(≥0.5cm)	0分=无
4分=中度溃疡(0.5~2cm)、息肉	1分=单处狭窄
5分=大溃疡(>2cm)	2分=多处狭窄
B. 病变范围	3分=梗阻
0分=无	

(陈白莉)

参 考 文 献

[1] ANNESE V,DAPERNO M,RUTTER M D,et al. European evidence based consensus for endoscopy in inflammatory bowel disease[J]. J Crohns Colitis,2013,7(12):982-1018.

[2] D'HAENS G,SANDBORN W J,FEAGAN B G,et al. A review of activity indices and efficacy end points for clinical trials of medical therapy in adults with ulcerative colitis[J]. Gastroenterology,2007,132(2):763-786.

[3] KHANNA R,LEVESQUE B G,SANDBORN W J. IBD:Measuring what counts—endoscopic assessment in IBD[J]. Nat Rev Gastroenterol Hepatol,2014,11(1):9-10.

[4] STURM A,MAASER C,CALABRESE E,et al. ECCO-ESGAR Guideline for Diagnostic Assessment in IBD Part 2:IBD scores and general principles and technical aspects[J]. J Crohns Colitis,2019,13(3):273-284.

[5] NAGANUMA M. Endoscopic Indices for Crohn's Disease[M]//HIBI T,HISAMATSU T, KOBAYASHI T. Advances in Endoscopy in Inflammatory Bowel Disease.Tokyo:Springer,2018: 173-182.

第三节　溃疡性结肠炎内镜表现

一、UC 经典内镜表现

结肠镜检查合并黏膜活体组织检查(简称活检)是 UC 诊断的主要依据。结肠镜下 UC 病变多从直肠开始,呈连续性、弥漫性分布。炎症区域和正常区域之间的分界通常较清晰。直肠豁免(rectal sparing)或斑片状分布的病变通常是局部用药或系统性用药的结果,不应作为诊断为 UC 的依据。UC 的肠道溃疡通常与肠黏膜炎症关系紧密,而 CD 肠道溃疡附近的肠黏膜可能未被炎症累及。

　　轻度炎症的内镜特征为红斑、黏膜充血和血管纹理消失;中度炎症的内镜特征为血管形态消失,出血黏附在黏膜表面、糜烂,常伴有粗糙呈颗粒状的外观及黏膜脆性增加(接触性出血);重度炎症内镜下则表现为黏膜自发性出血及溃疡。缓解期可见正常黏膜表现,部分患者可有假性息肉形成,或瘢痕样改变。对于病程较长的患者,黏膜萎缩可导致结肠袋形态消失、肠腔狭窄,以及炎性(假)息肉(图 3-3-1)。

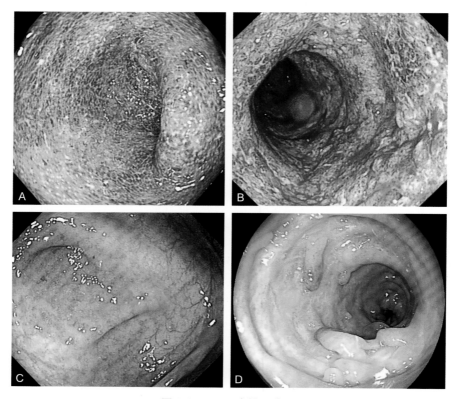

图 3-3-1　UC 内镜下表现
A. 弥漫性病变;B. 黏膜脆性增加;C. 阑尾开口炎症;D. 缓解期假息肉形成。

　　病变以直肠最重、近端渐轻。少数患者治疗后可表现为直肠或部分肠段病变较轻。同时应明确病变累及范围、阑尾孔周围和回肠末端情况,一部分 UC 患者在发生远端结肠炎症时,还会在阑尾开口观察到一片孤立的炎症区域。约有 20% 的全结肠 UC 患者可能在回肠末端发生轻度炎症改变,称为倒灌性回肠炎。内镜下黏膜染色技术能提高内镜对黏膜病变的识别能力,结合放大内镜技术通过对黏膜微细结构的观察和病变特征的判别,有助于 UC 诊断,有条件者还可以选用激光共聚焦显微内镜检查。

二、UC 合并巨细胞病毒感染的内镜表现

　　伴 CMV 感染的 UC 患者内镜下可见广泛黏膜缺失、深凿样、虫蚀样或不规则溃疡(图 3-3-2)。文献报道,CMV 包涵体多在炎性反应和溃疡部位存在,其中生长旺盛的细胞如溃疡周边肉芽组织和溃疡深部,更容易发现 CMV 感染,因此在消化内镜活检时在上述部位取材有利于 CMV 阳性检出率。

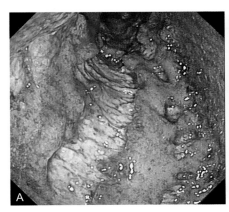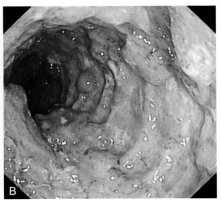

图 3-3-2　UC 合并 CMV 感染内镜下表现
A. 虫蚀样溃疡；B. 大片黏膜缺失。

三、UC 癌变的内镜表现

长期广泛性 UC 患者发生结肠上皮异常增生和结肠癌的风险明显升高。大部分 UC 相关性结直肠癌（ulcerative colitis-associated colorectal cancer，UC-CRC）由异型增生发展而来。识别高危人群，规范的内镜监测联合活检病理，对检出异型增生和癌变有重要价值，可早期发现癌变，从而改善预后。目前国际共识是，在 UC 发病 7~10 年后，每 1~3 年应行内镜检查，监测病变。如出现肠道狭窄，结肠镜检查时建议行多部位活检以排除结直肠癌。不能获得活检标本或内镜不能通过狭窄段时，应完善 CT 结肠成像检查。UC 内镜监测详见本章第一节。

四、UC 疾病严重程度的内镜评估

确定 UC 疾病严重程度和范围对于选择最佳治疗方案很重要。内镜下黏膜愈合与高缓解率、低结肠手术风险相关，因此内镜检查是评估疾病严重程度的重要部分。经常使用的内镜 UC 评分包括梅奥内镜评分（表 3-3-1，图 3-3-3）和 UC 内镜严重程度指数（ulcerative colitis endoscopic index of severity，UCEIS，表 3-3-2）。梅奥评分多用于疗效评估，适用于科研，亦可用于临床。科研项目如药物临床试验等则更多使用 UCEIS 评估内镜下疾病活动度。

表 3-3-1　梅奥内镜评分

评分	0 分	1 分	2 分	3 分
内镜下表现	正常或无活动性病变	轻度病变（红斑、血管纹理减少、轻度易脆）	中度病变（明显红斑、血管纹理缺乏、易脆、糜烂）	重度病变（自发性出血、溃疡形成）

表 3-3-2　UC 内镜严重程度指数

评估指标	评分	内镜下表现
血管形态	正常（0）	正常血管形态，毛细血管网清晰，或毛细血管边缘稍模糊或部分缺失
	部分消失（1）	血管纹理部分消失
	完全消失（2）	血管纹理完全消失

续表

评估指标	评分	内镜下表现
出血	无（0）	无肉眼可见出血
	黏膜出血（1）	黏膜表面见散在点状或线状血块,可被冲洗干净
	轻度肠腔出血（2）	少量新鲜的肠腔积血
	中重度肠腔出血（3）	明显的肠腔积血,或冲洗后见黏膜渗血,或见黏膜新鲜渗血
糜烂、溃疡	无（0）	正常,未见糜烂、溃疡
	糜烂（1）	小的黏膜破损（≤5mm）,表面黄白色,边缘平坦
	浅表溃疡（2）	大的黏膜破损（>5mm）,或表面散在表浅溃疡
	深溃疡（3）	深凿样黏膜缺损,边缘轻度隆起

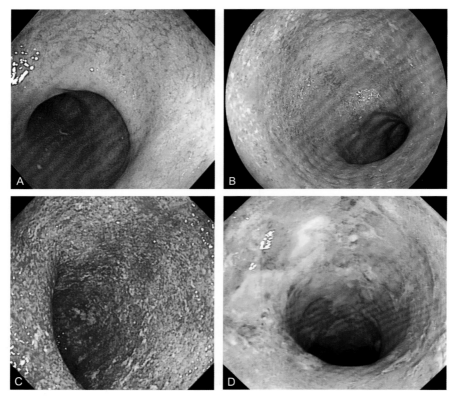

图 3-3-3　UC 内镜下梅奥评分
A.0 分;B.1 分;C.2 分;D.3 分。

五、UC 在窄带成像内镜下表现

　　NBI 显示黏膜表面微细结构和黏膜下血管较传统白光模式内镜清晰,立体感更强。活动期 UC 中黏膜变脆,在 NBI 下呈暗褐色,腺管开口呈珊瑚礁样改变。NBI 下血管纹理分为深、浅两种,深层血管纹理为绿色,浅层血管纹理为黑褐色。对缓解期 UC 患者来说,NBI 对于血管纹理,尤其浅层血管纹理结构变化较传统白光内镜更清晰。NBI 对于早期肿瘤的监测有一定帮助。

六、UC 在激光共聚焦显微内镜下表现

激光共聚焦显微内镜可使内镜放大倍数达到 1 000 倍,能清晰地观察腺管隐窝、黏膜细胞、杯状细胞、毛细血管等细微结构,对 UC 治疗后黏膜愈合的判断,尤其是 UC 癌变的监测具有较高的临床价值。传统内镜无法区分 UC 中炎性增生与不同程度的异型增生,相关研究发现,与病理活检相比,激光共聚焦显微内镜对异型增生检出准确率高于 95%,这对是否有必要行内镜或手术治疗有明确提示作用。

(陈白莉)

———— 参 考 文 献 ————

[1] HARBORD M,ELIAKIM R,BETTENWORTH D,et al.Corrigendum:third European evidence-based consensus on diagnosis and management of ulcerative colitis.Part 2:current management [J]. J Crohns Colitis,2017,11(12):1512.
[2] LAINE L,KALTENBACH T,BARKUN A,et al.SCENIC international consensus statement on surveillance and management of dysplasia in inflammatory bowel disease [J].Gastrointest Endosc,2015,81(3):489-501.
[3] RUBIN D T,ANANTHAKRISHNAN A N,SIEGEL C A,et al.ACG clinical guideline:ulcerative colitis in adults [J].Am J Gastroenterol,2019,114(3):384-413.

第四节　克罗恩病并发症的内镜治疗

一、CD 的并发症

CD 常见的并发症包括肠道狭窄、肠瘘以及脓肿、异型增生。狭窄形成是 CD 的重要并发症,主要与长期的炎症、纤维化发生有关,通常需要内镜或外科干预。肠瘘主要包括肠内瘘、肠外瘘和肛瘘,在 CD 人群的发病率为 17%~50%,其形成主要是由于肠道透壁性炎症穿透至肠壁周围,最终与邻近的肠管、膀胱、阴道或皮肤形成窦道,肠瘘可同时继发腹腔脓肿形成。CD 也会发生炎症性肠病相关异型增生,其危险因素包括长期的、炎症负荷高的病变,合并原发性硬化性胆管炎,大肠癌的家族史,大肠假息肉或异型增生等。

二、内镜治疗的原则

内镜治疗已经越来越多地被应用于 CD 的并发症治疗中。对于狭窄,可选择内镜下球囊扩张术或者狭窄切开术;对于肠瘘,根据患者的情况及条件,可以选择内镜下瘘管切开术、支架植入术或者脓肿引流术;对于 IBD 相关不典型增生,大部分情况下可以选择内镜下治疗,包括息肉切除术、内镜下黏膜切除术(endoscopic mucosal resection,EMR)或者内镜下黏膜下层剥离术(endoscopic submucosal dissection,ESD）。内镜治疗除了要遵循消化内镜的一般治疗原则外,还要求操作医师结合 IBD 的特征及生物学行为特点对疾病有综合的认识。

（一）内镜治疗患者的选择

并非所有 CD 相关并发症都适合内镜治疗。当出现以下情况时需要避免行内镜治疗:①患者一般情况差,如合并严重的脏器功能不全或重度的营养不良,不能耐受内镜检查及手术;②患者合并有出血性疾病或者同时使用了抗凝药物;③妊娠;④使用全身性糖皮质激素。

（二）内镜治疗的适应证

1. CD 合并狭窄,伴或不伴近端肠管的扩张。

2. CD 合并瘘管形成,伴或不伴脓肿。

3. CD 外科术后的吻合口漏。

4. CD 合并异型增生病变。

（三）内镜治疗的目标

1. 解除狭窄造成的梗阻。

2. 减少因狭窄或瘘管继发的并发症,比如脓肿。

3. 减少外科手术的需求。

（四）内镜治疗的并发症

1. 由内镜治疗操作引起的并发症,如出血和胃肠穿孔。

2. 操作部位附近器官的损伤,如膀胱或阴道。

3. 与内镜镇静相关的不良事件,如吸入性肺炎、麻醉相关的循环影响等。

（五）内镜治疗前的准备

1. 肠道准备 内镜操作前需要充分的肠道准备,如果患者没有肠梗阻等禁忌证,常规使用 3~4L 聚乙二醇电解质溶液做肠道准备,分次服用。

2. 抗生素 一般患者不推荐预防性使用抗生素;如果患者有营养不良、免疫缺陷或正在使用糖皮质激素或生物制剂,可能需要术前或术中静脉滴注抗生素。

3. 抗凝药物 如果患者能够停用抗凝或抗血小板药物,且内镜治疗可以择期进行,建议停用抗凝药后再行内镜治疗。如果患者需要长期的抗栓或抗凝治疗,则需要综合考虑患者的血栓事件风险来决定术前药物的管理:①血栓事件风险高的患者,建议改用阿司匹林和低分子量肝素,术前临时停用肝素,术后恢复使用肝素并和其他抗凝药重叠数天后停用肝素;②血栓事件风险低的患者,建议术前 5~10 天停用抗凝药。

三、CD 合并狭窄的内镜治疗

狭窄是 CD 的常见并发症,其发生机制是反复的炎症以及纤维化而形成。高达 30% 的 CD 患者会并发狭窄,最常见的部位是回肠末端及回盲瓣。目前,治疗 IBD 狭窄的主要药物是生物制剂,但对于中重度纤维化的狭窄病变,通常需要内镜或者外科手术干预。对于肠道狭窄的诊断,主要依靠横断面成像检查（CT 或 MR）、消化道钡餐检查以及内镜检查。

1. 内镜下球囊扩张 适应证:短节段狭窄（<4cm）,狭窄的数量≥3 处,直线型狭窄,无近端肠

管的扩张,无活动性炎症的纤维性狭窄,狭窄附近(5cm 以内)无瘘管或脓肿。

操作要点:结肠狭窄常选用 18~20mm 的扩张球囊,小肠狭窄常选用 12~15mm 的扩张球囊。建议在 X 线透视引导下进行球囊扩张术。选择操作孔径较大的内镜,在内镜直视下将球囊从操作孔道送入狭窄病变内;也可以先在球囊中央穿入斑马导丝并在导丝先行通过狭窄段后再推进球囊,使球囊与导丝在狭窄处进行交换。逐级在球囊内注水充盈,逐渐扩张,每次持续 5~20 秒。扩张结束后内镜可顺利通过狭窄处被定义为即刻成功。

2. 内镜下狭窄切开 内镜下针刀疗法已被广泛用于治疗上消化道或胆管狭窄,可在导管直视下对狭窄边缘做放射状切口以解除狭窄,其最大的优势在于医师可以完全控制切开的深度和部位。

适应证:内镜镜身能够保持直线且内镜前端可被良好控制的消化道,狭窄长度不超过 7cm,无成角的狭窄。

操作要点:可选用标准的针刀或者 IT 刀。内镜下狭窄切开的深度尚无标准,在直视下操控内镜对狭窄病变进行放射状或者环形的切开。CD 患者肠管的 5 层结构通常是紊乱的,肠壁常呈纤维化改变,所以无法用层次来界定切开的目标,一般将治疗目标设定为切开至内镜能够无阻力地通过原来狭窄的肠段。

3. 内镜下放置支架 目前常用的金属支架包括全覆膜自膨胀金属支架(fully covered self-expanding metal stent,FCSEMS)、无覆膜自膨胀金属支架(uncovered self-expandable metal stent,USEMS)、部分覆膜自膨胀金属支架(partially self-expandable metal stent,PCSEMS)以及生物可降解支架。置入支架是其他内镜治疗方式不能解除消化道狭窄的替代性治疗方式,但需要在置入的 4~6 周内移除支架;另外,考虑到放置支架有移位的风险,不作为 CD 合并狭窄的一线治疗方案。

四、CD 合并瘘管的内镜治疗

瘘是指连接两种上皮组织的管道结构,瘘管是由于肠道透壁性炎症穿透至肠壁周围软组织,最终与其他肠管如膀胱、阴道等脏器或者皮肤形成的窦道。约 50% 的 CD 患者会出现瘘,包括肛瘘、肠内瘘或肠外瘘。内镜治疗瘘管的原则包括尽可能开放瘘管、开放出口以及关闭入口、尽量填充瘘管。

1. 内镜下瘘管切开术 内镜下瘘管切开术适用于瘘管表浅且较短(一般小于 2~3cm)的情况。术前可以通过影像学或者内镜下用软导丝测量两种方式,来评估瘘管的长度以及瘘管处肠壁的厚度。治疗方式是内镜下使用针刀,沿着肠壁切开瘘管;为预防瘘管复发,可以在切缘放置金属钛夹。

2. 内镜下瘘管内注射填充剂 部分复杂性肛瘘可通过内镜下瘘管内注射填充剂的方式来处理。可通过内镜的操作孔道或者在超声内镜引导下往瘘管内注射纤维蛋白胶、新型生物材料(生物栓)、抗 TNF-α 单抗或者干细胞。但单纯行瘘管内注射的效果欠佳,需要与全身药物治疗、其他内镜治疗以及外科手术相配合。

3. 内镜下瘘口封堵 OTSC 吻合夹已经在消化道穿孔或者手术相关的吻合口漏中广泛运用。

对于 CD 手术相关的急性吻合口漏,也可以尝试使用 OTSC 做瘘口封闭。其他新型的内镜下缝合装置在 CD 相关瘘管的研究较少,但可能会作为未来内镜下治疗瘘管的新技术,在瘘口封闭方面发挥作用。

4. 内镜下脓肿引流 对于部分无法通过影像学引导经皮穿刺的腹腔脓肿,例如吻合口漏的脓肿,可行塑料支架置入引流。通过肠镜到达脓腔一侧的肠道,在 X 线透视引导下从瘘口处置入斑马导丝至脓腔,再经过导丝放置猪尾巴塑料支架。

五、CD 合并异型增生的内镜治疗

与普通人群相比,CD 患者发生结直肠肿瘤的风险增高。IBD 异型增生的内镜下改变通常十分细微,主要表现有黏膜轻度隆起、脆性增加、血管纹理模糊、绒毛状改变等。高分辨力内镜与染色内镜结合下进行靶向活检,是目前监测 IBD 异型增生的首选方案;适合通过内镜治疗的病灶特点包括局限性病变、边界清楚、无凹陷、黏膜表面微结构或微血管规则;EMR、ESD 取代了既往的外科结肠切除手术,是处理"内镜下可切除"的 IBD 异型增生病灶的主要手段。

完整切除病变是内镜下治疗 IBD 相关性异型增生的关键。对于内镜下清晰可见的隆起型或者有蒂的息肉样病变,可以直接用内镜下圈套器热切除息肉的方法来切除。

对于直径小于 2cm 的内镜下可切除病变,可通过 EMR 技术完整切除;对于直径大于 2cm 的病变,可以通过分次的 EMR 或者 ESD 切除。

EMR 流程:①内镜下确定边缘,必要时可用电凝进行标记;②黏膜下注射亚甲蓝或靛胭脂生理盐水使病灶抬高;③通过圈套器套取病变,采用通电电流切除病变;④检查切缘及创面有无病灶残留,必要时可再次实施 EMR 或者利用圈套器尖端对病灶进行电凝消融;⑤检查创面的固有肌层有无损伤,如果有缺损,可在内镜下进行夹闭处理。

ESD 流程:①内镜下确定病灶边缘,必要时可以通过喷洒化学染色剂(0.13% 靛胭脂)或者窄带成像图像增强技术来凸显边界;②用 Dual 刀或者针刀的刀尖在病灶边缘外 5mm 处通过电凝进行标记;③黏膜下注射使病灶抬高,并与固有层分离;④通过 ESD 刀,弧形切开并暴露黏膜下层后,沿着平行于固有肌层的方向,用 ESD 刀对黏膜下层进行剥离;⑤完整剥离病灶,检查切缘及创面有无病灶残留,检查创面的固有肌层有无损伤,如果有缺损,可在内镜下进行夹闭处理。

(张 宁)

参 考 文 献

[1] 中华医学会消化病学分会炎症性肠病学组. 中国消化内镜技术诊断与治疗炎症性肠病的专家指导意见[J]. 中华炎性肠病杂志,2020,4(4):283-291.
[2] 沈博. 炎症性肠病介入治疗学[M]. 杭州:浙江大学出版社,2018.
[3] ANNESE V,DAPERNO M,RUTTER M D,et al. European evidence based consensus for endoscopy in inflammatory bowel disease [J]. J Crohns Colitis,2013,7(12):982-1018.
[4] LAINE L,KALTENBACH T,BARKUN A,et al. SCENIC international consensus statement on surveillance and management of dysplasia in inflammatory bowel disease [J]. Gastrointest Endosc,2015,81(3):489-501.

［5］CHEN M,SHEN B. Endoscopic therapy in Crohn's disease:principle,preparation,and technique ［J］. Inflamm Bowel Dis,2015,21（9）:2222-2240.

［6］SUZUKI N,TOYONAGA T,EAST J E. Endoscopic submucosal dissection of colitis-related dysplasia［J］. Endoscopy,2017,49（12）:1237-1242.

第四章

炎症性肠病影像学诊断

第一节　炎症性肠病CT影像学诊断

　　CT小肠造影（CT enterography，CTE）在炎症性肠病诊断中起着重要作用，目前已将其列为炎症性肠病常规的影像学检查方法。CTE可显示肠壁的炎症改变、病变分布的部位和范围、肠腔狭窄以及肠腔外并发症，如肠内瘘、腹腔脓肿等。基于CTE征象评分系统可评估肠道炎症活动性程度及其治疗效果。CTE是内镜检查的有效补充方法。

　　CTE检查前需要行肠道准备。禁食6~8小时，口服复方聚乙二醇电解质散清洁肠道。扫描前1小时口服2.5%等渗甘露醇液充盈肠道，每次口服400~500ml，共4次，每次间隔15分钟，总量为1 600~2 000ml。训练患者屏气（扫描过程中减少呼吸运动伪影）。儿童或既往有小肠切除史的患者可适当减少总量，以能适应患者的耐受为标准。肠梗阻患者慎用口服对比剂，以免加重病情。扫描前一般不使用低张药物。

　　目前多层螺旋CT小肠成像多采用16层以上的多层螺旋CT机，尤其是64层以上的扫描设备能够获得满意的效果，包括CTE平扫及双期增强扫描。患者取仰卧位，扫描范围自膈顶至盆底水平，以3.5ml/s的速率，按每位患者体重2ml/kg的剂量注射非离子型含碘对比剂，总量不超过120ml。注射对比剂后，立即以相同速率注射0.9%的生理盐水40ml。注射对比剂后28秒行动脉期扫描，70秒行门静脉期扫描。图像后处理可采用多平面重组（multiple planar reconstruction，MPR）获得矢状面、冠状面或任意角度平面的图像；可依据胃肠道走行，分节段显示各段肠管。肠系膜动脉、静脉的显示可采用最大密度投影（maxium intensity projection，MIP）或容积再现（volume rendering，VR）的方法进行。

　　通过口服对比剂使胃肠道充分扩张，静脉注射对比剂使病变与周围正常结构形成鲜明对比，获得清晰的CTE图像，两者是CTE诊断炎症性肠病的重要前提条件。

一、克罗恩病的 CT 诊断

克罗恩病（Crohn's disease,CD）病变可累及口腔至肛门的胃肠道各部位,而以回肠末端及其邻近结肠为主,多呈节段性、跳跃性分布（图 4-1-1）,炎症可蔓延至肠壁各层。常见并发症有瘘管、腹腔脓肿、肠腔狭窄和肠梗阻、肛周病变等。肠外表现包括皮肤、黏膜、关节、眼、肝胆等病变。

（一）肠壁、黏膜皱襞及黏膜改变

1. 肠壁增厚 肠管充盈良好的情况下,肠壁厚度 >3mm 视为异常。CD 患者肠壁厚度通常为 5~10mm。肠壁的不对称性增厚,以系膜缘肠壁增厚为著（图 4-1-2 红色箭头）,是 CD 较为特征性的征象。当肠壁厚度 >15mm 并出现肠腔狭窄时,应注意肿瘤性病变。

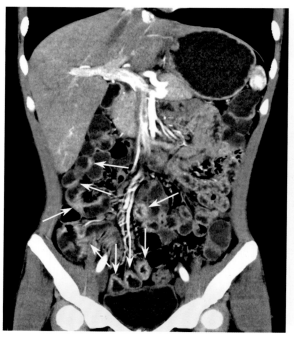

图 4-1-1　CT 增强动脉期冠状位图像
回肠及回盲部多发节段性肠壁增厚（箭头）,系膜缘明显,呈分层改变（2 层）,内层强化明显。

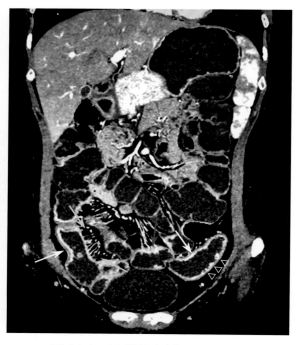

图 4-1-2　CT 增强动脉期冠状位图像
回肠多发节段性肠壁增厚,呈分层改变（2~3 层,白色箭头）,系膜缘增厚明显为 CD 较为特征性的征象（红色箭头）;可见梳样征（黄色箭头之间）;左下腹肠管可见黏膜皱襞粗细不均、变形（△）。

2. 肠壁强化 肠壁异常强化通常与邻近正常肠祥比较,CD 炎症活动期病变段肠管壁比正常肠管壁强化明显。强化方式包括分层强化（可出现靶环征或双晕征）、不对称强化（图 4-1-2 红色箭头）、均匀对称强化。靶环征中间层的低密度（可测其 CT 值）代表水肿（活动期,图 4-1-3）或脂肪沉积（缓解期,图 4-1-4）。肠腔未充分扩张,会影响肠壁强化的评估。管腔塌陷的正常肠祥,特别是回肠末端,可表现为明显强化,导致假阳性。可口服对比剂后多时间点（多期扫描）观察或复查。

需要指出的是,"黏膜强化"是一种错误描述,因为内镜检查中发现在伴有节段性分层状强化的炎性肠祥中部分黏膜缺失。

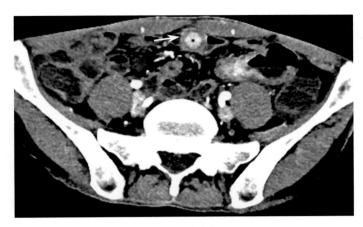

图 4-1-3　活动期 CD

CT 增强动脉期轴位图像示回肠节段性肠壁增厚,呈分层改变(3 层,箭头),表现为靶环征:内层及外层强化为高密度,中间层呈低密度,代表水肿。

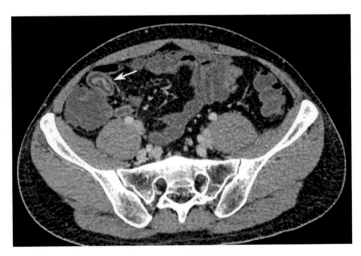

图 4-1-4　缓解期 CD

CT 增强门静脉期轴位图像示回肠节段性肠壁增厚,呈分层改变(3 层,箭头),表现为靶环征:内层及外层强化为高密度,中间层呈低密度,代表脂肪沉积。

3. 黏膜皱襞改变　包括 3 种模式,即皱襞弥漫增厚呈栅栏状、溃疡导致皱襞减少或变形(图 4-1-2)、纵横交错的溃疡导致黏膜呈鹅卵石样改变(图 4-1-5)。

4. 黏膜溃疡　溃疡显示高度依赖肠管扩张程度。中度至深度溃疡表现为增厚肠壁上呈纵向或横向走行的凹陷区,内见低密度对比剂充填(图 4-1-5,图 4-1-6)。限于 CT 的空间分辨力,早期和浅表溃疡即使在肠腔扩张良好的情况下也难以显示。

5. 肠腔狭窄　正常小肠管腔内径 <2.5cm。CD 病变段肠腔狭窄,其近端肠管可扩张(图 4-1-7),也可不扩张。CD 肠腔狭窄总是与肠壁增厚有关,以此可与粘连性肠腔狭窄鉴别。但肠壁增厚所致的肠腔狭窄的鉴别诊断范围较广,包括感染、放射性肠炎、缺血、恶性肿瘤(如淋巴瘤)等。多数病例结合临床病史可以作出诊断。需要注意的是,CD 患者较非 CD 患者更常发生腺癌。CD 所致

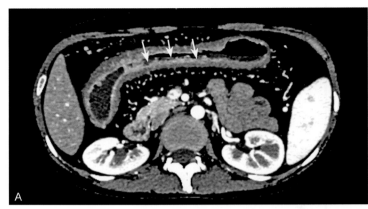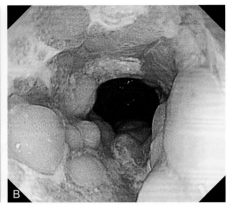

图 4-1-5　CT 增强动脉期轴位图像及其相应部位的内镜下表现

A. CT 增强动脉期轴位图像：横结肠节段性肠壁增厚，后壁内层凹凸不平，黏膜呈颗粒状凸起，凸起之间凹陷的地方为溃疡（箭头）；B. CT 图像相应部位的内镜下表现：黏膜多发溃疡纵横交错，形成鹅卵石样改变。

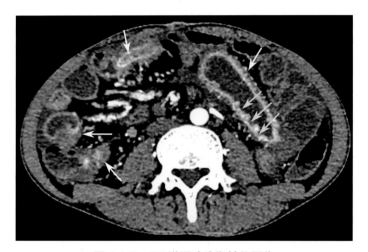

图 4-1-6　CT 增强动脉期轴位图像

回肠多发节段性壁增厚（白色箭头），部分增厚的肠壁内层可见凹凸不平，黏膜呈颗粒状凸起，凸起之间凹陷的地方为溃疡（黄色箭头）。

的狭窄大部分同时存在炎症性和纤维性成分，CT 常不能分辨肠腔狭窄的性质。文献报道，MRI 磁化传递、扩散加权成像、钆对比剂延迟增强 MRI 等技术，可定量分析狭窄肠段的纤维化程度。

6. 假性憩室形成　常位于受累肠管对系膜缘，由系膜缘肠壁因纵行溃疡及溃疡瘢痕缩短，导致对侧正常肠壁的囊状扩张形成（图 4-1-8）。

7. 肠壁脓肿　深溃疡可在肠壁内形成空腔，继发感染成为脓肿。肠壁脓肿可穿破导致邻近肠系膜形成腹腔脓肿。肠壁脓肿表现为局部类圆形低密度灶，增强后边缘环形强化（图 4-1-9）。

8. 炎性息肉　由炎症细胞浸润、黏膜或黏膜下水肿与肉芽组织一起使黏膜局部隆起形成，多见于大肠，在小肠不常见。肠腔内可见多发小结节状、指状软组织密度影充填肠腔，增强后，结节表面强化（图 4-1-10）。

（二）肠外表现

1. 梳样征　垂直于病变肠管长轴的肠系膜直小血管增多、增粗，外观似梳齿状（图 4-1-2，

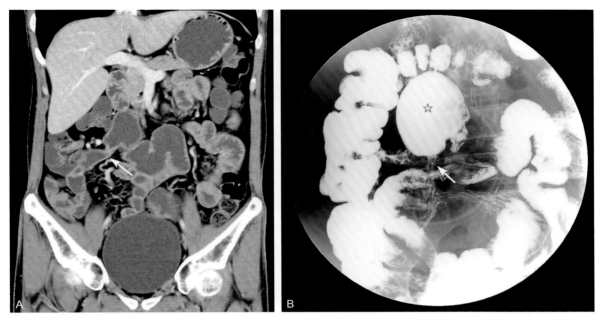

图 4-1-7　CT 增强门静脉期冠状位图像及全消化道钡餐造影

A. CT 增强门静脉期冠状位图像：第 4 组小肠局部管壁增厚，肠腔狭窄（箭头），更近端肠管扩张（☆）；B. 全消化道钡餐造影：与 CT 所见相仿，箭头示狭窄段肠管，☆示近端扩张的肠管。

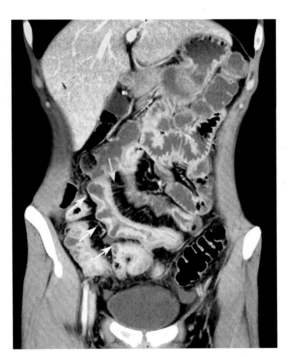

图 4-1-8　CT 增强门静脉期冠状位图像

回肠多发节段性肠壁增厚，其中近段回肠对系膜缘
未增厚的肠壁呈憩室样扩张（白色箭头），系膜缘直
小血管增多，呈梳齿样改变（黄色箭头之间）。

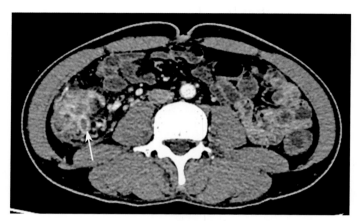

图 4-1-9 CT 增强门静脉期轴位图像
升结肠近段肠壁增厚,内侧壁见一椭圆形低密度影,边缘环形强化,为肠壁脓肿(箭头)。

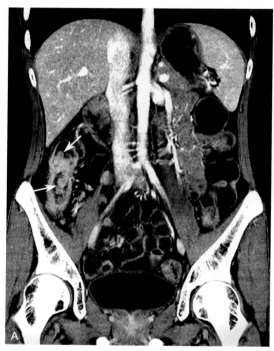

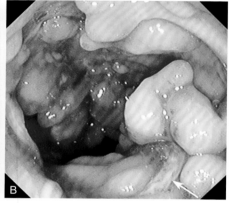

图 4-1-10 CT 增强动脉期冠状位图像及其相应部位的内镜下表现
A. CT 增强动脉期冠状位图像:升结肠壁增厚,肠腔内见多发结节状软组织密度影充填(箭头),结节表面强化;B.CT 相应部位的内镜下表现:升结肠内见多发炎性息肉充填及少量溃疡(箭头)。

图 4-1-8)。

2. 肠系膜炎症及水肿 受累肠管邻近肠系膜密度增高,少量液体积聚,常伴随肠壁水肿和肠壁明显强化(图 4-1-11)。

3. 纤维脂肪增生 肠系膜脂肪增多并产生占位效应(图 4-1-12 箭头),表现为肠袢或肠系膜血管移位或包绕腹腔脏器。它可环绕受累肠段呈环状,但常不对称,常沿肠系膜边缘分布,也被称作"爬行脂肪"(图 4-1-12△),是 CD 较特异的征象。

4. 淋巴结肿大 CD 活动期时,淋巴结增大,明显均匀强化,常分布于受累肠管邻近供血血管

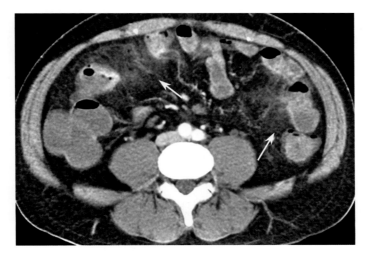

图 4-1-11　CT 增强动脉期轴位图像
病变肠管旁肠系膜脂肪密度增高（箭头），提示水肿。

旁，但也可远离受累肠管（图 4-1-13）。CD 患者的淋巴结炎，淋巴结短径在 10~15mm 时被认为是正常现象，当短径≥15mm 时可定义为淋巴结肿大。但也有文献报道，如果淋巴结短径>10mm，应注意排除淋巴瘤和腺癌。

5. 肠瘘和窦道　肠壁深部透壁溃疡最终与邻近上皮结构的表面相沟通形成瘘管，瘘管内可含气泡和/或液体，增强后瘘管壁明显强化（图 4-1-14A）。瘘管可分为单纯性和复杂性。单纯性瘘管指自肠壁向外延伸的单一管腔，可有空气或液性成分，受累肠管成角状或牵拉。常见的瘘管有肠皮瘘、肠间瘘（小肠-小肠间、小肠-结肠间）、肠膀胱瘘、肠阴道瘘、肛瘘等。复杂性瘘管通常形成"星形"或"三叶草"外观（图 4-1-14B），可并发肠袢间脓肿或炎性肿块。窦道是指有盲端的管道，起自病变肠管，盲端不与邻近器官或皮肤相通（图 4-1-14C）。表现可类似瘘管，有时可与脓肿相连。

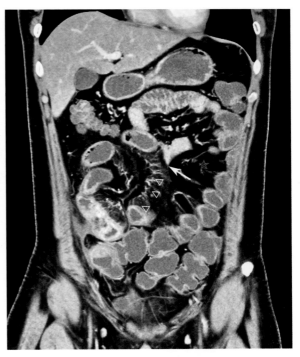

图 4-1-12　CT 增强门静脉期冠状位图像
病变肠管旁肠系膜脂肪增多（☆），邻近肠管壁弧形压迹（箭头）；肠系膜缘直小血管区脂肪密度（△）较其远侧的脂肪密度高（☆），为爬行脂肪。

6. 脓肿　表现为边界清楚的包裹性液体，增强后边缘环形强化。脓肿内因含气体及其他坏死成分而显示密度不均匀。可发生于肠系膜、腹壁、腰大肌、肛管周围（图 4-1-15）。

7. 炎性结节及肿块　表现为软组织密度的肿块样病灶（图 4-1-16），通常与复杂性瘘管、慢性肠系膜炎症有关。

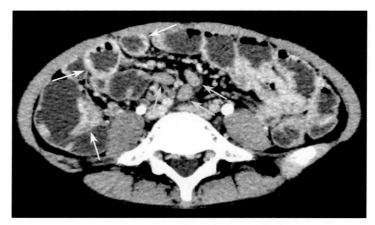

图 4-1-13 CT 增强门静脉期轴位图像

回肠多发肠壁不对称性增厚（白色箭头），肠系膜多发肿大淋巴结，均匀强化（黄色箭头）。

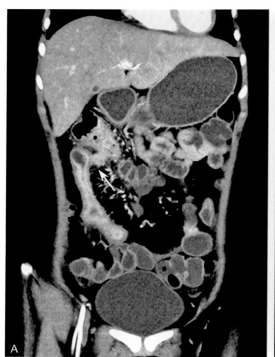

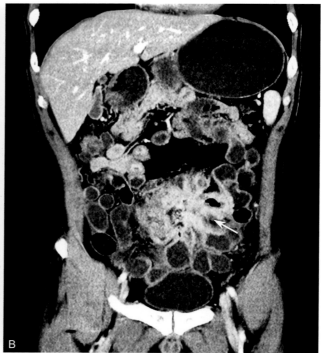

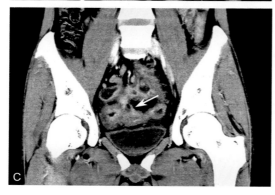

图 4-1-14 CT 增强门静脉期冠状位图像

A. 小肠与横结肠之间瘘管（箭头）；B. 复杂性小肠肠间瘘，多发肠壁增厚的小肠聚拢、形成肠间瘘，呈星状外观（箭头）；C. 盆腔增厚的小肠壁窦道形成（箭头），呈三角形突起。

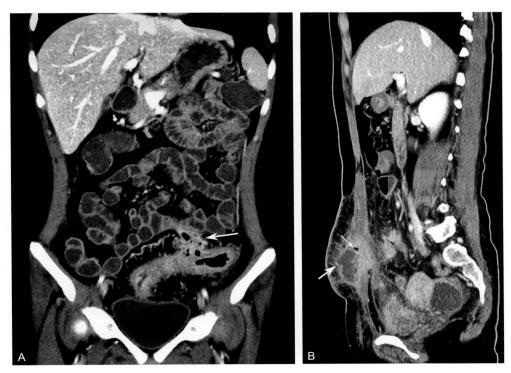

图 4-1-15　CT 增强门静脉期冠状位和矢状位图像

A. CT 增强门静脉期冠状位图像：乙状结肠壁增厚，其上方肠旁多发气泡并少量液体，提示脓肿（箭头）；B. CT 增强门静脉期矢状位图像：前下腹壁脓肿（粗箭头），边缘环形强化，其内可见小气泡（细箭头）。

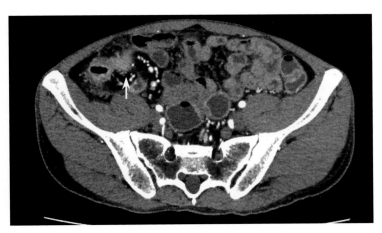

图 4-1-16　CT 增强门静脉期轴位图像

增厚的升结肠内侧旁见一明显强化的软组织密度结节，边缘不规则（箭头）。

8. 肠系膜静脉血栓形成及闭塞　急性期可见腔内血栓，慢性期肠系膜中央静脉变窄，肠系膜分支形成扩张的侧支循环，可能存在小肠静脉曲张。

9. 肠穿孔　少见，肠系膜区及膈下可见游离气体。穿孔部位通常难以显示（图 4-1-17）。

以上征象,提示 CD 炎症活动性的征象包括:肠壁增厚并明显分层强化、梳样征、淋巴结强化、肠外并发症如肠瘘及脓肿。

(三) CD 相关肠外表现

常见的 CD 相关肠外表现有关节炎、原发性硬化性胆管炎、股骨头缺血性坏死、胰腺炎、肾结石和胆石症及一些皮肤疾病。笔者尚见到肝和肾脏实质炎症表现,可单发或多发,通常为无菌性炎症,有的可形成脓肿(图 4-1-18)。当 CD 肠道病变经过治疗好转后,这些病灶也随之消失。

(四) CD 的鉴别诊断

1. 肠结核 CT 见到回盲部变形、缩短,周围及腹腔可见多发环形强化肿大淋巴结或淋巴结钙化(图 4-1-19),大网膜及腹膜可见增厚及结节,支持肠结核的诊断。

2. 肠白塞综合征 常见反复发作的口腔溃疡和会阴部溃疡,回盲部肠壁不规则增厚,可

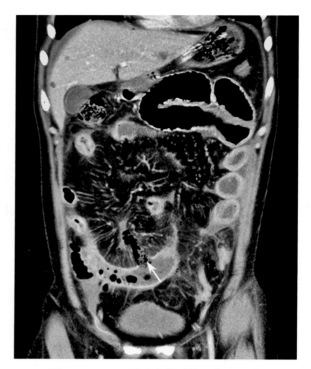

图 4-1-17 CT 增强门静脉期冠状位图像
增厚的近段回肠肠壁上缘破裂(箭头),肠内气体进入肠系膜。

伴息肉样增生,内镜下见巨大溃疡时(图 4-1-20),支持肠白塞综合征的诊断。

3. 肠淋巴瘤 管壁增厚及管腔动脉瘤样扩张为其特征,管腔狭窄致肠梗阻少见。增强扫描肠壁轻度至中度均匀强化,肠壁无分层表现(图 4-1-21)。肠系膜及腹膜后可见多发淋巴结肿大及融合,有时合并脾大。

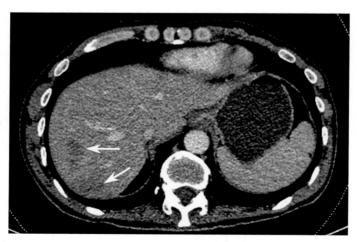

图 4-1-18 CT 增强门静脉期轴位图像
肝右叶见多发片状低密度灶(箭头),边界不清,提示肝实质炎症。

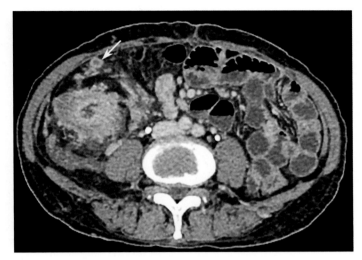

图 4-1-19　CT 增强门静脉期轴位图像
增厚的升结肠前方见一环形强化的小淋巴结（箭头）。

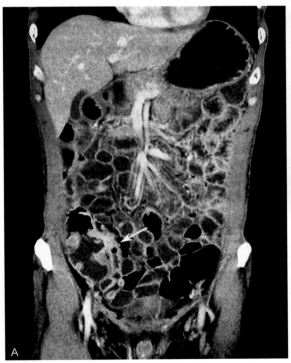

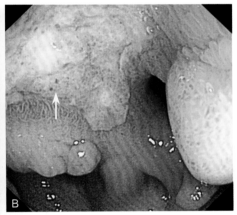

**图 4-1-20　CT 增强门静脉期冠状位图像
及其相应内镜下表现**
A. CT 增强门静脉期冠状位图像：回盲部肠
壁不规则增厚（箭头）；B. 内镜下回盲部见巨
大溃疡（箭头）。

二、溃疡性结肠炎的 CT 诊断

　　溃疡性结肠炎（ulcerative colitis，UC）病变最先起始于直肠与乙状结肠，呈连续性病变并逆行向上发展，扩展至降结肠、横结肠，少数累及全结肠，偶可累及回肠末端。CTE 因其没有内镜敏感，通常不用于 UC 的诊断和分期，主要用于可疑 UC 情况下小肠的评估，帮助排除 CD，CD 常同时累及大肠、小肠。

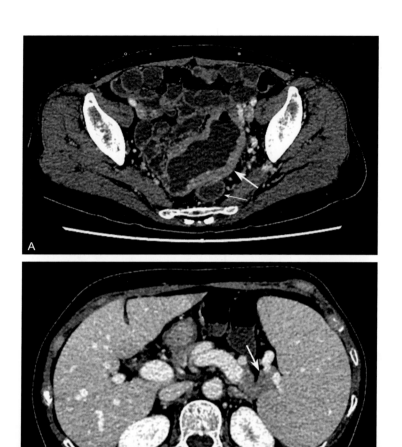

图 4-1-21 CT增强门静脉期轴位图像
A. 盆腔小肠壁不规则增厚,增强后无分层表现,肠腔扩张(粗箭头),细
箭头指直肠;B. 脾脏体积明显增大,脾门处淋巴结肿大(箭头)。

　　UC管壁增厚一般<10mm,常较对称,增强后管壁分层强化,可见靶环征表现,肠腔可轻度狭窄(图4-1-22)。严重的黏膜溃疡可形成假性息肉。肠系膜血管可见增多,呈梳样征。慢性期肠管可缩短、变窄,结肠袋消失,管壁僵硬呈铅管状,一般不引起肠梗阻。肠管周围可见纤维脂肪浸润。当出现中毒性巨结肠时,可见大肠明显积气扩张、穿孔等改变。

　　UC患者发生结直肠癌的风险明显增高。肿瘤通常是硬癌且扁平,病变肠管黏膜存在慢性炎症,肠管狭窄、缩短,导致炎症性肠病相关的结直肠癌内镜早期诊断困难。UC患者CTE检查时,当出现肠壁不对称性增厚、肠壁分层强化消失、肠壁增厚厚度>15mm时,提示癌的发生(图4-1-23)。

　　鉴别诊断:①克罗恩病:UC的CTE征象无特异性,肠壁增厚、梳样征、壁分层、假性憩室、假性息肉等征象,都可见于UC和CD。当这些征象位于右半结肠和回肠末端时,则支持CD。CD肠壁增厚程度较UC为著,且可见肠壁不对称性增厚。肠外并发症(如瘘管、脓肿)、跳跃性病灶、小肠有病变,也支持CD。②其他结肠炎:与缺血性结肠炎、药物性结肠炎、感染性结肠炎、放射性肠炎等的鉴别主要依据临床病史和肠镜表现。

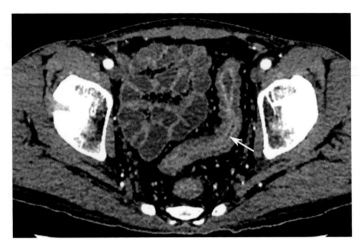

图 4-1-22 CT 增强动脉期轴位图像

直肠、乙状结肠壁增厚,肠壁分层强化(箭头)。

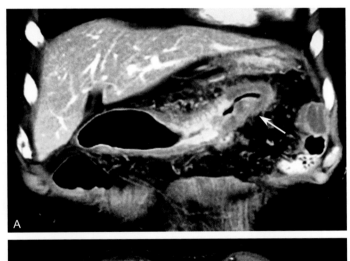

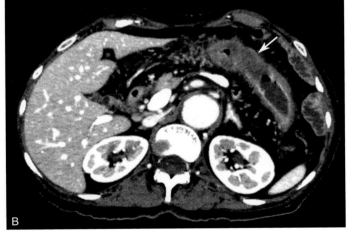

图 4-1-23 UC 患者局部肠管恶性变

A. 横结肠局部管壁不规则增厚(箭头);B. 肠壁分层强化消失(箭头)。

(孙灿辉)

参 考 文 献

[1] BRUINING D H,ZIMMERMANN E M,LOFTUS E V,et al. Consensus recommendations for evaluation,interpretation,and utilization of computed tomography and magnetic resonance enterography in patients with small bowel Crohn's disease [J]. Radiology,2018,154(4):1172-1194.

[2] SAKURAI T,KATSUNO T,SAITO K,et al. Mesenteric findings of CT enterography are well correlated with the endoscopic severity of Crohn's disease [J]. Eur J Radiol,2017,89(4):242-248.

[3] BAKER M E,HARA A K,PLATT J F,et al. CT enterography for Crohn's disease:optimal technique and imaging issues [J]. Abdominal Imaging,2015,40(5):938-952.

[4] DILLMAN J R,ADLER J,ZIMMERMANN E M,et al. CT enterography of pediatric Crohn's disease [J]. Pediatric Radiology,2010,40(1):97-105.

[5] GORE R M,BALTHAZAR E J,GHAHREMANI G G,et al. CT feature of ulcerative colitis and Crohn's disease [J]. Am J Roentgenol,1996,167(1):3-15.

[6] ELSAYES K M,AL-HAWARY M M,JAGDISH J,et al. CT enterography:principles,trends,and interpretation of findings [J]. Radiographics,2010,30(7):1955-1970.

[7] FURUKAWA A,SAOTOME T,YAMASAKI M,et al. Cross-sectional imaging in Crohn disease [J]. Radiographics,2004,24(3):689-702.

[8] BODILY K D,FLETCHER J G,SOLEM C A,et al. Crohn Disease:mural attenuation and thickness at contrast-enhanced CT Enterography——correlation with endoscopic and histologic findings of inflammation [J]. Radiology,2006,238(2):505-516.

[9] GUGLIELMO F F,ANUPINDI S A,FLETCHER J G,et al. Small bowel Crohn disease at CT and MR enterography:imaging atlas and glossary of terms [J]. Radiographics,2020,40(2):354-375.

[10] VIOLI N V,SCHOEPFER A M,FOURNIER N,et al. Prevalence and clinical importance of mesenteric venous thrombosis in the Swiss Inflammatory Bowel Disease Cohort [J]. Am J Roentgenol,2014,203(1):62-69.

第二节 炎症性肠病 MR 影像学诊断

一、克罗恩病的 MR 诊断

磁共振小肠造影（MR enterography,MRE）是 CD 患者肠道检查的主要方法之一。MRE 可清晰显示肠腔、肠黏膜、肠壁及肠管外组织结构和功能的改变,而且具备无辐射、多参数多序列成像及优良的软组织对比度等优点而成为年轻 CD 患者随访复查的首选方法。

（一）推荐首选 MRE 检查的 CD 患者

MRE 检查适用于大多数 CD 患者的肠道检查,尤其符合以下条件之一者可首选 MRE:①曾做过 CTE 检查的 CD 患者,在后期随访复查时可选择 MRE;②无急性腹部症状,或为了评估疗效而进行检查的 CD 患者;③存在肛周病变（如肛瘘或肛周脓肿等）的 CD 患者;④妊娠妇女（不注射对比剂）;⑤对 CT 增强扫描检查所用的碘对比剂过敏者。

MRE 检查适用于任何年龄的 CD 患者,但学龄前患儿可能难以配合某些 MRI 序列扫描时的呼吸屏气要求而导致图像出现运动伪影,影响图像分析解读,使得 MRE 难以成功实施。此时,可通过减少需屏气配合序列,或更改为快速扫描序列,或应用膈肌导航/呼吸触发等技术在自由呼吸下扫描,可部分解决小儿患者行 MRE 检查时出现图像运动伪影的问题。

(二) MRE 扫描方案

规范的 MRE 扫描方案可极大地提升 CD 的影像诊断质量,因此在认识 CD 的 MRE 征象之前有必要了解其扫描方案。

1. 扫描前准备

(1) 肠道准备:扫描前 8 小时 CD 患者禁食但不禁饮,并口服泻药清洁肠道。肠道清洁干净后,肠腔内无肠内容物存留,可减少 MRI 成像伪影或由于高黏液高蛋白的肠内容物影响病变肠道的影像诊断分析。

扫描前 1 小时开始每隔 15 分钟口服 2.5% 等渗甘露醇液 400~500ml,总共口服 4 次,总量为 1 600~2 000ml,通过口服对比剂适度充盈肠道,有助于对肠道病变进行更为准确的判断。在最后一次口服等渗甘露醇液后等待 10~15 分钟再进行 MRE 扫描,可能有助于捕获左上腹部空肠的充盈相。

(2) 呼吸屏气训练:MRE 多数扫描序列需要 CD 患者进行呼吸屏气配合,因此在扫描前需对患者进行呼吸训练,有助于减少患者在扫描时无法配合憋气所导致的图像运动伪影的发生。

(3) 抑制胃肠道蠕动:扫描前 10 分钟给予 CD 患者臀部肌内注射 10mg 盐酸消旋山莨菪碱注射液有助于扫描时抑制胃肠道蠕动,减少因胃肠道蠕动所导致的图像运动伪影的发生。

2. MRE 扫描序列　MRE 的扫描范围通常包括上下腹部和盆腔,需要评估肛周情况时加扫肛周 MRI。常规腹盆部 MRE 扫描包括横断位和冠状位 T_2 加权成像(T_2 weighted imaging,T_2WI)及其脂肪抑制序列和 T_1 加权成像(T_1 weighted imaging,T_1WI)脂肪抑制序列,有助于观察肠道内外的解剖改变。扩散加权成像(diffusion weighted imaging,DWI)可在患者自由呼吸状态下评估肠壁内细胞外水分子扩散受限情况,有助于定性和定量评估肠道病变严重情况;肠道 DWI 的 b 值一般为 $50s/mm^2$、$400s/mm^2$、$800s/mm^2$,随着 b 值升高,正常肠壁 DWI 信号逐渐降低,而病变肠壁仍可见异常高信号,两者信号对比度增大(图 4-2-1)。磁化传递成像(magnetization transfer imaging,MTI)是一种特殊的 MRI 序列,其定量指标磁化传递率(magnetization transfer ratio,MTR)可用于评估病变肠段纤维化程度。冠状位多期 T_1WI 增强扫描(尤其是动脉期)对于检测肠道病变的存在及其范围敏感性比较高。

(三) CD 的 MRE 表现

1. 肠壁改变

(1) 肠壁增厚:CD 可累及全消化道,其最基础的影像表现是多发节段性肠壁增厚(图 4-2-2),这也是 CD 与其他肠道炎症性病变鉴别的关键征象之一。评估肠壁是否增厚及其增厚程度,需要在肠管适度充盈的前提下,与同层面正常肠管相对比。当肠壁厚度 >3mm 时可认为肠壁增厚,其中 3~5mm 时为轻度增厚(图 4-2-3A),5~9mm 为中度增厚(图 4-2-3B),≥10mm 时为重度增厚(图 4-2-3B)。

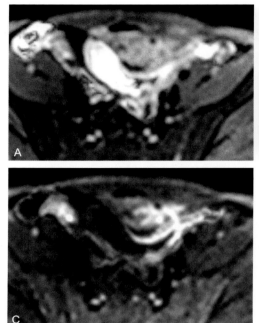

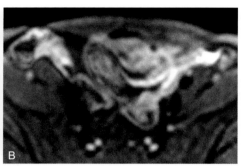

图 4-2-1 CD 肠道 DWI
随着 b 值从 50s/mm^2（A）、400s/mm^2（B）到 800s/mm^2（C）逐步升高，正常肠壁和肠腔内液体的 DWI 信号逐渐降低，而病变肠壁仍可见异常高信号，病变与正常组织的信号对比度增大，有助于发现和评估病变。

（2）肠壁信号改变：在 T$_2$WI 上，正常肠壁呈均匀的稍低信号。与正常肠壁对比，当 CD 肠道炎性水肿时，肠壁的 T$_2$WI 信号增高（图 4-2-4A）；当病变肠壁出现慢性纤维化时，肠壁 T$_2$WI 呈等或稍低信号（图 4-2-4B）。但由于 CD 肠壁内炎症与纤维化常混合存在，故难以根据 T$_2$WI 信号来准确区分病变肠壁是以炎症水肿为主还是以纤维化为主。

在 T$_1$WI 上，正常肠壁的信号与同层面肌肉信号类似，而病变肠壁的信号可等于或稍高于同层面正常肠壁信号（图 4-2-5），无特异性表现。

在 DWI 上，CD 肠道病变越严重，DWI 信号越高，其表观扩散系数（apparent diffusion coefficient, ADC）越低（图 4-2-6）。但 DWI 不能准确区分肠壁病变主要由炎症水肿引起还是由胶原纤维沉积所致的纤维化引起，因为不管是炎症水肿还是纤维化都能引起细胞外水分子扩散受限导致 DWI 信号升高和 ADC 降低。

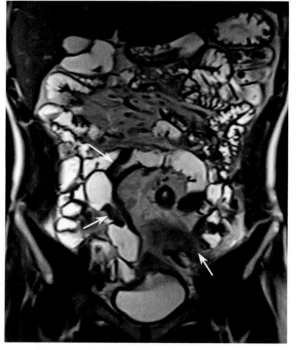

图 4-2-2 CD 多发节段性病灶
T$_2$WI 显示 CD 多发节段性肠壁增厚并管腔狭窄（箭头）。

在 MTI 上，组织内大分子含量越高，其定量指标 MTR 越高。当 CD 肠壁发生纤维化时，肠壁内细胞外间隙有胶原纤维大分子沉积，因此可导致 MTR 增高。当 CD 肠壁的 MTR 接近同层面正常肠壁 MTR 时，可判断为无纤维化或仅有轻度纤维化（图 4-2-7）；当病变肠壁 MTR 位于同层面正常

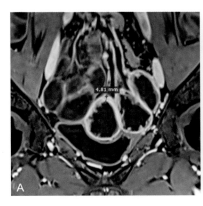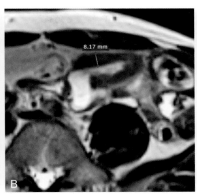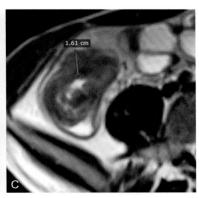

图 4-2-3　CD 肠壁增厚

A. T₁WI 增强扫描显示 CD 肠壁轻度增厚；B. T₂WI 显示 CD 肠壁中度增厚；C. T₂WI 显示肠壁重度增厚。

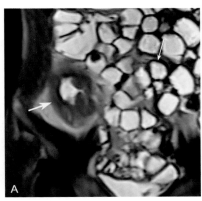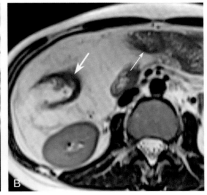

图 4-2-4　CD 肠壁的 T₂WI 信号改变

A. 肠壁急性炎症时，与正常肠壁（细箭头）对比，水肿的肠壁（粗箭头）T₂WI 信号增高；B. 肠壁慢性纤维化时，与正常肠壁（细箭头）对比，纤维化的肠壁（粗箭头）T₂WI 呈等或稍低信号。

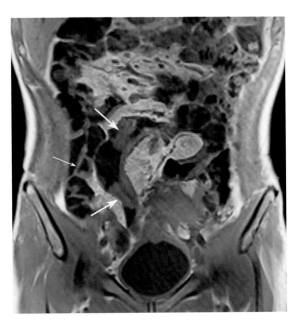

图 4-2-5　CD 肠壁的 T₁WI 信号改变

在 T₁WI 上 CD 增厚肠壁（粗箭头）的信号与正常肠壁（细箭头）相似。

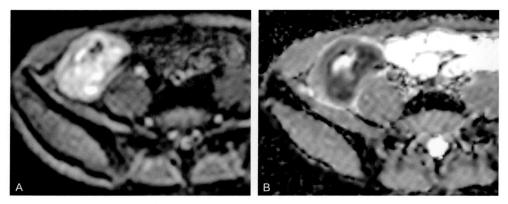

图 4-2-6 CD 肠壁 DWI 及 ADC 信号改变

在 b=800s/mm^2 的 DWI 上可见 CD 回盲部肠壁明显增厚:A. DWI 信号明显升高;B. ADC 信号明显降低,提示肠壁内水分子明显扩散受限,CD 病变严重。

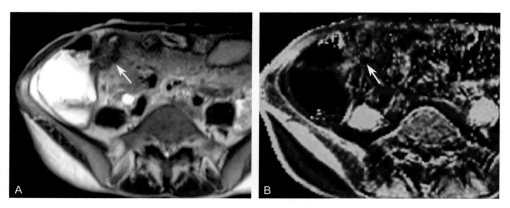

图 4-2-7 无或轻度纤维化的 CD 肠壁

A. T$_2$WI 显示 CD 回肠末端肠壁增厚;B. MTR 伪彩图上病变肠壁信号明显低于同层面肌肉信号,与邻近正常肠壁信号相仿,提示为无或轻度纤维化肠壁。

肠壁与肌肉 MTR 之间时,可判断为中度纤维化(图 4-2-8);当病变肠壁 MTR 接近同层面肌肉 MTR 时,可判断为重度纤维化(图 4-2-9)。MTR 不受病变肠壁炎症严重程度的影响,因此采用 MTR 评估 CD 肠道纤维化具有一定的稳定性。

在多期增强扫描上,病变肠壁的强化程度高于或等于邻近正常肠壁者,而且往往是肠系膜侧肠壁强化较为明显(图 4-2-10),可能与炎症最早且最常累及肠系膜侧肠壁有关。动脉期强化模式包括透壁强化和分层强化。透壁强化指病变肠壁全层呈均匀或不均匀的强化;分层强化指病变肠壁呈双环或三环状强化,亦称为"靶环征"(图 4-2-11)。同一患者不同病变肠壁或同一病变肠壁不同区域可以出现多种强化模型。到延迟扫描期,多数病变肠段呈透壁均匀强化。

(3)肠黏膜改变:CD 病变肠道黏膜常多发溃疡,典型者为纵行溃疡。在 MRE 上偶尔可以观察到溃疡的征象,表现为增厚的肠壁上由黏膜面走向肠壁深部的线状或裂隙状影(图 4-2-12)。

在炎症严重的肠道黏膜上常可见多发炎性假息肉样增生结节,在 MRE 上表现为肠黏膜面带蒂的小结节凸向肠腔内(图 4-2-13)。

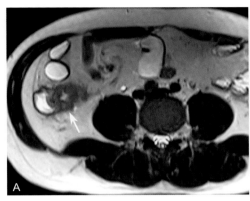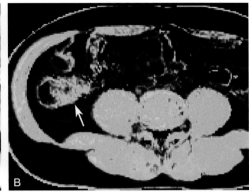

图 4-2-8　中度纤维化的 CD 肠壁

A. T$_2$WI 显示 CD 回肠末端肠壁增厚；B. MTR 伪彩图显示病变肠壁信号高于同层面正常肠壁信号但低于肌肉组织信号，提示为中度纤维化肠壁。

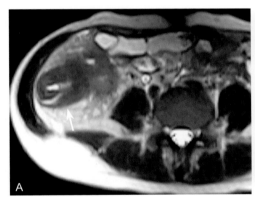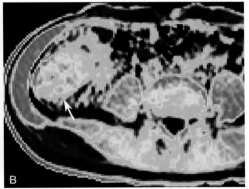

图 4-2-9　重度纤维化的 CD 肠壁

A. T$_2$WI 显示 CD 回肠末端肠壁增厚；B. MTR 伪彩图上病变肠壁信号接近于同层面肌肉组织信号，提示为重度纤维化肠壁。

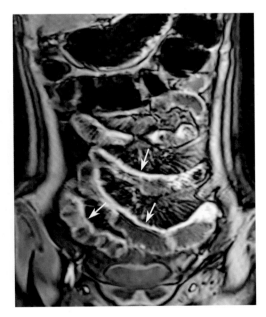

图 4-2-10　CD 肠系膜侧肠壁病变更为显著

T$_1$WI 增强扫描图显示 CD 小肠肠系膜侧肠壁增厚和强化（箭头）比肠系膜对侧肠壁更为显著。

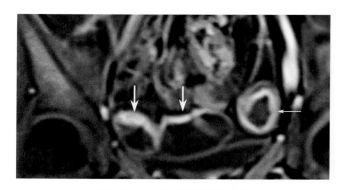

图 4-2-11 CD 肠壁强化模式

T₁WI 增强扫描图显示 CD 小肠肠壁呈透壁强化(粗箭头)和分层强化(细箭头)。

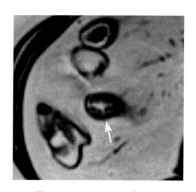

图 4-2-12 CD 肠道溃疡

T₂WI 图上可见小肠增厚的肠壁上由黏膜面走向肠壁深部的裂隙状影为肠黏膜溃疡(箭头)。

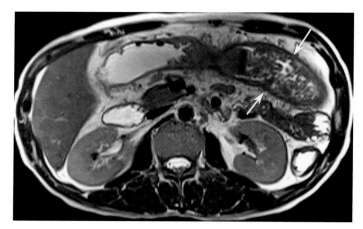

图 4-2-13 CD 肠黏膜多发炎性假息肉样增生结节

T₂WI 图上显示 CD 横结肠黏膜多发炎性假息肉样增生结节(箭头),向肠腔内生长并堵塞肠腔。

卵石征也是 CD 典型的肠黏膜改变,它是由于黏膜下炎性水肿、大量肉芽组织增生以及周围不规则的肠黏膜溃疡围绕所形成,呈多发小结节状隆起(图 4-2-14)。

2. 肠道形态改变

(1)肠道狭窄:CD 由于肠壁增厚,会导致肠道狭窄。在 MRE 上,小肠肠道狭窄可分为三种情况,即可疑肠道狭窄、伴有近端肠管轻度扩张的肠道狭窄和伴有近端肠管中重度扩张的肠道狭窄。①可疑肠道狭窄是指在同一次 MRE 检查的多个序列中均可见肠腔变窄,肠腔直径小于邻近正常肠管的 50% 及其以上,但未见狭窄近端的肠管扩张,其近端肠腔直径 <3cm;这种情况需要多次检查或同一时间段的多种影像学方法复核

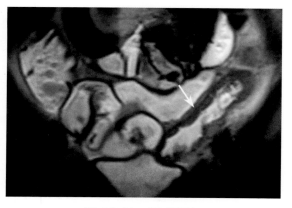

图 4-2-14 CD 卵石征

排除。②伴有近端肠管轻度扩张的肠道狭窄是指病变肠道管腔直径小于邻近正常肠管的 50% 及其以上,其近端肠管轻度扩张,肠腔直径为 3~4cm。③伴有近端肠管中重度扩张的肠道狭窄是指病变肠道管腔直径小于邻近正常肠管的 50% 及其以上,其近端肠管中重度扩张,肠腔直径 >4cm（图 4-2-15）。肠道狭窄进一步发展,可能出现具有临床症状的肠道梗阻。

（2）肠道假憩室样扩张:中晚期病程的 CD 肠道有时可呈假憩室样扩张改变（图 4-2-16）。其病理基础可能是肠系膜侧肠壁病变较对侧壁发生较早且更为严重,其肠系膜侧肠壁内纤维瘢痕收缩,导致肠系膜对侧缘肠壁呈囊袋状突出。

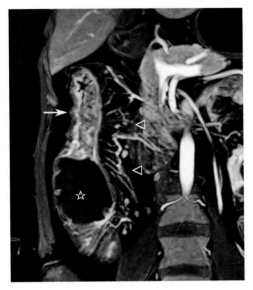

图 4-2-15 CD 肠道狭窄与梳状征

T₁WI 增强扫描图上升结肠局部肠道狭窄（箭头）并近端肠腔中重度扩张（☆）;狭窄肠段肠系膜可见多发增生迂曲血管影,即梳状征（△）。

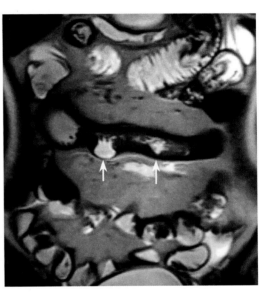

图 4-2-16 CD 小肠假憩室样扩张

3. 病变肠道周围肠系膜改变

（1）肠周炎性渗出/积液:CD 病变肠道由于炎性渗出,可引起肠周脂肪间隙模糊,T₂WI 脂肪抑制序列信号增高,当炎性渗出明显时可在肠管周围看到积液影。

（2）梳状征:增强扫描时 CD 肠管周围的肠系膜血管增多、增粗和迂曲,直小血管被拉直、间隔增宽,血管垂直肠管呈梳状排列,称为梳状征（图 4-2-15）。

（3）肠系膜淋巴结增大:CD 患者在肠系膜区常可见多发增大的淋巴结,呈长椭圆形,短径 >1.5cm,活动期和缓解期均可见,无特异性。

（4）肠系膜脂肪增生/爬行脂肪:CD 肠道周围肠系膜脂肪组织增生,增生的脂肪组织可延伸并覆盖于病变肠管表面,导致肠-肠系膜角消失,形成爬行脂肪。在 MRE 上表现为病变肠段肠系膜侧周围脂肪间隙增宽,周围组织脏器可呈现出受推移的改变（图 4-2-17）。

（5）穿透型病变:CD 肠道的透壁性炎症到疾病中晚期常会导致穿透型病变的发生,包括肠瘘、腹腔炎性肿块或脓肿。肠瘘的直接征象是可见肠外瘘管,瘘管明显强化,若瘘管细小,则难以在MRE图像上观察;其间接征象是当肠管之间纠结聚集成团,呈花瓣状或尖角状时(图4-2-18A),常提示存在肠内瘘,间接征象的发生率更高。CD患者常好发肛瘘,表现为内外括约肌之间、穿透括约肌或括约肌之外的瘘管,伴或不伴有肛周脓肿。炎性肿块是指肠系膜区混合信号的肿块,边缘模糊,常与肠瘘相伴出现。脓肿是指炎性肿块内出现积气或积液,增强扫描呈环形强化(图4-2-18B)。

二、溃疡性结肠炎的 MR 诊断

UC的MRE扫描方案与CD一致,但其MRE表现与CD有所不同,典型的UC表现如下:

UC可累及直结肠各段,以左半结肠为主,病灶常呈连续性分布。受累结肠缩短、肠腔变

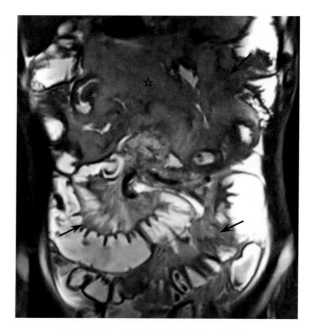

图 4-2-17 CD 肠系膜脂肪组织增生

T_2WI 上肠系膜侧脂肪间隙增宽(箭头),局部肠系膜脂肪组织呈假瘤样增生(☆)。

窄和结肠袋消失而呈管状结构改变是其长期疾病的典型表现(图4-2-19)。

UC肠壁呈连续性增厚,但其增厚程度通常没有CD明显。当UC肠壁明显增厚超过10mm时,提示为急性重度炎症状态或需注意癌变的可能。与CD类似,UC增厚肠壁的黏膜面可因溃疡或炎性假息肉样增生结节而欠规整;但UC增厚肠壁的浆膜面比CD者更为清晰和光滑,原因在于UC的炎症一般局限于黏膜和黏膜下,而CD的炎症为透壁性。

在T_2WI序列上,部分UC肠壁可呈分层改变,在稍低或等信号的黏膜层和固有肌层之间可见

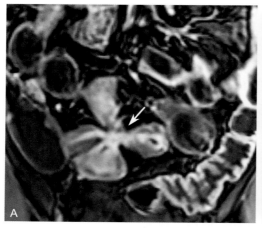
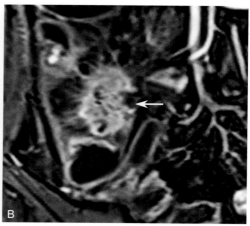

图 4-2-18 CD 穿透型病变

A. T_1WI增强扫描小肠内瘘呈花瓣状改变;B. T_1WI增强扫描CD病变肠管周围炎性肿块内见无强化区,提示腹腔脓肿形成。

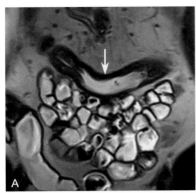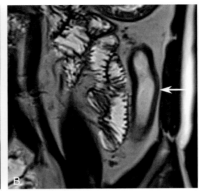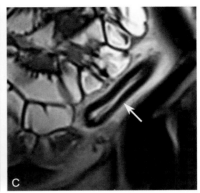

图 4-2-19 结肠 UC

T_2WI 图上横结肠（A）、降结肠（B）及乙状结肠（C）UC 表现为受累结肠肠壁增厚，结肠袋消失而呈管状结构改变。

高信号的黏膜下层，这可能与黏膜下层水肿或脂肪沉积有关。在 T_2WI 脂肪抑制序列上可鉴别两者并对疾病活动性有一定的提示意义。T_2WI 脂肪抑制序列上，黏膜下层仍呈高信号时，提示为水肿所致，该肠段可能为活动期炎症；若黏膜下层信号降低，提示为脂肪沉积所致，该肠段可能为慢性或缓解期炎症。

　　增强扫描 T_1WI，急性活动期 UC 肠壁黏膜常呈明显强化；而缓解期 UC 肠壁的强化程度可能与正常肠壁类似。

　　UC 穿透型病变发生率低于 CD。

（李子平　李雪华）

参 考 文 献

[1] 李雪华,冯仕庭,黄丽,等. 中国炎症性肠病影像检查及报告规范专家指导意见[J]. 中华炎性肠病杂志,2021,5(2):109-113.

[2] MACCIONI F,COLAIACOMO M C,PARLANTI S. Ulcerative colitis:value of MR imaging [J]. Abdom Imaging,2005,30(5):584-592.

[3] MAASER C,STURM A,VAVRICKA S R,et al. ECCO-ESGAR guideline for diagnostic assessment in IBD Part 1:initial diagnosis,monitoring of known IBD,detection of complications [J]. J Crohns Colitis,2019,13(2):144-164.

[4] BRUINING D H,ZIMMERMANN E M,LOFTUS E V,et al. Consensus recommendations for evaluation,interpretation,and utilization of computed tomography and magnetic resonance enterography in patients with small bowel Crohn's disease [J]. Gastroenterology,2018,154(4):1172-1194.

[5] LI X H,SUN C H,MAO R,et al. Diffusion-weighted MRI enables to accurately grade inflammatory activity in patients of ileocolonic Crohn's disease:results from an observational study [J]. Inflamm Bowel Dis,2017,23(2):244-253.

[6] LI X H,MAO R,HUANG S Y,et al. Characterization of degree of intestinal fibrosis in patients with crohn disease by using magnetization transfer MR imaging [J]. Radiology,2018,287(2):494-503.

［7］KAUSHAL P,SOMWARU A S,CHARABATY A,et al. MR Enterography of Inflammatory Bowel Disease with Endoscopic Correlation［J］. Radiographics,2017,37（1）:116-131.

第三节　炎症性肠病超声影像学诊断

炎症性肠病（inflammatory bowel disease,IBD）作为一种慢性终身性疾病,具有反复发作与缓解的特点,且在一生中需多次、反复地对病情进行评估。肠道超声（intestinal ultrasound）检查因其操作简便、经济、无辐射而成为 IBD 长期随访的理想检查手段。其在 IBD 中的探索见诸报道已有 40 余年的历史,而在临床的应用操作也日益普及。在孕期、儿童、重症床旁 IBD 患者中更被列为首选检查手段。

肠道超声可用于 IBD 的初诊筛查、确认病变部位和范围、半定量化或定量评估疾病活动度、诊断并发症、疗效预测与疗效评估、术后随访等领域。二维超声和彩色多普勒在临床应用最为广泛,可观察到病变肠壁的增厚程度、血供情况、肠壁层次变化、肠腔狭窄情况、并发症炎性包块、肠旁肠系膜增生和肿大淋巴结等超声征象。超声造影、弹性超声、腔内超声造影等新技术对 IBD 的多个领域提供了新的诊断方案和依据,具有临床价值和创新性。

肠道超声检查的一般操作流程为检查前 2 天嘱患者低渣半流饮食,检查前禁食 6 小时,必要时清洁灌肠和使用助显剂。通常使用的探头频率为 3.5~15.0MHz,首先运用低频腹部探头进行全腹结肠、小肠肠道检查,然后再用高频线阵探头详细地检查病变肠段肠壁结构和壁内血流等细节。正常肠壁厚小于 3mm。超声图像分为 5 层结构,由内至外分别显示为高、低、高、低、高 5 层回声,分别代表黏膜面、黏膜肌层、黏膜下层、固有肌层、浆膜面（图 4-3-1）。彩色多普勒可显示稀少点状血流信号或无血流信号。

一、克罗恩病的典型超声表现

克罗恩病（Crohn's disease,CD）的超声表现与疾病特征相符,具体表现为:①肠壁增厚

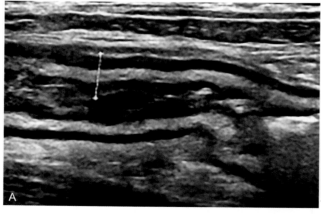
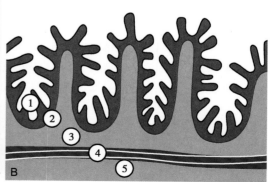

图 4-3-1　肠壁的超声表现和模式图

A. 白色虚线所示为二维超声模式下一侧肠壁结构,由内向外分别为黏膜面（高回声）、黏膜肌层（低回声）、黏膜下层（高回声）、固有肌层（低回声）、浆膜面（高回声）;B. 对应的模式图,分别标记①至⑤。

（≥4mm）。受累肠壁因水肿增厚横切面呈"靶环征"，纵切面呈"水管征"或"三明治征"。②疾病活动期肠壁血供丰富，彩色多普勒超声显示肠壁内血流信号可采用 Limberg 分级：0 级，正常肠壁；Ⅰ级，肠壁增厚，未探及血流信号；Ⅱ级，肠壁增厚，见点状或短条状血流信号；Ⅲ级，肠壁增厚，见长条状的血流信号；Ⅳ级，肠壁增厚且出现与肠系膜相连的长条状血流信号。分级越高，提示 CD 活动性越强（图 4-3-2）。③回盲部受累多见。④多节段受累，可累及结肠、小肠。⑤肠系膜增生，表现为肠旁肠系膜回声增高或"肿物包裹样表现"（mass effect wrapping），提示疾病处于活动期。⑥其他：梗阻、脓肿并发症包块形成等。

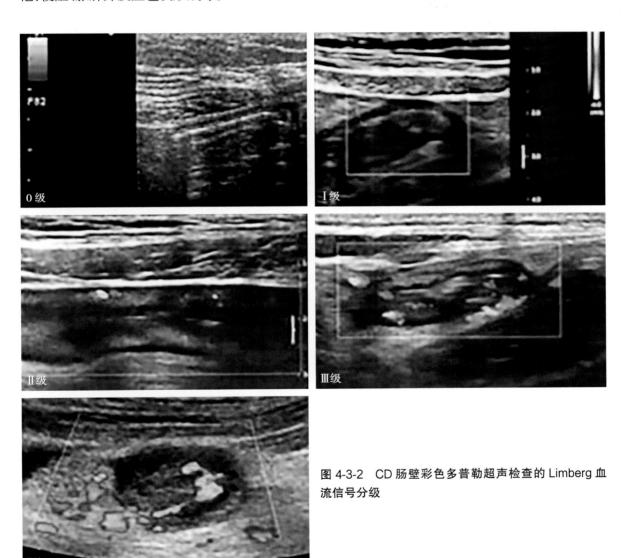

图 4-3-2　CD 肠壁彩色多普勒超声检查的 Limberg 血流信号分级

　　此外，超声造影（contrast enhanced ultrasound，CEUS）通过静脉注射超声微泡对比剂（如注射用六氟化硫微泡）观察肠壁的血流灌注情况，可评估 CD 炎症活动度。研究报道，克罗恩病患者肠壁CEUS 增强模式可表现为稍高增强、黏膜下层增强、由内向外全层增强及全层迅速增强（图 4-3-3）。稍高增强模式提示疾病处于缓解期，而后三种增强模式多见于活动期。

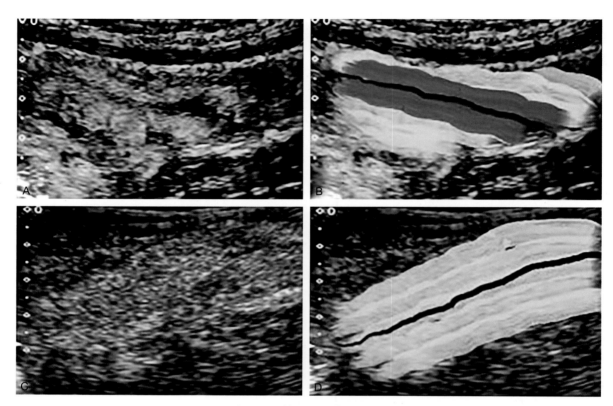

图 4-3-3 CD 肠壁 CEUS 模式下黏膜下层增强和全层增强模式

A. CD 病变增厚肠壁的黏膜下层增强模式,黏膜下层呈高增强;B. 图 A 对应的模式图,浅蓝色为肠壁,中间黑线为肠腔,黑线两侧的深蓝色示黏膜下层高增强;C. CD 病变增厚肠壁的全层增强模式,全层肠壁高增强;D. 图 C 对应的模式图,浅蓝色为肠壁,中间黑线为肠腔。

二、克罗恩病并发症的超声诊断及鉴别诊断

1. 腹腔脓肿与腹腔蜂窝织炎 CD 患者的腹腔脓肿超声表现为因疾病受累而增厚的肠壁旁局限性低回声区,形态不规则,内回声浑浊,可有强回声(气体),囊壁不规则增厚,实性囊壁可见较丰富的血流信号,液区内未见血流信号,常与病变肠段分界不清,形成包块。腹腔蜂窝织炎为病变肠壁旁形态不规则实性低回声或混合回声包块,可见较丰富的血流信号。静脉超声造影可作为两者鉴别诊断的重要手段,前者显示中央脓腔内无增强,后者为实性高增强。

2. 肠瘘 CD 肠瘘可表现为肠内瘘、肠外瘘。腹腔肠内瘘是诊断的难点,典型表现为肠道与周围肠系膜或肠道间的异常管道,呈低回声,管道状或不规则状,内可见气体回声或肠内容物流动,肠瘘还可累及其他空腔脏器如膀胱(图 4-3-4)。CD 肠内瘘在实际临床工作中常是复杂的、不典型的、内径细小的,难以明确诊断。腔内超声造影通过局部注入稀释超声对比剂至肠旁脓腔可

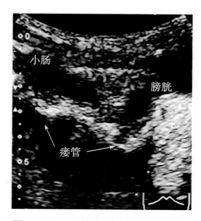

图 4-3-4 腔内超声造影显示 CD 小肠膀胱瘘

提高诊断率,并能在 CEUS 模式下直视瘘管形态解剖、走行及内外瘘口。

3. 肠狭窄 超声下 CD 肠狭窄表现为肠壁增厚,肠腔内径狭窄,伴近端肠管扩张 >2.5cm 或正常肠腔 1.5 倍(图 4-3-5)。CD 肠狭窄可分为炎症性狭窄和纤维性狭窄,两种类型狭窄其治疗方案不同。传统超声对鉴别这两种肠道狭窄类型作用有限。弹性超声可反映组织硬度,为临床提供新的诊断信息,纤维性狭窄的弹性硬度往往高于炎性狭窄。

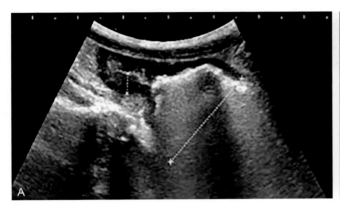 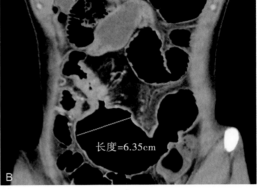

长度=6.35cm

图 4-3-5 CD 肠狭窄超声图像和对应 CT 小肠成像图像

A. 超声图像:短虚线示病变增厚肠壁,伴肠腔狭窄呈线状,长虚线示近端扩张肠腔;B. 对应 CT 小肠成像图像:绿色线条示梗阻近段肠腔扩张。

三、超声在溃疡性结肠炎中的应用

溃疡性结肠炎(ulcerative colitis,UC)主要发生在结肠,以肠镜评估为主。肠道超声可观察 UC 的肠壁厚度,与 CD 类似,但肠壁增厚程度不如 CD 显著,常 <7mm。轻症患者肠壁以黏膜层和黏膜下层增厚为主,重度 UC 患者肠壁层次结构消失。彩色多普勒超声观察肠壁血流丰富程度亦可反映 UC 炎症活动。CEUS 则可以更为客观和定量地显示炎症血供情况,可用于评估疗效。此外,肠道超声还可诊断 UC 并发症如巨结肠,但对早期癌变监测作用有限。

四、其他

超声在 IBD 中还有很多应用,如经腹超声引导下穿刺活检,具有取材满意率高、并发症发生率低的优势,是有内镜检查的禁忌证、取材不满意或不充分及消化内镜无法到达的小肠段病变时的重要补充手段。肛周超声可用于观察有肛周病变的 CD 患者肛瘘、肛周脓肿情况。此外,超声还可探查滞留的胶囊内镜(图 4-3-6)。观察 IBD 肠外表现,图 4-3-7 示一例 CD 患者伴肠外表现膝关节疼痛,超

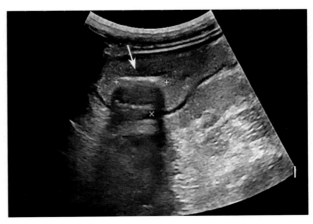

图 4-3-6 超声示 CD 患者狭窄肠段胶囊内镜滞留

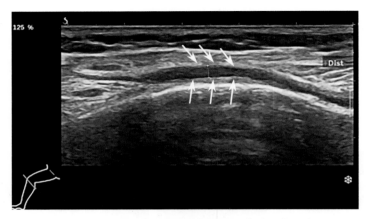

图 4-3-7 超声示 CD 肠外表现膝关节髌上囊积液

声提示膝关节髌上囊积液等。此外,靶向超声造影等前沿研究还揭示了超声分子影像学在 IBD 中的良好应用前景。

(谢晓燕 陈瑜君)

参 考 文 献

[1] LIMBERG B. Diagnosis of chronic inflammatory bowel disease by ultrasonography [J]. Z Gastroenterol, 1999, 37(6): 495-508.

[2] CHEN Y J, MAO R, XIE X H, et al. Intracavitary Contrast-enhanced Ultrasonography to Detect Enterovesical Fistula in Crohn's Disease [J]. Gastroenterology, 2016, 150(2): 315-317.

[3] MACONI G, NYLUND K, RIPOLLES T, et al. EFSUMB Recommendations and Clinical Guidelines for Intestinal Ultrasound (GIUS) in Inflammatory Bowel Diseases [J]. Ultraschall Med, 2018, 39(3): 304-317.

第五章

炎症性肠病病理学诊断

第一节　手术切除标本病理取材规范

　　规范的手术切除标本病理取材,是正确诊断炎症性肠病的首要前提。仔细观察切除肠管的病变特征,进行充分、全面的取材,是组织学认识病变分布和形态特征的基础。炎症性肠病的病理诊断没有明确的诊断标准,病变多样化,病理诊断主要依靠病变模式和病变分布特征的评估,若取材不规范,常无法准确评估病变分布情况而造成诊断困难。因此,规范的手术切除标本病理取材对病理诊断至关重要。

一、大体标本的处理和检查

　　建议外科医师在肠管切除离体后,进行新鲜标本拍摄,以保留标本大体形态资料。适当清理后,按解剖位置摆放好,拍摄肠管外观。将小肠标本沿肠系膜对侧剪开,结肠标本沿前结肠带剪开,展开摊平黏膜面,对肠管黏膜面、溃疡、息肉、狭窄、瘘管等病变进行细节拍摄。

　　标本离体后应及时固定,拍摄完成后,尽快使用10%中性缓冲甲醛溶液固定标本,标本应完全浸泡在固定液中。标本尽快送病理科。一般固定过夜,使标本充分固定后,进行取材。

　　取材前首先辨认肠管结构,分别测量小肠、结肠和阑尾的长度和管径,进行记录。观察肠壁浆膜面,是否光滑,有无脂肪包绕。观察肠管黏膜面病变分布特征是连续性或节段性,有无溃疡、息肉等病变。测量肠壁厚度并记录,观察肠管狭窄,记录狭窄段长度及肠管内径。观察肠壁有无瘘管、脓肿等并进行记录。

二、手术切除标本取材方法

　　IBD尤其是CD的大体取材必须充分、全面,才能进一步全面观察病变分布特征,是诊断和鉴别诊断的关键。很多肠道炎症性病变溃疡处肠壁形态都很相似,而溃疡旁及溃疡外的肠壁形态常是鉴别诊断的关键,因此取材不应集中只取溃疡处。

CD 取材建议第一步进行连续取材,即切除肠管从近端至远端每隔 3~5cm 规律取材,不特意挑选病变区域,不规避正常区域。切面与肠管长轴垂直。第二步取材选取肠壁肉眼可见的病变,如黏膜面的溃疡、息肉、瘘管、脓肿等。第三步进行肠系膜淋巴结、系膜血管、手术切缘、回盲瓣、阑尾等取材。

UC 取材应将全部切除肠管有规律地取材,尽可能保证不遗漏扁平型异型增生病灶。切除肠管全部连续取材,或每隔 3~5cm 取一块组织,切面与肠管长轴平行。此外,肉眼可见的改变如溃疡、息肉等,也应取材。肠系膜淋巴结、系膜血管、手术切缘等也应取材。

三、手术切除标本取材注意事项

肠壁取材需注意全层取材,除肠壁外,还需要包括肠系膜脂肪血管组织。肠管管径较小,可完全放入一个取材盒。若肠管管径较大,则可分 2~4 个取材盒。

记录每一个取材盒对应的部位及大体特征,记录特殊部位如切缘、回盲瓣、阑尾等,病变特征如溃疡、狭窄、息肉、瘘管等,最好在玻片标签上也标上部位和病变特征记录,方便阅片时了解玻片对应的部位。

(叶子茵)

━━━━━━ 参 考 文 献 ━━━━━━

[1] 叶子茵,肖书渊,李增山,等. 中国炎症性肠病病理诊断专家指导意见[J]. 中华炎性肠病杂志,2021,5(1):1-16.
[2] 肖书渊,叶子茵,陈敏,等. 炎症性肠病病理诊断专家建议[J]. 中华消化杂志,2020,40(3):180-185.

第二节 克罗恩病的病理学特征

一、大体形态特征

肠管炎症呈节段性分布,病变肠段之间为正常肠段。但是手术切除标本多仅为病变肠段,送到病理科的标本一般观察不到节段性病变的特征。

病变肠段肠壁常显著增厚、僵硬,管腔狭窄(图 5-2-1)。黏膜溃疡,常见纵行溃疡,溃疡狭长,呈轨道样,位于肠壁系膜侧(图 5-2-2)。黏膜层组织常增生,突起于黏膜表面,形成息肉(图 5-2-3)。深而狭窄的溃疡可穿透肠壁,导致瘘管形成,可见贯通肠壁的管道与肠外相通,可用探针从黏膜面深入,通过瘘管,穿出肠外。透壁性炎症和瘘管导致肠壁浆膜纤维组织增生,严重时相邻肠管粘连。回肠浆膜面脂肪组织沿系膜侧增生,包绕肠管,形成脂肪爬行(图 5-2-4),是 CD 特征性改变,对诊断 CD 具有很高的预测价值。

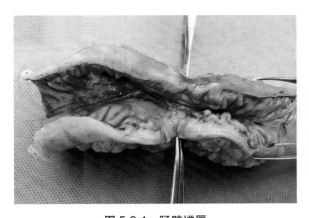

图 5-2-1　肠壁增厚

CD 手术切除标本大体形态,小肠肠管显著增厚,管腔狭窄,近端肠管扩张。

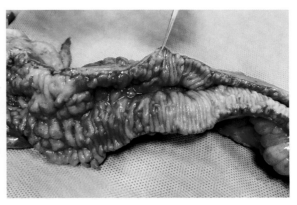

图 5-2-2　纵行溃疡

CD 手术切除标本大体形态,黏膜面可见纵行溃疡,位于系膜侧肠壁,沿肠管长轴走向,溃疡狭长,呈轨道状。

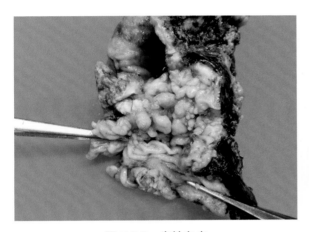

图 5-2-3　炎性息肉

CD 手术切除标本大体形态,黏膜面可见多个炎性息肉突起。

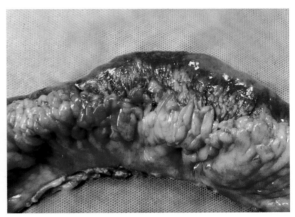

图 5-2-4　脂肪爬行

CD 手术切除标本大体形态,浆膜面脂肪组织沿系膜侧增生,包绕肠管。

二、组织学形态特征

CD 呈透壁性炎症,肠壁炎症以淋巴细胞、浆细胞浸润,淋巴小结增生,累及肠壁全层(图 5-2-5)。黏膜层表现为广泛慢性肠炎,除固有层多量淋巴细胞、浆细胞浸润外,常见黏膜结构改变,小肠表现为绒毛增粗、变短,甚至萎缩变平,部分隐窝分支、不规则,幽门腺化生(图 5-2-6);结肠表现为部分隐窝分支、不规则(图 5-2-7)。炎症刺激黏膜及黏膜下层增生,向肠腔突起,形成炎性息肉(图 5-2-8)。

肠壁黏膜破坏,导致糜烂或溃疡,溃疡可达黏膜下层或固有肌层(图 5-2-8)。CD 可见裂隙状溃疡,溃疡与肠管长轴呈一定角度,深入肠壁(图 5-2-9)。裂隙状溃疡是瘘管形成的基础,溃疡穿透肠壁,则形成瘘管。新鲜的瘘管组织由炎性肉芽组织构成,陈旧性瘘管由黏膜延伸的上皮及固有层组织披覆。裂隙状溃疡合并感染,在肠壁及肠周形成脓肿(图 5-2-10)。

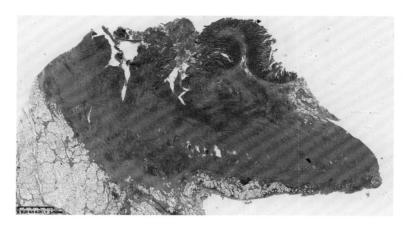

图 5-2-5　透壁性炎症
CD 手术切除标本组织学形态,肠壁全层可见炎症细胞浸润。

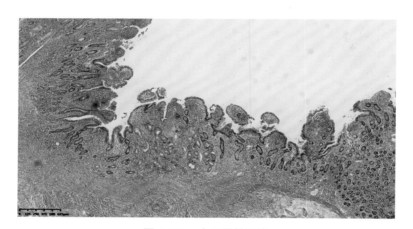

图 5-2-6　小肠慢性肠炎
CD 手术切除标本组织学形态,小肠黏膜慢性肠炎,绒毛增粗、变短,幽门腺化生。

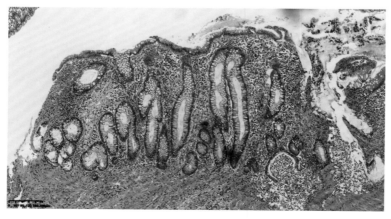

图 5-2-7　结肠慢性肠炎
CD 手术切除标本组织学形态,结肠黏膜慢性肠炎,隐窝分支。

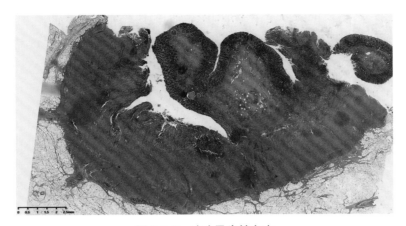

图 5-2-8　溃疡及炎性息肉

CD 手术切除标本组织学形态,肠壁溃疡,炎性息肉由增生的黏膜及黏膜下层组织构成,向肠腔突起。

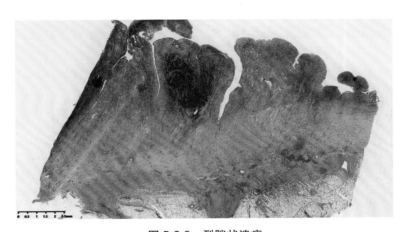

图 5-2-9　裂隙状溃疡

CD 手术切除标本组织学形态,肠壁裂隙状溃疡,溃疡与肠壁长轴呈一定角度伸向肠壁深层,肠壁广泛纤维组织增生。

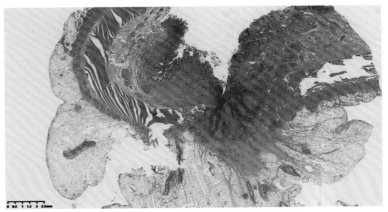

图 5-2-10　肠壁脓肿

CD 手术切除标本组织学形态,肠壁可见脓肿。

肉芽肿是 CD 具体特征性的改变,由类上皮细胞构成境界相对清楚的结节。CD 的肉芽肿体积一般较小,大多直径为 0.1~0.2mm,很少 >0.4mm,散在分布于肠壁,数量较少,需要仔细观察识别(图 5-2-11)。若肠壁见到数量太多、体积太大的肉芽肿,需注意考虑是否为肠结核、结节病等其他具有肉芽肿特征的肠道病变。

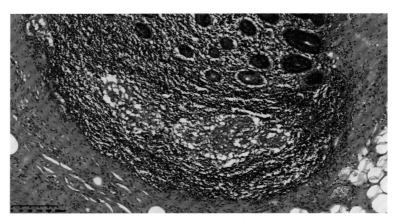

图 5-2-11 肉芽肿
CD 手术切除标本组织学形态,肉芽肿体积较小,境界不清,散在分布。

肠壁黏膜下层、浆膜下层常见纤维组织显著增生,甚至胶原化(图 5-2-12),固有肌层增厚,导致肠壁显著增厚。有时黏膜肌层与固有肌层融合,黏膜下层消失(图 5-2-13)。

神经组织不同程度增生,神经束数量增多,体积增大,神经节细胞数量增多,严重者呈创伤性神经瘤样(图 5-2-14)。有时可见血管改变,血管壁纤维性增厚、黏液变性等。

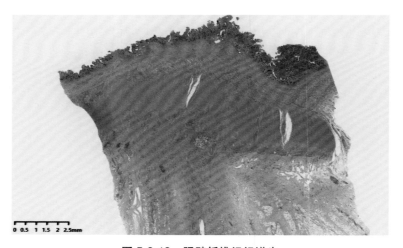

图 5-2-12 肠壁纤维组织增生
CD 手术切除标本组织学形态,肠壁黏膜下层及浆膜层广泛纤维组织增生,肠壁增厚。

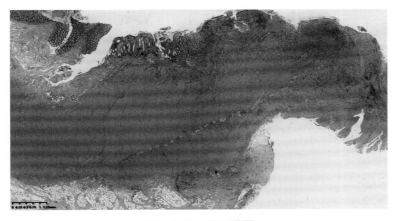

图 5-2-13 肌层增厚

CD手术切除标本组织学形态,肠壁黏膜肌层与固有肌层融合,肌层显著增厚,黏膜下层消失。

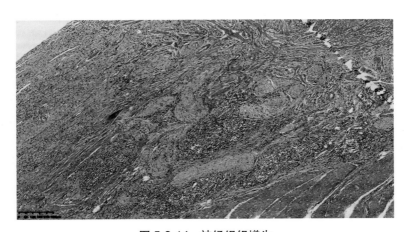

图 5-2-14 神经组织增生

CD手术切除标本组织学形态,神经组织增生,神经束数量增多,体积增大。

(叶子茵)

参 考 文 献

[1] XIAO S Y. Color Atlas and Synopsis:Gastrointestinal Pathology[M]. New York:McGraw-Hill Medical,2015.

[2] ODZE R D,GOLDBLUM J R. Surgical Pathology of the GI Tract,Liver,Biliary Tract and Pancreas[M]. 3rd ed. Amsterdam:Elsevier,2015.

[3] MAGRO F,LANGNER C,DRIESSEN A,et al. European consensus on the histopathology of inflammatory bowel disease[J]. J Crohns Colitis,2013,7(10):827-851.

[4] LANGNER C,MAGRO F,DRIESSEN A,et al. The histopathological approach to inflammatory bowel disease:a practice guide[J]. Virchows Arch,2014,464(5):511-527.

[5] GOMOLLÓN F,DIGNASS A,ANNESE V,et al. 3rd European Evidence-based Consensus on the Diagnosis and Management of Crohn's Disease 2016:Part 1:Diagnosis and Medical Management [J]. J Crohns Colitis,2017,11(1):3-25.

第三节 溃疡性结肠炎的病理学特征

一、大体形态特征

UC呈连续性炎症,从直肠开始,向近端延伸。根据病变范围,可分为直肠炎、直肠乙状结肠炎、左半结肠直肠炎、次全直肠结肠炎及全结肠炎。

活动期黏膜呈弥漫性颗粒状,伴充血、出血,可见浅溃疡(图5-3-1)。可见炎性息肉突起于黏膜面。病变严重时,大量黏膜溃疡,残留散在黏膜岛,形成假息肉。静止期黏膜萎缩,皱襞消失。

二、组织学形态特征

UC病变主要位于黏膜层,黏膜下层可被炎症波及,一般固有肌层、浆膜层不受累(图5-3-2)。

活动期黏膜炎症呈连续性、弥漫性分布,表现为程度严重的慢性肠炎,隐窝结构改变显著,大量隐窝出现分支、变形等结构改变(图5-3-3),严重者可见黏膜表面绒毛化。基底浆细胞增多,隐窝基底部与黏膜肌层之间条带状浆细胞浸润。结肠左曲远端结直肠黏膜隐窝底部可见帕内特细胞化生。黏膜固有层全层大量淋巴细胞、浆细胞浸润。活动性明显,可见多量隐窝炎、隐窝脓肿,甚至黏膜糜烂、溃疡。炎症刺激炎性息肉形成,黏膜层及黏膜下层组织向肠腔内呈息肉状突起(图5-3-4)。有些病例固有肌层增生,可与黏膜肌层融合,肌层显著增厚(图5-3-5)。

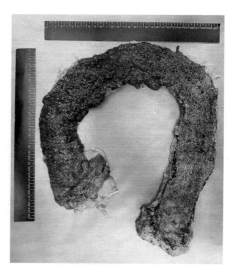

图5-3-1 弥漫性炎症

UC手术切除标本大体形态,结肠黏膜呈弥漫性充血、颗粒状外观。

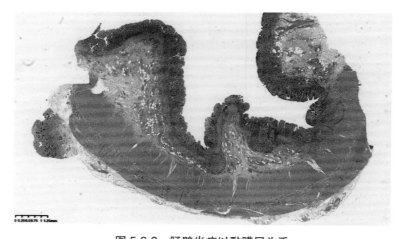

图5-3-2 肠壁炎症以黏膜层为重

UC手术切除标本组织学形态,黏膜层炎症重,大量炎症细胞浸润,黏膜下层可被波及,固有肌层、浆膜层正常。

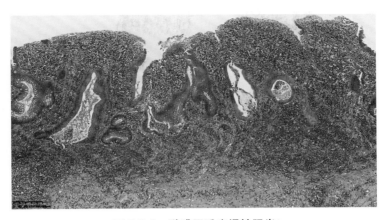

图 5-3-3　黏膜层重度慢性肠炎

UC 手术切除标本组织学形态,黏膜呈程度严重的慢性肠炎,隐窝结构变形
显著,基底浆细胞增多,可见隐窝脓肿。

静止期黏膜炎症消退,炎症细胞数量显著减少,活动性病变消失,没有溃疡、隐窝炎、隐窝脓肿
等,没有中性粒细胞浸润。黏膜形态可恢复正常,或出现不同程度萎缩,隐窝数量减少,可遗留隐
窝结构改变(图 5-3-6)。

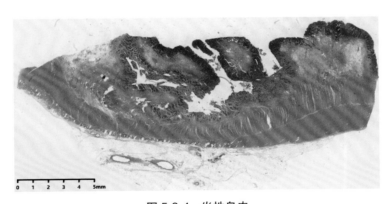

图 5-3-4　炎性息肉

UC 手术切除标本组织学形态,黏膜层与黏膜下层增生,呈息肉状突起,
形成炎性息肉。

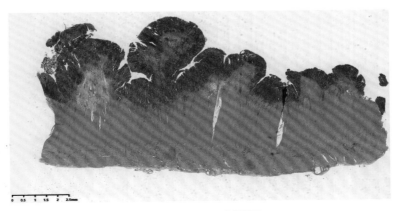

图 5-3-5　肌层增厚

UC 手术切除标本组织学形态,肠壁肌层增厚,固有肌层与黏膜肌层融合。

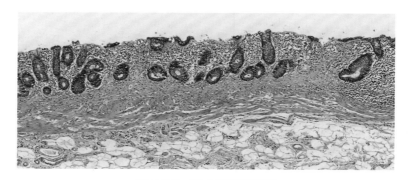

图 5-3-6 静止期黏膜萎缩

UC 手术切除标本组织学形态,黏膜变薄,隐窝缺失,隐窝数量减少,炎症消退,活动性病变消失。

（叶子茵）

参 考 文 献

［1］MAASER C,STURM A,VAVRICKA S R,et al. ECCO-ESGAR Guideline for Diagnostic Assessment in IBD Part 1:Initial diagnosis,monitoring of known IBD,detection of complications［J］. J Crohns Colitis,2019,13（2）:144-164.

［2］STURM A,MAASER C,CALABRESE E,et al. ECCO-ESGAR Guideline for Diagnostic Assessment in IBD Part 2:IBD scores and general principles and technical aspects［J］. J Crohns Colitis,2019,13（3）:273-284.

［3］MAGRO F,GIONCHETTI P,ELIAKIM R,et al. Third European Evidence-based Consensus on Diagnosis and Management of Ulcerative Colitis. Part 1:Definitions,Diagnosis,Extra-intestinal Manifestations,Pregnancy,Cancer Surveillance,Surgery,and Ileo-anal Pouch Disorders［J］. J Crohns Colitis,2017,11（6）:649-670.

第四节　炎症性肠病相关异型增生与结直肠癌

IBD 相关异型增生的风险高于正常,UC 合并异型增生或癌较 CD 多见。危险因素包括幼年发病、病程长、广泛结肠受累、严重炎症等。UC 合并原发性硬化性胆管炎增加结直肠癌风险。

异型增生指出现明确的肿瘤性上皮组织学特征,不伴浸润的证据。异型增生组织学分级包括不确定性异型增生、低级别异型增生和高级别异型增生。不确定性异型增生指形态难以鉴别是活动性病变引起的上皮反应性改变还是真正的异型增生,需建议临床 3~6 个月复查。常见肠型异型增生及锯齿状异型增生,其他少见类型异型增生包括黏液性异型增生、隐窝异型增生等。肠型异型增生呈腺管状或绒毛状,是低级别异型增生,腺管大小、形态相对一致,细胞核类似腺瘤的细胞核,呈长杆状,位于上皮下半部（图 5-4-1）。高级别异型增生表现为隐窝增生,腺管大小、形态不一,可见隐窝融合或呈筛状,上皮细胞层次增多,极向紊乱,占据上皮全层,细胞核大、深染,染色质粗,核仁明显（图 5-4-2）。锯齿状异型增生隐窝具有锯齿状结构,上皮细胞胞质嗜酸性。低级别异型增生核轻度增大、深染,高级别异型增生核异型性显著（图 5-4-3）。

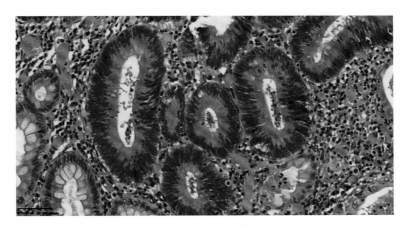

图 5-4-1　肠型低级别异型增生

UC 手术切除标本组织学形态,细胞核排列拥挤,呈长杆状,位于上皮下半部。

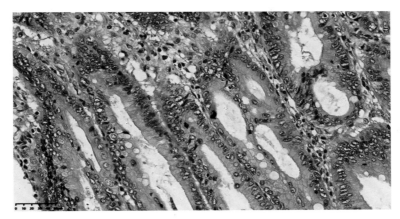

图 5-4-2　肠型高级别异型增生

UC 手术切除标本组织学形态,隐窝排列拥挤,相互融合,细胞极向紊乱,异型性明显,核大,染色质粗,核分裂象易见。

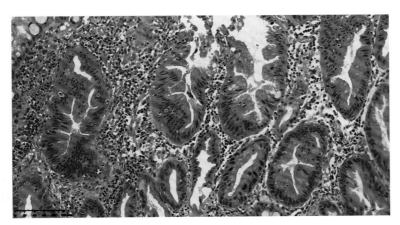

图 5-4-3　锯齿状异型增生

UC 手术切除标本组织学形态,隐窝呈锯齿状结构,胞质嗜酸性,细胞核增大、深染。

　　黏膜内癌指肿瘤细胞或腺体浸润黏膜固有层,局限于黏膜固有层,未穿透黏膜肌层。肿瘤浸润至结直肠黏膜下层,则为浸润癌,常见组织学类型包括腺癌、黏液腺癌或印戒细胞癌等(图5-4-4)。

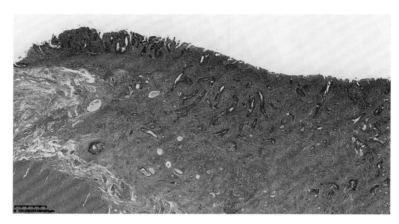

图5-4-4　UC合并结肠腺癌

UC手术切除标本组织学形态,异型腺体浸润黏膜下层。

(叶子茵)

参 考 文 献

[1] FEAKINS R M. British Society of Gastroenterology, Inflammatory bowel disease biopsies: updated British Society of Gastroenterology reporting guidelines [J]. J Clin Pathol, 2013, 66 (12): 1005-1026.

[2] COLLINS P D. Strategies for detecting colon cancer and dysplasia in patients with inflammatory bowel disease [J]. Inflamm Bowel Dis, 2013, 19 (4): 860-863.

第六章

炎症性肠病围手术期药物治疗

炎症性肠病（inflammatory bowel disease，IBD）的围手术期管理需要考虑多种因素，包括术前对患者营养状态及疾病治疗的优化，术前药物治疗，如激素、免疫抑制剂，生物制剂等具有"双刃剑"的作用，一方面有助于控制炎症，局限病变范围，减少手术创伤及手术并发症；另一方面药物的免疫抑制作用或拖延手术时机，又有导致手术并发症增加的潜在风险。因此，恰当的围手术期优化管理、合理的药物治疗有助于减少术后并发症和复发率。由于IBD患者疾病的异质性大，没有固定的模式适用于所有患者，需要依据临床、检验结果、内镜、影像学检查结果综合评估，对患者进行个体化围手术期用药管理。

第一节 克罗恩病围手术期药物治疗

克罗恩病（Crohn's disease，CD）患者术后并发症比较常见，这与患者营养状况差，使用激素、免疫抑制剂等以及合并感染有关，存在并发症如腹膜炎、穿孔和/或梗阻等使得手术更具挑战性，与CD相关的死亡率在手术后的前30天最高。围手术期规范激素、免疫调节剂或生物制剂的治疗对接受手术治疗的患者起着关键作用。本节主要包括3个部分，第一，术前用药积极治疗原发病对手术的影响。腹腔脓肿、营养不良以及术前某些药物的使用，都增加了术后并发症以及需要临时造口的可能性，通过积极治疗纠正这些因素，可以优化手术结果。第二，术期用药增加手术并发症的风险及对策。应权衡术前减停药物的风险与获益，如药物（激素、生物制剂等）增加手术并发症的风险及停药带来疾病加重的情况。第三，术后预防复发。对于具有中或高复发风险的CD患者，术后需预防复发。

一、术前用药对手术的影响

1. 对营养不良患者进行术前优化可改善预后，减少术后腹腔感染并发症和临时造口的风险。

CD 患者均应进行术前营养评估,对于营养缺乏的患者,建议术前进行肠内或肠外营养优化。

2. 对于具有腹腔脓肿并发症的患者,术前通过抗生素治疗、经皮穿刺引流、肠内营养等措施控制腹腔脓肿,再择期手术,可降低造瘘率,减少并发症,与急诊手术和手术引流相比,住院时间缩短。

3. 糖皮质激素 术前糖皮质激素(泼尼松)剂量 >20mg/d,时间 >6 周,近期外科并发症的风险增加,术后感染风险增加 5 倍,术后近期 pouch 相关的并发症亦增加,需于术前优化用药(详见本章第二节)。

4. 免疫抑制剂 术前硫嘌呤或环孢素 A 使用不会增加术后并发症的发生风险。

5. 生物制剂 围手术期使用英夫利西单抗是否会增加术后并发症的发生率尚存争议。CD 患者术前使用维得利珠单抗或乌司奴单抗不增加腹部手术后并发症的发生风险,术前不必强制停药。

6. 接受手术的 IBD 患者发生血栓栓塞并发症的风险增加,目前指南建议所有患者都应接受肝素预防。

二、围手术期药物应用的建议

1. **5-氨基酸水杨酸制剂** 术前 1 天应停用柳氮磺吡啶和美沙拉秦,术后 3 天应恢复使用,尤其是对于更可能发生肾小球滤过减少的患者(年龄 >65 岁;美国麻醉医师协会身体状况评分Ⅳ或Ⅴ;修订后的心脏危险指数评分 >2;慢性心脏病),接受直肠结肠切除术的患者术后无须重新使用这些药物。

2. **糖皮质激素** 欧洲克罗恩病和结肠炎组织(ECCO)指南建议,在不导致原发病严重恶化的前提下,术前尽量停用糖皮质激素。对于长期使用皮质激素或有感染风险的患者,不建议一期吻合手术,应考虑保护性造口。继续给予维持应激所需的剂量。

3. **免疫抑制剂**

(1)嘌呤类:手术当天停用,术后 3 天如能经口给药且肾功能正常,可恢复使用。

(2)环孢素 A:术前不停药,术后可立即恢复使用,需要密切监测机会性感染。

(3)甲氨蝶呤:术前 1 周停药,如有感染并发症至少术后 1 周后、切口愈合后恢复使用。

4. **生物制剂**

(1)英夫利西单抗:可继续用。术前使用肿瘤坏死因子抑制剂(TNFi)治疗的患者,外科医师自行决定是否行粪便转流术。CD 术后应确定无感染并发症后,再恢复使用 TNFi。

(2)阿达木单抗:术前 2~4 周停药,根据已有研究提示术后 2~4 周内启动阿达木单抗治疗不增加不良事件发生率。

(3)维得利珠单抗:尚无相关临床证据指导维得利珠单抗术后给药的时机。

三、术后预防复发

1. 对于通过手术诱导 CD 缓解的患者,建议优先考虑 TNFi 治疗和/或硫唑嘌呤,对于 TNFi 和硫唑嘌呤治疗具有不良反应且复发风险较低的患者,推荐硝基咪唑类抗生素为二线替代药物。

2. 对于通过手术诱导 CD 缓解的患者,建议不要使用美沙拉秦(或其他 5-氨基水杨酸制剂)、布地奈德或益生菌。支持美沙拉秦减少术后复发有效性的总体证据质量较低,布地奈德和益生菌在术后环境中的有效性存在很大的不确定性。

四、讨论

据估计有 1/3 的 CD 患者在诊断后 5~10 年内需要手术,与 CD 手术相关的严重并发症包括吻合口漏、脓肿发展、手术部位感染、腹腔脓毒症、肠梗阻和瘘管形成。手术前优化从手术前 6~8 周开始,在手术前 4 周进行重复评估。了解患者用药史,完善全血细胞计数、炎性标志物、营养状况评估以及结肠镜、影像学检查,评估疾病程度及合并的并发症。

一项荟萃分析显示,术前改善营养状态可减少术后并发症,尤其是肠内营养可显著降低术后发病率。建议首选肠内营养,可改善营养不良,降低炎症水平,减少感染并发症,对肠瘘、肠内营养不耐受或肠梗阻的患者通常需要肠外营养,应该治疗至白蛋白水平 >30g/L、CRP 水平 <5mg/L 和 BMI 改善。

糖皮质激素对手术患者的不良影响包括术后并发症的增加和下丘脑-垂体轴的抑制。一项荟萃分析表明,术前使用类固醇激素会增加并发症和术后感染的风险,应尽量在术前 4 周停用糖皮质激素,如不能停药,应尽量将剂量减量至低于 20mg/d 泼尼松,当激素减量会导致疾病活动明显加重或疾病严重复发时,如急性重度溃疡性结肠炎或慢性活动性 IBD,则激素不减量,采用分期手术的方式降低术后并发症的风险。对于服用 5mg 及以下泼尼松,或任何剂量的激素但时间短于 3 周的患者,无须补充激素,其余应考虑围手术期给予激素补充以对抗手术应激,建议术后氢化可的松 100mg 静脉滴注,术后第一天每 8 小时静脉注射 50mg,术后第二天及第三天每 8 小时静脉注射 25mg,随后恢复至术前激素用药量。但是,对于在手术前 6~12 个月内接受泼尼松剂量大于 5mg/d 且超过 1 周的患者,没有必要围手术期额外补充激素。

目前证据未显示免疫调节剂的使用会增加术后并发症。支持硫唑嘌呤、巯嘌呤或甲氨蝶呤围手术期安全性的数据主要来自回顾性研究,结果显示,术前使用不会对术后结果产生不利影响。嘌呤类似物常用于 CD 维持缓解,使用该类药物维持治疗的患者并未出现结直肠切除术和回肠贮袋肛管吻合术的术后早期并发症。然而,一项前瞻性研究报道,使用硫唑嘌呤的患者接受一期吻合术 6 周内发生腹腔感染并发症的风险增加。环孢素 A 治疗浓度波动较大,需监测血药浓度,治疗窗为 200~400ng/ml。主要的不良反应包括肾毒性、癫痫发作和机会性感染,用药过程需密切监测机会性感染发生的可能。甲氨蝶呤围手术期使用需注意的问题包括但不限于感染并发症的增加,因其主要经肾脏排泄,有肾功能不全的患者,其代谢产物的毒性积聚可导致骨髓抑制。其他不良反应包括血小板减少症(高达 10%)、肺炎和肝毒性。

CD 患者的血清抗 TNF 药物水平与术后并发症发生率有关,血清抗 TNF-α 药物水平升高的患者出现总体术后并发症和感染并发症风险更高,抗 TNF-α 水平较高(>3μg/ml)的患者可以选择药物血清清除后再行手术治疗。对于狭窄型克罗恩病,如果有肠道炎症或者肠外表现需要持续用药治疗,则继续使用生物制剂至手术,否则应停止治疗。对穿透型 CD 患者,如合并脓肿,应停用生物制剂;如果存在内瘘,且需要控制炎症或肠外表现时,则继续治疗,否则停止治疗;对于肛周病变,继续治疗至手术。

CD患者深静脉血栓和肺栓塞的风险高于其他腹部手术,活动性炎症、住院时间延长、皮质激素应用、营养不良、贫血、血小板增多和活动能力下降都增加了CD围手术期VTE的风险,CD患者术后出现VTE的平均时间为10.8天,风险至少持续30天。除非存在特定的禁忌证,否则可以为所有接受手术的患者提供机械预防性用抗栓袜、足部冲动装置或间歇性气压装置进行物理预防,使用磺达肝癸钠、低分子量肝素或普通肝素(对于肾功能不全的患者)进行药物预防。尽管目前尚无关于预防持续时间的指南,但应持续到行动不明显减少为止,并且至少在术后28天进行。

CD术后复发是常见的,术后1年内内镜复发率高达90%,2017年美国胃肠病学协会(AGA)建议术后6~12个月进行内镜监测。目前尚无固定的策略可预防CD的术后复发,需要对CD患者进行风险因素评估并分层,以选择最佳的治疗策略。传统药物(如美沙拉秦、硫唑嘌呤或甲硝唑)通常疗效有限,硫唑嘌呤主要用于复发风险低的患者。与传统疗法相比,生物制剂在预防CD术后复发方面具有优势。

研究显示,氨基水杨酸制剂如柳氮磺吡啶、美沙拉秦对预防CD内镜下复发无效,硫唑嘌呤预防CD术后复发显著优于安慰剂和美沙拉秦。甲硝唑和奥硝唑预防术后复发优于安慰剂,但患者的耐受性差,影响长期使用。糖皮质激素类不推荐用于CD的维持治疗及术后预防。

推荐抗TNF-α药物在CD术后复发风险高的患者中使用。手术后6~12个月的结肠镜检查结果是制订术后第一年治疗策略的依据。某些患者有明确的高危因素,是术后生物制剂治疗的指征,如既往肠道切除术、反复手术、穿透型CD。具有高复发风险的患者,一旦排除手术和感染并发症,通常可在术后2~4周开始生物制剂治疗,如术前已使用英夫利西单抗、术后无并发症,则2~4周内恢复用药,无须重新诱导给药。对于已行治愈性切除(无残留疾病和其他部位无肉眼可见CD)的患者,停止生物治疗(手术前使用的患者)的策略迄今尚无证据。对于术后仍有残余病变者,需要继续治疗。

(何　瑶　祖晓满)

参 考 文 献

[1] PATEL K V,DARAKHSHAN A A,GRIFFIN N,et al. Patient optimization for surgery relating to Crohn's disease[J]. Nat Rev Gastroenterol Hepatol,2016,13(12):707-719.

[2] ADAMINA M,BONOVAS S,RAINE T,et al. ECCO Guidelines on Therapeutics in Crohn's Disease:Surgical Treatment[J]. J Crohns Colitis,2020,14(2):155-168.

[3] HUANG W,TANG Y,NONG L,et al. Risk factors for postoperative intra-abdominal septic complications after surgery in Crohn's disease:A meta-analysis of observational studies[J]. J Crohns Colitis,2015,9(3):293-301.

[4] HE X,LIN X,LIAN L,et al. Preoperative Percutaneous Drainage of Spontaneous Intra-Abdominal Abscess in Patients With Crohn's Disease:A Meta-Analysis[J]. J Clin Gastroenterol,2015,49(9):e82-e90.

[5] MAGRO F,GIONCHETTI P,ELIAKIM R,et al. Third European Evidence-based Consensus on Diagnosis and Management of Ulcerative Colitis. Part 1:Definitions,Diagnosis,Extra-intestinal

Manifestations，Pregnancy，Cancer Surveillance，Surgery，and Ileo-anal Pouch Disorders［J］. J Crohns Colitis，2017，11（6）：649-670.

［6］中国炎症性肠病诊疗质控评估中心，中华医学会消化病学分会炎症性肠病学组. 生物制剂治疗炎症性肠病专家建议意见［J］. 中华消化杂志，2021，41（6）：366-378.

［7］KUMAR A，AURON M，ANEJA A，et al. Inflammatory bowel disease：perioperative pharmacological considerations［J］. Mayo Clin Proc，2011，86（8）：748-757.

［8］BEMELMAN W A，WARUSAVITARNE J，SAMPIETRO G M，et al. ECCO-ESCP Consensus on Surgery for Crohn's Disease［J］. J Crohns Colitis，2018，12（1）：1-16.

［9］GIONCHETTI P，DIGNASS A，DANESE S，et al. 3rd European Evidence-based Consensus on the Diagnosis and Management of Crohn's Disease 2016：Part 2：Surgical Management and Special Situations［J］. J Crohns Colitis，2017，11（2）：135-149.

［10］NGUYEN G C，LOFTUS E V Jr，HIRANO I，et al. American Gastroenterological Association Institute Guideline on the Management of Crohn's Disease After Surgical Resection［J］. Gastroenterology，2017，152（1）：271-275.

［11］HANSEN T M，TARGOWNIK L E，KARIMUDDIN A，et al. Management of Biological Therapy Before Elective Inflammatory Bowel Disease Surgeries［J］. Inflamm Bowel Dis，2019，25（10）：1613-1620.

［12］LOPEZ-SANROMAN A. Steroids and Postoperative Complications in IBD［J］. Curr Drug Targets，2019，20（13）：1323-1326.

［13］BRENNAN G T，HA I，HOGAN C，et al. Does preoperative enteral or parenteral nutrition reduce postoperative complications in Crohn's disease patients：a meta-analysis［J］. Eur J Gastroenterol Hepatol，2018，30（9）：997-1002.

［14］SUBRAMANIAN V，SAXENA S，KANG J Y，et al. Preoperative steroid use and risk of postoperative complications in patients with inflammatory bowel disease undergoing abdominal surgery［J］. Am J Gastroenterol，2008，103（9）：2373-2381.

［15］GECSE K B，BUSKENS C J. Implication of Medical Treatment for Surgical Strategies in IBD［J］. Curr Drug Targets，2019，20（13）：1363-1368.

［16］ABERRA F N，LEWIS J D，HASS D，et al. Corticosteroids and immunomodulators：postoperative infectious complication risk in inflammatory bowel disease patients［J］. Gastroenterology，2003，125（2）：320-327.

［17］MYRELID P，OLAISON G，SJODAHL R，et al. Thiopurine therapy is associated with postoperative intra-abdominal septic complications in abdominal surgery for Crohn's disease［J］. Dis Colon Rectum，2009，52（8）：1387-1394.

［18］LAU C，DUBINSKY M，MELMED G，et al. The impact of preoperative serum anti-TNFalpha therapy levels on early postoperative outcomes in inflammatory bowel disease surgery［J］. Ann Surg，2015，261（3）：487-496.

［19］WALLAERT J B，DE MARTINO R R，MARSICOVETERE P S，et al. Venous thromboembolism after surgery for inflammatory bowel disease：are there modifiable risk factors? Data from ACS NSQIP［J］. Dis Colon Rectum，2012，55（11）：1138-1144.

［20］DE CRUZ P，KAMM M A，PRIDEAUX L，et al. Postoperative recurrent luminal Crohn's disease：a systematic review［J］. Inflamm Bowel Dis，2012，18（4）：758-777.

［21］DOHERTY G，BENNETT G，PATIL S，et al. Interventions for prevention of post-operative recurrence of Crohn's disease［J］. Cochrane Database Syst Rev，2009（4）：CD006873.

［22］KOTZE P G，YAMAMOTO T，DAMIAO A. Postoperative Approach for Crohn's Disease：The Right Therapy to the Right Patient［J］. Curr Drug Targets，2018，19（7）：729-739.

［23］FORD A C，KHAN K J，TALLEY N J，et al. 5-aminosalicylates prevent relapse of Crohn's disease after surgically induced remission：systematic review and meta-analysis［J］. Am J Gastroenterol，2011，106（3）：413-420.

［24］VUITTON L，KOCH S，PEYRIN-BIROULET L. Preventing postoperative recurrence in Crohn's disease：what does the future hold？ ［J］. Drugs，2013，73（16）：1749-1759.

［25］BLUM E，KATZ J A. Postoperative therapy for Crohn's disease［J］. Inflamm Bowel Dis，2009，15（3）：463-472.

第二节　溃疡性结肠炎围手术期药物治疗

UC 的外科手术治疗指征包括：①绝对指征：大出血、穿孔、癌变，以及高度疑为癌变。②相对指征：积极内科治疗无效的重度 UC，合并中毒性巨结肠内科治疗无效者，宜更早行外科干预；内科治疗的疗效不佳和/或药物不良反应已严重影响生活质量者，可考虑外科手术。目前，对于 UC 的手术干预时机仍有较大争议。对活动期 UC，内科医师倾向于增加激素剂量，或换用其他药物如 CsA 或 IFX 等，从而缓解病情。而外科医师则认为对于内科治疗反应不佳的 UC 患者应积极进行手术治疗，即使换用药物能使患者短期得到缓解，但是疾病的长期消耗会使患者全身情况越来越差，最后被迫手术，从而导致手术的风险增加，甚至丧失手术机会。但不论内科或外科医师均认为，术前营养支持非常重要。

一、UC 的术前准备

UC 患者的机体消耗很严重，在一般情况较差时接受手术不仅会增加手术风险，且不利于术后恢复。对 UC 患者进行营养风险筛查及营养状态评估在围手术期治疗中非常重要，临床上常用营养风险筛查 2002（NRS 2002），NRS 2002≥3 分提示有营养风险，需进行营养治疗。

营养治疗首选肠内营养（EN），整蛋白制剂、短肽制剂及氨基酸制剂等均可选择。对存在呕吐或剧烈腹痛，无法耐受适量的肠内营养者，可给予短时间的肠外营养。UC 患者术前营养治疗效果的评价指标包括血清白蛋白水平和患者体重。白蛋白水平 <35g/L，近期体重下降 5kg 以上，提示术后相关并发症如吻合口漏的发生率远高于一般患者。研究表明，术前无须对所有患者进行全肠外营养（PN），术前进行全肠外营养并不能防止并发症的发生，且长时间的静脉营养会增加静脉感染等风险。全肠外营养仅应用于肠内营养不能耐受且需要肠道休息的急性重度 UC 患者，或者一些不能用肠内营养的情况，如中毒性巨结肠、结肠大量出血等。

营养治疗对 UC 患者只能纠正其营养状态，不能诱导缓解，因此，不应为了纠正营养不良或盲目希望达到营养治疗目标而延误手术治疗时机，尤其对急性重度 UC 患者，及时手术十分重要。术后营养治疗的目的是提供术后恢复的营养支持，从而有助于减少创伤后组织分解和促进伤口愈合。

对于需进行手术治疗的 UC 患者,在围手术期药物使用方面,外科医师比较关注患者的术前用药情况。UC 患者常用的药物主要包括 5-氨基水杨酸(5-ASA)制剂、糖皮质激素、免疫抑制剂以及生物制剂等。回顾性研究表明,成人术前应用甲泼尼龙≥20mg/d 或与此剂量相当的其他糖皮质激素 >6 周是发生手术并发症的危险因素之一,用药时间和用药剂量与术后吻合口漏、术后感染、静脉血栓、再手术率呈正相关。当术前泼尼松用量 >20mg/d 时,术后主要并发症的发生率增加 5 倍,而 60mg/d 时则风险提高 18 倍。因此,如果能使用其他药物控制病情,术前应尽量减少糖皮质激素的用量(泼尼松 <20mg/d,<6 周),或停用糖皮质激素再进行手术。如果患者并不处于急性发作期或疾病进展期,可停用糖皮质激素 7 天后,再择期手术,这样可有效减少术后感染和非感染并发症,降低患者的围手术期死亡率。需注意的是,逐渐减量或停用糖皮质激素时不能延误手术时机,从而影响治疗效果。激素减量速度根据激素量及时间决定,若糖皮质激素(如泼尼松)使用时间较长(>6 个月),需逐渐减量,每周减 5mg,泼尼松 <20mg/d 时每 2 周减 5mg,3 个月左右撤除,避免出现急性肾上腺皮质功能减退症,若糖皮质激素使用时间少于 2 周,可快速减停激素。如激素无法停用时,应避免行一期或二期 IPAA 手术。

5-ASA 制剂如柳氮磺吡啶和美沙拉秦等药物可在择期手术前 1 天或当天停药。术前使用嘌呤类免疫抑制剂硫唑嘌呤(AZA)、环孢素 A(CsA)等并不会增加术后并发症的发生率,一般推荐手术当天停用嘌呤类似物,有感染并发症的患者建议术前 1 周停用 CsA。生物制剂广泛应用于中重度 UC 的治疗,特别是激素抵抗、激素依赖等传统治疗无效或不耐受的 UC 患者,术前停用生物制剂可能会加重患者的症状。目前大量研究表明,术前使用生物制剂不会增加 IPAA 术后相关的早期或晚期并发症,如吻合口漏、盆腔脓肿、伤口感染或深静脉血栓形成等;一项前瞻性、多中心 PUCCINI 研究对 955 例术前 12 周内使用抗 TNF 药物的 IBD 患者进行随访,观察术后 30 天内并发症的情况,结果显示术前使用抗 TNF 药物不增加术后并发症风险;Qu 等荟萃分析搜索直到 2019 年 1 月的接受术前抗 TNF-α 治疗的成人 IBD 患者相关文献,纳入 27 篇研究进行分析,结果显示抗 TNF-α 围手术期 8 周使用对溃疡性结肠炎和克罗恩病患者术后感染是安全的,同时没有证据显示围手术期 4 周内使用 TNF 的风险因素;近年一项荟萃分析结果显示,IBD 患者术前使用维得利珠单抗(VDZ)不增加 IBD 术后并发症(包括术后感染并发症及总体并发症)发生风险,因此术前可继续生物制剂治疗。但部分研究表明,围手术期使用抗 TNF 药物,会增加感染和非感染并发症的风险。目前对择期手术前是否需要停用生物治疗依然存在争议,这些研究选择的患者群不相同,同时对于并发症也缺乏统一的定义,因此需要更大规模、多中心、统一手术方式和并发症定义的研究来进一步证实。

溃疡性结肠炎患者静脉血栓的风险非常高,研究表明 1%~2% 的住院患者会出现静脉血栓栓塞。预防性肝素或低分子量肝素应用可减少静脉血栓栓塞的风险。对于高危人群可以预防性地使用抗凝剂,从而减少术后并发症,降低死亡率。

急性重度溃疡性结肠炎患者首选静脉足量激素治疗无效,及时转换 CsA 或生物制剂无效后可行手术治疗,围手术期如激素使用时间较短(<2 周)可快速减停(1~3 天内),继续 CsA 或生物制剂治疗,并加强营养治疗,纠正贫血、低蛋白血症及电解质紊乱,激素停药 1 周后行二期 IPAA 手术;

激素减停过程中出现消化道大出血、穿孔或中毒性巨结肠等需急诊手术者,宜行三期 IPAA 手术。

二、UC 术后并发症的药物治疗

目前 UC 的外科治疗以 IPAA 手术治疗为主,UC 术后并发症根据发生的时间分为近期并发症及远期并发症,前者指术后 2 个月内发生的并发症,后者指 2 个月以后发生的并发症。

(一)IPAA 术后近期并发症及处理

IPAA 术后近期并发症主要包括盆腔感染、储袋出血、储袋相关瘘和肠梗阻等,近期并发症的发生与患者术前一般情况、术者手术技巧和临床经验等多种因素相关。

1. 盆腔感染及储袋相关瘘　盆腔感染是 IPAA 术后早期最严重的并发症,多表现为术后发热、骶前肛周疼痛、脓性排便、白细胞持续升高等,早期诊断及治疗至关重要,对于病情稳定、无腹膜炎表现患者,可给予切开引流、静脉用抗生素治疗。

2. 储袋出血　储袋出血是 IPAA 术后早期常见的并发症,如出现储袋出血,可予以冰生理盐水或 1∶150 000 肾上腺素溶液灌洗,同时监测生命体征及血红蛋白、血细胞比容。如出血量较大,可行结肠镜下止血或外科手术治疗。

3. 小肠梗阻　术前患者出现低白蛋白血症、使用激素时间较长以及术前出现全身炎症反应综合征均是可能的危险因素,故术前调控相关危险因素,同时在腹腔镜手术中轻柔操作,避免肠管损伤,可减少肠梗阻的发生。

(二)IPAA 术后远期并发症及处理

IPAA 术后远期并发症包括储袋炎、封套炎、储袋失败、储袋异型增生及癌变等。对于储袋炎和封套炎,通过适当药物治疗多可避免储袋失败。

1. 储袋炎　储袋炎是 UC 患者 IPAA 术后的常见并发症,发生率为 20%~30%,其中 8%~12% 演变为慢性囊袋炎。储袋炎几乎仅发生于因 UC 而行手术,且核周型抗中性粒细胞胞质抗体阳性的患者,此外 UC 伴原发性硬化性胆管炎的患者也具有发生储袋炎的高危险性。储袋内小肠黏膜可发生结肠化生,表现为大便次数增多、血便、腹痛、发热、关节肌肉痛、乏力、体重减轻。肠镜显示囊储袋黏膜水肿、血管模糊、出血或接触性出血,严重时可见溃疡、肉芽组织形成。病理组织学检查可见黏膜萎缩、肠隐窝增生及炎性细胞浸润。储袋炎的诊断目前常采用 Sanbom 提出的储袋炎疾病活动指数(PDAI),评分 >7 分即可确诊。储袋炎按病程可分为急性(<4 周)和慢性(≥4 周),按发病频度分为偶发性(急性发作 1~2 次)、复发性(急性发作 3 次以上)和持续性,按对抗生素治疗的反应性分为抗生素敏感型、依赖型和耐药型。

储袋炎主要采用药物治疗,大部分患者对甲硝唑及环丙沙星敏感,治疗应先运用甲硝唑、替硝唑口服或灌肠,但停药后易复发。多数患者经 2 周的抗生素(环丙沙星 500mg、2 次/d,或甲硝唑 250mg、3 次/d)治疗后,症状好转。同时有研究显示,连续 2 周应用环丙沙星 1g/d 与甲硝唑 20mg/(kg·d),比较后发现环丙沙星较甲硝唑疗效更好,不良反应更小,无效者可选用口服柳氮磺吡啶、美沙拉秦,或使用糖皮质激素灌肠。

德国 Heidlberg 大学应用自拟的储袋炎活动指数评估炎症程度,依次建立有关临床储袋炎分级、处理系统,了解储袋炎严重程度、原发或术后继发、急性或慢性(>3 个月)。Shen 报道,环丙沙星和甲硝唑都能显著降低储袋炎活动指数,前者改善症状、肠镜表现及活动指数、耐受性优于后者,可作为急性储袋炎的一线治疗药物。

就短期疗效来看,抗肿瘤坏死因子是慢性抗生素难治性储袋炎最为有效的治疗方法。一项针对生物制剂治疗储袋炎的系统综述中,分析了 140 例储袋炎患者首次使用 IFX 的治疗情况,有效率高达 80%,其他可用于储袋炎治疗的生物制剂还包括阿达木单抗(ADA)等。

糖皮质激素作为二线治疗方案用于慢性储袋炎患者,倍氯米松和布地奈德为常用药物,一项纳入 20 例慢性储袋炎患者(标准剂量的抗生素治疗 4 周无应答)的研究中,运用回肠释放的布地奈德制剂(9mg/d)治疗 8 周后,75% 的慢性储袋炎患者获得临床缓解。

2. 封套炎 封套炎一般是指自齿状线至吻合口区域所发生的炎性反应,由 UC 靶器官齿状线以上保留的柱状上皮切除不彻底所致。临床表现为肛周疼痛、里急后重、血便等。内镜及病理学检查可见封套部位存在炎症改变,且储袋及储袋上方回肠无或少有炎症改变。封套炎的治疗与 UC 相同,美沙拉秦栓剂(500mg/次、2 次/d)是一线用药,可明显改善患者临床症状、内镜及病理表现,对于美沙拉秦栓剂疗效不佳的患者,可考虑内镜下注射长效糖皮质激素或生物制剂。

(曾志荣)

参 考 文 献

[1] 赵锐,周勇. 溃疡性结肠炎的手术指征、手术方式及围手术期管理[J]. 中华结直肠疾病电子杂志,2020,9(1):76-79.

[2] 中华医学会消化病学分会炎症性肠病学组. 炎症性肠病诊断与治疗的共识意见(2018 年·北京)[J]. 中国实用内科杂志,2018,38(9):796-813.

[3] LEE-KONG S,KINRAN R P. Ongoing challenges and controversies in ulcerative colitis surgery [J]. Expert Rev Gastroenterol Hepatol,2016,10(2):187-191.

[4] ZITTAN E,MILGROM R,MA G W,et al. Preoperative Anti-tumor Necrosis Factor Therapy in Patients with Ulcerative Colitis Is Not Associated with an Increased Risk of Infectious and Noninfectious Complications After Ileal Pouch-anal Anastomosis [J]. Inflamm Bowel Dis,2016,22(10):2442-2447.

[5] BOHL J L,SOBBA K. Indications and Options for Surgery in Ulcerative Colitis [J]. Surg Clin North Am,2015,95(6):1211-1232.

[6] LAU C,DUBINSKY M,MELMED G,et al. The impact of preoperative serum anti-TNFα therapy levels on early postoperative outcomes in inflammatory bowel disease surgery [J]. Ann Surg,2015,261(3):487-496.

[7] MONTGOMERY S C,WILLIAMS C M,MAXWELL P J 4th. Nutritional Support of Patient with Inflammatory Bowel Disease [J]. Surg Clin North Am,2015,95(6):1271-1279.

[8] ROSS H,STEELE S R,VARMA M,et al. Practice parameters for the surgical treatment of ulcerative colitis [J]. Dis Colon Rectum,2014,57(1):5-22.

[9] NARULA N,CHARLETON D,MARSHALL J K. Meta-analysis:peri-operative anti-TNFα treatment and post-operative complications in patients with inflammatory bowel disease [J]. Aliment Pharmacol Ther,2013,7(11):1057-1064.

［10］ANDERSSON P, SÖDERHOLM J D. Surgery in ulcerative colitis: indication and timing ［J］. Dig Dis, 2009, 27（3）: 335-340.

［11］COHEN B L, FLESHNER P, KANE S V, et al. Anti-tumor necrosis factor therapy is not associated with post-operative infection: results from prospective cohort of ulcerative colitis and Crohn's disease patients undergoing surgery to identify risk factors for postoperative infection I（Puccini）［J］. Gastroenterology, 2019, 156（6）: S-80.

［12］QIU Y J, ZHENG Z C, LIU C, et al. Effects of preoperative anti-tumour necrosis factor alpha infusion timing on postoperative surgical site infection in inflammatory bowel disease: A systematic review and meta-analysis ［J］. United European Gastroenterol J, 2019, 7（9）: 1198-1214.

第七章

炎症性肠病术前营养筛查与围手术期营养支持

第一节 术前营养风险评估的常用方法和量表

外科治疗是炎症性肠病（inflammatory bowel disease，IBD）多学科治疗中的重要组成部分。尽管需要手术干预的IBD患者多数是青年，但这部分患者病情往往较重，营养风险的概率显著增加。

国内住院手术的IBD患者合并营养不良的发生率高达86.7%，营养不良或具有营养风险是手术并发症重要的独立风险因素。2016年欧洲肠外肠内营养学会（European Society for Parenteral and Enteral Nutrition，ESPEN）提出，应将营养不良筛查作为IBD患者从确诊到后续治疗过程中的常规检查。2016年《成人围手术期营养支持指南》建议，外科大手术或重症疾病患者应进行营养风险筛查，对有营养风险的患者进行营养评定，并对存在营养风险或营养不良的患者制订营养支持计划。随后《2019年亚洲工作组指南：饮食和炎症性肠病》也提出，IBD患者营养不良的风险较高，应对所有患者行营养风险评估，尤其是围手术期。因此，术前营养风险评估是围手术期营养治疗的基础，及时发现存在营养风险的患者，并通过术前营养干预可使患者获益。

欧洲和美国的肠外肠内营养学会对营养风险筛查的定义有显著差异：ESPEN认为是发现营养风险的过程，而美国肠外肠内营养学会（American Society for Parenteral and Enteral Nutrition，ASPEN）重点指发现营养不足的过程。ESPEN和中华医学会肠外肠内营养学分会（Chinese Society for Parenteral and Enteral Nutrition，CSPEN）对营养风险的定义是指现存或潜在的与营养因素相关的导致患者出现不良临床结局的风险，对具有营养风险的患者进行营养支持治疗能够改善临床结局，如营养风险筛查2002（nutritional risk screening 2002，NRS 2002）。ASPEN的定义为"营养风险筛查是识别与营养问题相关特点的过程,目的是发现个体是否存在营养不足和有营养不足的危险",如营养不良筛查工具(malnutrition screening tool,MST)、营养不良通用筛查工具(malnutrition universal screening tool,MUST)等。以上工具均可对患者进行营养筛查。

许多用于识别营养不良高危人群的筛查工具只考虑单一参数,不利于评估患者的术前营养状况,也不能准确识别高营养风险的患者。体重指数(body mass index,BMI)和详细的营养史、病理性体重减轻、食欲和食物摄入以及潜在疾病的严重程度是目前提出的评估营养风险的4个中心标准。依据以上4个标准,人们开发了一系列筛查工具,包括MST、MUST和NRS 2002等。除了以上量表之外,2021年ESPEN发布的外科手术中的临床营养探讨了诊断严重营养风险的标准,其中包括:6个月内体重减轻>10%;BMI<18.5kg/m²;主观全面评定(subjective global assessment,SGA)C级或营养风险筛查2002(NRS 2002)>5分;术前血清白蛋白<30g/L(无肝或肾功能不全证据)。最适合IBD患者的筛查工具尚不明确。2018年《炎症性肠病营养支持治疗专家共识(第二版)》推荐目前应用最广泛的NRS 2002作为IBD患者营养风险筛查的首选工具。需要说明的是,各种营养风险筛查方法应在患者生命体征(体温、脉搏、呼吸、血压等)平稳,血糖、水和电解质、酸碱平衡等基本正常的前提下开展。

一、营养风险筛查(NRS 2002)

(一)概述

NRS 2002由丹麦、瑞士及ESPEN特别工作小组开发,CSPEN推荐其作为住院患者营养筛查的首选工具(表7-1-1)。该量表具备以下3个特点:①以住院患者为对象;②具有循证基础;③相对简单易用。NRS 2002是筛查营养有关因素对患者临床结局(如感染相关并发症等)发生不利影响的风险,而不是筛查"有没有营养不良"的风险。2002年以后发表的多中心临床研究表明,NRS 2002的优势是在具有一定的灵敏度和特异度的同时,操作简单。Kyle等以SGA为标准,对995例患者同时应用营养风险指数(nutritional risk index,NRI)、MUST和NRS 2002方法进行营养风险状况调查,结果显示NRS 2002比NRI有更高的敏感度(62%)和特异度(93%),以及阳性(85%)和阴性(79%)预测效能。NRS 2002对胃肠手术患者并发症和死亡率具有重要预测价值。一项包含11项研究的荟萃分析表明,使用NRS 2002作为预测指标,有营养风险的患者相比无营养风险的患者术后并发症发生率更高(OR=3.13,P<0.000 01)。在有营养风险的患者中,死亡率也较高(OR=3.61,P=0.009),住院时间更长(平均住院时间差异为3.99天,P=0.01)。

(二)操作方法与量表介绍

2013年4月18日发布的《中华人民共和国行业标准——临床营养风险筛查(WS/T 427—2013)》规定了NRS 2002的适用对象:年龄18~90岁;住院过夜患者;入院次日8时前未进行急诊手术;神志清楚;愿意接受筛查。

NRS 2002由第一步筛查和第二步筛查两个部分组成。第一步由4个问题组成,如任一问题回答"是",直接进入第二步筛查;如所有问题回答"否",1周后复查/每周复查1次。第二步筛查内容包括对营养受损状况(包括BMI和术前1周食物摄入量)、疾病严重程度分别进行评分,各计0~3分;并对年龄进行评分(年龄<70岁为0分,年龄≥70岁为1分),最高分为7分。总评分≥3分者,

存在营养风险,要求制订营养支持计划;总评分 <3 分者,无营养风险,暂不需进行临床营养支持,但后续需定时进行营养筛查。

(三) 评估过程中的注意事项

1. BMI=体重÷身高^2(kg/m^2)。BMI标准为 18.5kg/m^2,同时需存在"一般情况差",才可评为 3 分。

2. 如果因为严重胸腔积液、腹水、水肿等情况而无法获得患者的准确体重信息,需注明无体重资料(无 BMI 资料)的原因。

3. 白蛋白属于肝功能指标,NRS 2002 中没有"白蛋白代替"一项。

4. 建议采用差值法,例如护理员、家属抱患者总体重减去护理员、家属体重。如有条件,带体重测量的医疗用床也是可用的方法。允许采集患者或家属记忆中的体重信息,需加"注",说明"来自患者本人/家属记忆"。

5. 若不符合上述明确诊断者,按以下标准进行疾病严重程度评分:①0 分:正常稳态;②1 分:慢性病患者因出现并发症入院,非卧床,蛋白质需求轻度增加,但可以通过强化膳食或人工营养补充满足;③2 分:由于疾病如大手术或感染,患者卧床,蛋白质需求增加,但仍可以通过人工营养满足;④3 分:接受呼吸机、血管活性药物等治疗的重症患者,蛋白质需求明显增加,且无法通过人工营养满足,但营养支持可以减缓蛋白质分解及氮消耗。

6. NRS 2002 量表不可能对每一个病种给出评分。例如,当年没有机器人手术、极少微创手术,仅有腹部大手术评分等。故推荐营养支持小组(必须包括医师)中护师(士)、营养师、药师与组内临床医师合作,按疾病严重程度(结合对蛋白质需要量)由临床医师和其他成员研讨"挂靠"已经存在的疾病严重程度评分。

7. 进食问题　与正常营养需要量相比,并非与 1 周前的进食量相比,避免诱导性提问。

(四) 量表(表 7-1-1)

表 7-1-1　营养风险筛查简表(NRS 2002)

患者知情同意参加(是□　否□)	编号:□□□□□□□

Clinicaltrail.gov 登记(NCT00289380)(经所在单位伦理委员会批准)

科室名称＿＿＿＿　住院号＿＿＿＿　床号＿＿＿　姓名＿＿＿＿　性别＿＿＿　年龄＿＿＿岁

适用对象:18~90 岁,住院超过 24 小时,次日 8 时前未行手术,神志清者(□是　□否)

NRS 2002 第一步:初步营养筛查
以下任一问题回答"是",直接进入第二步筛查;所有的问题回答"否",1 周后复查/每周复查 1 次。

1. BMI<18.5kg/m^2?	□是　□否	3. 过去 1 周是否有摄食减少?	□是　□否
2. 近 3 个月内体重是否有下降?	□是　□否	4. 是否患有严重疾病(如需 ICU 治疗)?	□是　□否

NRS 2002 第二步:最终营养筛查

A. 疾病严重程度评分

0 分:□正常营养需要量

1 分:□一般恶性肿瘤　□髋部骨折　□血液透析　□糖尿病　□慢性疾病有急性并发症(如肝硬化、COPD)

2 分:□腹部大手术　□卒中　□重度肺炎　□血液恶性肿瘤

3 分:□颅脑损伤　□骨髓移植　□大于 APACHE 10 分的 ICU 患者

若不符合上述明确诊断者,按以下标准进行疾病严重程度评分:

1分:□慢性病患者因出现并发症入院,非卧床,蛋白质需求轻度增加,但可以通过强化膳食或口服营养补充满足

2分:□由于疾病如大手术或感染,患者卧床,蛋白质需求增加,但仍可以通过人工营养满足

3分:□接受呼吸机、血管活性药物等治疗的重症患者,蛋白质需求明显增加,且无法通过人工营养满足,但营养支持可以减缓蛋白质分解及氮消耗

B. 营养状况受损评分

0分:□正常营养状态

1分:□近3个月内体重下降 >5%,或近1周内食物摄入比正常需要量降低 25%~50%

2分:□近2个月内体重下降 >5%,或近1周内食物摄入比正常需要量降低 50%~75%

3分:□近1个月内体重下降 >5%(3个月内体重下降 >15%),或 BMI<18.5kg/m² 且一般情况差,或近1周内食物摄入比正常需要量降低 75%~100%

C. 年龄评分

0分:□年龄 <70 岁

1分:□年龄 ≥70 岁

营养风险总评分(A+B+C):　　　　分

结果判断:Ⅰ≥3分,存在营养风险,制订支持计划/执行营养干预;Ⅱ<3分,1周后筛查/每周筛查1次。

调查者签名:　　　　　复核者签名:　　　　　(有权决定"诊断"挂靠的位置)

筛查日期:20　　年　　月　　日

(五)应用举例

患者男性,22岁,因"大便性状改变3个月伴脐周隐痛2个月余"由门诊拟"克罗恩病"收入院。患者既往外院肠镜提示克罗恩病表现。3个月内体重减轻7kg。发病以来食欲欠佳,食量无明显改变。体格检查示神清语明,身高175cm,体重65kg,BMI 21.2kg/m²。请问如何评估其营养风险?

参考结果:NRS 2002 为 2 分,无营养风险。

二、营养不良通用筛查工具(MUST)

(一)概述

营养不良通用筛查工具(malnutrition universal screening tool,MUST,表 7-1-2)由英国肠外肠内营养协会多学科营养不良咨询组开发,于 2004 年正式发表。最初是为社区应用设计,后续随着应用范围扩大,MUST 适用于不同医疗机构的营养风险筛查。该工具得到英国营养师协会、英国皇家护理学院、注册护士协会、肠外肠内营养协会的支持,主要用于蛋白质热量营养不良及其发生风险的筛查。傅晓瑾等应用 MUST、NRS 2002、微型营养评估简易法(short-form mini nutritional assessment,MNA-SF)对 259 例外科术前患者进行筛查,发现 MUST、NRS 2002 的特异性、阳性预测值较好,且筛查结果与住院时间存在关联,推荐 MUST、NRS 2002 作为患者入院术前筛查的常规工具。

（二）操作方法及量表介绍

MUST适用于不同医疗机构住院的成人患者,对蛋白质能量营养不足识别特别敏感。MUST评估内容包括三个方面,即BMI、体重变化、疾病所致进食量减少,通过三个部分评分得出总分,分为低风险、中风险及高风险三级(表7-1-3)。MUST评分将BMI分为三级,即>20kg/m²、18.5~20kg/m²和<18.5kg/m²,三者分别评为0分、1分、2分;将过去3~6个月体重下降程度也分为3级,即<5%、5%~10%和>10%,分别评为0分、1分、2分;如果由于疾病因素导致近期禁食时间可能≥5天,则加2分。将以上分数加起来,0分为低营养风险状态,需定期进行重复筛查;1分为中等营养风险状态;2分为高营养风险状态;如果>2分,表明营养风险较高,需要由专业营养医师制订营养治疗方案。对于肥胖且有营养不良风险,应先处理营养不良问题后,再治疗肥胖。

（三）评估过程中的注意事项

1. 患者身高、体重的测量　入院后次日晨起患者需空腹、排便后、赤脚、穿着轻便衣服测量,测量仪器在使用前应经过评估人员归零校正,不能采用电子病历记录的数据来反映患者身高和体重的信息。

2. 患者近期饮食及体重变化均由本人叙述,患者家属意见权当参考。

3. 在询问患者信息过程中,应注意问诊技巧及提问顺序,如询问患者体重下降的指标,首先了解患者近期体重有无变化,避免诱导式提问,减少偏倚。如回答为下降,则进一步询问下降幅度以及出现变化的时间段等。

（四）量表（表7-1-2,表7-1-3）

表7-1-2　营养不良通用筛查工具（MUST）

评分项目	分值		
	0分	1分	2分
BMI/(kg·m⁻²)	>20	18.5~20	<18.5
过去3~6月体重下降程度	<5%	5%~10%	>10%
如果患者正处于急性疾病状态和禁食时间			>5天
合计总评分			

表7-1-3　临床评价及处理

评分	处理	复查
0分(低风险)	临床常规处理,无须营养干预,需定期进行重复筛查	医院:每周一次 护理院:每月一次 社区:每年一次 (>75岁居民)
1分(中风险)	观察处理,连续3天记录饮食及液体摄入量(医院及护理院),必要时给予饮食指导(社区居民)	医院:每周一次 护理院:每月一次 社区:每1~6个月一次
≥2分(高风险)	治疗:营养师会诊,先普通食品,后强化食品或补充性营养支持,监测、评估治疗计划	医院:每周一次 护理院:每月一次 社区:每月一次

（五）应用举例

患者女性，60 岁，因"腹泻、腹痛 6 周"入院。既往有糖尿病、溃疡性结肠炎病史。完善相关检查，考虑为溃疡性结肠炎。在过去 6 周内，腹部绞痛，食欲缺乏，食量较平时减少约一半，且体重下降 5kg。体格检查示神清语明，身高 155cm，体重 40kg，BMI 16.6kg/m^2。请问 MUST 评分为多少，需给予哪些相应处理？

参考结果：MUST 评分为 6 分，高营养风险，需请营养师会诊，先普通食品，后强化食品或补充性营养支持，监测、评估治疗计划。

三、营养不良筛查工具（MST）

（一）概述

营养不良筛查工具（malnutrition screening tool，MST，表 7-1-4）是 1999 年澳大利亚昆士兰大学 Freguson 等研究开发的，Putwatana 等对腹部手术患者进行的描述性队列研究中发现 MST 可预测术后并发症。它是鉴别患者是否存在营养不良风险的一个简单、快捷、有效、可靠的工具，被美国膳食协会推荐使用。

（二）操作方法及量表介绍

MST 主要包含两个方面内容，即体重改变和饮食摄入量改变，操作过程简单易行，医师、护士、营养师甚至家属都可自行完成，可用于意识清楚的成年住院患者。量表内容主要包括 2 个问题：①近半年体重是否降低？如果有，降低了多少？②近期是否食欲下降导致摄入减少？根据答案，如≥2 分，提示患者存在营养不良风险，需进行营养评估和营养干预。

（三）量表（表 7-1-4）

表 7-1-4　营养不良筛查工具量表（MST）

问题	得分
近期有无非自主的体重丢失？	
无	0
不确定	2
如果有，丢失了多少体重（kg）？	
1~5	1
6~10	2
11~15	3
>15	4
不确定	2
是否因为食欲降低而饮食减少？	
没有	0
有	1
总分	

注：总分≥2 分，提示患者存在营养不良风险。

(四)应用举例

患者女性,30 岁,因"腹泻、消瘦 3 周"入院。完善相关检查,考虑为溃疡性结肠炎。起病以来,食欲、食量下降,且体重下降 3.5kg。体格检查示神清语明,身高 162cm,体重 69kg,BMI 26.3kg/m²。请问 MST 评分为多少?

参考结果:MST 评分为 4 分,存在营养不良风险。

四、围手术期营养筛查工具(PONS)

(一)概述

围手术期营养筛查工具(perioperative nutrition screen,PONS,图 7-1-1)是 MUST 的修改版本,针对围手术期患者特定的营养风险筛查方法,简单实用,易于操作,耗时 <5 分钟。美国加速康复学会推荐使用 PONS 进行临床围手术期营养风险筛查。美国加速康复学会(American Society for Enhanced Recovery,ASER)和围手术期质量倡议协会(Perioperative Quality Initiative,POQI)联合发布的《2018 ASER/POQI 联合共识声明:手术加速康复路径中营养筛查和治疗》建议,对营养不良高危患者使用 PONS 等筛查工具,该工具根据患者的体重指数、近期体重变化、饮食摄入减少和术前白蛋白水平评估营养不良风险。

(二)操作方法及量表介绍

PONS 筛查指标包括 a、b、c、d 4 个项目,每项计 1 分。a 为 BMI 指标,65 岁及以下人群 BMI<18.5kg/m²,65 岁以上人群 BMI<20.0kg/m²;b 为近期体重改变,近 6 个月内非自主的体重下降 >10%;c 为近期饮食摄入,近 1 周进食量下降 >50%;d 为术前血清白蛋白水平 <30g/L。血清白蛋白水平的检测简单易行,是有效的外科风险及病死率预测因子。只要符合上述 4 项指标中的 1 项,应进行营养干预或转诊营养师进行营养评估。

(三)量表(图 7-1-1)

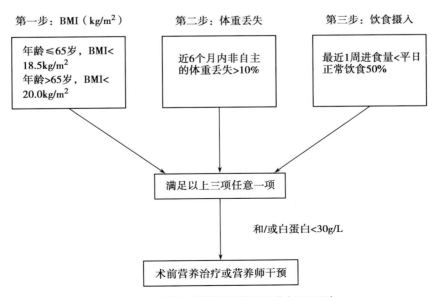

图 7-1-1　围手术期营养筛查工具(PONS)

（四）应用举例

患者女性,53 岁,因"腹泻、腹痛、便血约 10 小时"入院。既往有溃疡性结肠炎病史。近 1 周食量较平时减少约 50%,睡眠正常,二便可。体重无明显改变。体格检查示神清语明,生命体征平稳,身高 152cm,体重 59.5kg,BMI 25.7kg/m²,体型超重;口唇苍白,心、肺、腹未见明显异常。辅助检查示血清白蛋白 28g/L。患者拟手术治疗,请问其术前 PONS 评估结果是什么?

参考结果:有营养风险,需要术前营养治疗或营养师干预。

（李明哲）

参 考 文 献

[1] 曹磊,朱维铭,李毅,等. 克罗恩病住院患者的营养风险筛查[J]. 肠外与肠内营养,2013,20 (2):78-80.

[2] 高永健,朱峰,钱家鸣,等. 112 例炎症性肠病患者的营养风险筛查[J]. 中华临床营养杂志, 2009,17(6):324-327.

[3] 龚剑峰,钮凌颖,虞文魁,等. 克罗恩病的围手术期营养支持[J]. 肠外与肠内营养,2009,16 (4):201-204,208.

[4] 詹斯·康卓普,雷米·梅耶,顾良军,等. 营养风险筛查 2002 改善临床结局[J]. 中华临床营养杂志,2013,21(3):133-139.

[5] FORBES A,ESCHER J,HÉBUTERNE X,et al. ESPEN guideline:clinical nutrition in inflammatory bowel disease [J]. Clin Nutr,2017,36(2):321-347.

[6] The periodic health examination. Canadian Task Force on the Periodic Health Examination [J]. Can Med Assoc J,1979,121(9):1193-1254.

[7] TZIVANAKIS A,SINGH J C,GUY R J,et al. Influence of risk factors on the safety of ileocolic anastomosis in Crohn's disease surgery [J]. Dis Colon Rectum,2012,55(5):558-562.

[8] STRATTON R J,HACKSTON A,LONGMORE D,et al. Malnutrition in hospital outpatients and inpatients:prevalence,concurrent validity and ease of use of the 'malnutrition universal screening tool' ('MUST') for adults [J]. Br J Nutr,2004,92(5):799-808.

[9] WEIMANN A,BRAGA M,CARLI F,et al. ESPEN practical guideline:Clinical nutrition in surgery [J]. Clin Nutr,2021,40(7):4745-4761.

[10] KONDRUP J,RASMUSSEN H H,HAMBERG O,et al. Nutritional risk screening(NRS 2002):a new method based on an analysis of controlled clinical trials [J]. Clin Nutr,2003,22(3): 321-336.

[11] KYLE U G,KOSSOVSKY M P,KARSEGARD V L,et al. Comparison of tools for nutritional assessment and screening at hospital admission:A population study [J]. Clin Nutr,2006,25(3): 409-417.

[12] GUO W P,OU G S,LI X,et al. Screening of the nutritional risk of patients with gastric carcinoma before operation by NRS 2002 and its relationship with postoperative results [J]. J Gastroenterol Hepatol,2010,25(4):800-803.

[13] SCHWEGLER I,VON HOLZEN A,GUTZWILLER J P,et al. Nutritional risk is a clinical predictor of postoperative mortality and morbidity in surgery for colorectal cancer [J]. Br J Surg,

2010,97（1）:92-97.

［14］SUN Z,KONG X J,JING X,et al. Nutritional risk screening 2002 as a predictor of postoperative outcomes in patients undergoing abdominal surgery:a systematic review and meta-analysis of prospective cohort studies［J］. PLoS One,2015,10（7）:e0132857.

［15］WISCHMEYER P E,CARLI F,EVANS D C,et al. American society for enhanced recovery and perioperative quality initiative joint consensus statement on nutrition screening and therapy within a surgical enhanced recovery pathway［J］. Anesth Analg,2018,126（6）:1883-1895.

［16］LOFTUS T J,BROWN M P,SLISH J H,et al. Serum levels of prealbumin and albumin for preoperative risk stratification［J］. Nutr Clin Pract,2019,34（3）:340-348.

［17］HENDRICKSON N R,GLASS N,COMPTON J,et al. Perioperative nutrition assessment in musculoskeletal trauma patients:Dietitian evaluation is superior to serum chemistries or modified screening questionnaire for risk stratification［J］. Clin Nutr ESPEN,2019,29:97-102.

第二节　炎症性肠病围手术期营养治疗与管理

良好的营养状况是手术成功及术后恢复的必要保证。IBD 患者存在较为普遍的营养不良情况，需要手术的 IBD 患者由于病情重、肠道有狭窄或肠瘘等，营养状况较一般 IBD 患者更差，且营养不良是手术并发症的独立风险因素，因此围手术期的营养治疗就显得尤为重要。目前的证据表明，围手术期合理的营养支持能改善患者的营养状况，减轻营养不良程度，有助于患者早期下床活动、加快康复，明显降低术后并发症的发生率，缩短住院时间和 ICU 停留时间，改善临床结局。

最近一项荟萃分析纳入 15 项 RCT 共 3 831 例手术患者，结果显示围手术期营养支持能改善营养不良患者的临床结局，包括降低并发症的发生率和缩短住院时间。Kuppinger 等的研究提示，施行腹部手术的患者，入院前的低食物摄入是围手术期出现并发症的独立危险因素。同时，营养不良会加快疾病进展，增加患者术后并发和死亡的风险。因此，即使手术推迟，也需要对严重营养不良的患者给予及时的营养治疗。

如上一节所述,IBD 患者在初诊时应常规进行营养风险筛查。对筛查出有营养风险的患者应进行营养评定,进而确定营养支持方案。营养评定（nutrition assessment）是指营养专业人员对患者的营养、代谢状况及机体功能等进行全面检查和评估,考虑适应证和可能的不良反应,以制订营养支持计划。营养状况评定包括主观与客观两个部分。2018 年《炎症性肠病营养支持治疗专家共识（第二版）》推荐,将患者整体营养状况评估表（patient-generated subjective global assessment,PG-SGA）作为营养状况主观评定工具。根据 PG-SGA 得分,将肿瘤患者的营养状况分为四类:①0~1分:无营养不良,不需要进行营养干预,一个疗程后应常规进行再次营养评估;②2~3 分:可疑或轻度营养不良,由营养师、护士或医师进行患者或患者家庭教育,并可根据患者存在的症状和实验室检查的结果,进行药物干预;③4~8 分:中度营养不良,由营养师进行干预,并可根据症状的严重程度,与医师、药师及护士联合进行营养干预;④≥9 分:重度营养不良,急需进行症状改善和/或同时进行营养干预。客观部分包括静态和动态两类测定指标。静态指标指人体测量指标,包括身高、体重、BMI、身体成分分析、三头肌皮褶厚度、上臂肌围及其他用于评估慢性营养不良的指标;动态测定指标包括氮平衡和半衰期较短的内脏蛋白如前白蛋白等。氮平衡（nitrogen balance，NB）是研究蛋白质代谢的一个重要指标，它是反映机体摄入氮（I）和排出氮（E）之间的关系，可用下面数学式表达：$NB=I-E=I-(F+U+S)$。摄入氮可根据食品蛋白质摄入量计算，排出氮即未被吸收的氮，包括粪氮（F）、尿氮（U）以及皮肤氮（S）等。血浆总蛋白和白蛋白半衰期较长，结果受多种因素影响，作为疾病急性期机体营养状况的评价指标不够敏感。评价营养状况的最佳指标或方法尚存在争议，迄今为止尚无一项或一组营养评定方法能对营养不良作出既灵敏又特异的诊断。在评估是否给予围手术期营养支持时，也需要考虑与每种营养支持途径相关的风险及费用。同时，病情变化也会影响患者营养状况和代谢状态，合并感染或使用糖皮质激素、饥饿、肠梗阻或肠瘘等均能恶化患者的营养状况和代谢状态，因此在治疗期间应动态监测患者的营养状况，并根据监测结果调整营养支持治疗方案。

一、营养治疗的指征及时机

（一）术前营养治疗指征及时机

近年来，预康复的理念已经越来越受欢迎，越来越多的证据支持在外科领域中实施多模式的预康复，营养治疗即是其中重要的一部分。2020 年 ESPEN 专家组以及中华医学会消化病学分会炎症性肠病学组撰写的《炎症性肠病外科治疗专家共识》均提出了术前预康复理念的重要性，即对于存在手术并发症风险因素的择期手术患者，如营养不良或具有营养风险、低白蛋白血症（白蛋白 <30.0g/L）、贫血（血红蛋白 <100g/L）等，推荐进行营养治疗等有针对性的预康复，也称术前优化（preoperative optimization），以消除手术并发症风险因素，减少手术并发症。许多研究结果表明，术前 7~10 天营养支持对重度营养不良患者临床结局的改善尤为明显，说明营养不良高风险患者能从围手术期营养支持中获益，也预示着对于有高营养不良风险的患者，立即手术并非最佳选择。故择期手术中，对存在营养风险合并营养不良、处于疾病活动期、需明显提升营养状况或存在严重代谢障碍风险的患者（腹腔开放、腹膜炎及各种情况导致的休克等）推荐实施术前营养支持，其中，中重度营养不良患者往往不能耐受长时间的营养缺乏，尤其是接受重大、复杂手术后预计出现严重应激状态的危重患者。ESPEN 指南推荐对中重度营养不良患者予以 7~14 天的术前营养支持，并推迟手术时间，而营养状况良好患者无须营养支持。

目前加速康复外科（enhanced recovery after surgery，ERAS）理念在外科领域已深入人心，其核心是通过减轻手术患者应激反应，促进术后康复，与预康复相辅相成，这一理念同样适用于 IBD 手术患者。在多数 IBD 择期手术病例中，不推荐术前整夜禁食，应遵循 ERAS 方案。无误吸风险的非糖尿病患者麻醉前 2 小时可摄入适量的糖类，无法进食或术前禁饮患者可静脉输注葡萄糖。术前糖类负荷（糖尿病者除外）能有效减轻患者术后胰岛素抵抗和蛋白质分解代谢，减少患者术前不适感，缩短腹部手术患者的住院时长。

（二）术后营养治疗指征及时机

大多数 IBD 患者在术后早期可以开始正常进食或肠内营养。在结直肠切除术后的早期阶段，应给予水和电解质，以确保血流动力学的稳定性。术后第一天或第二天的早期正常饮食或肠内营养，包括清流质饮食（限制较严的流质膳食，不含胀气食品，比一般的全流质膳食更清淡），不会影响结肠或直肠吻合口的愈合,并显著缩短住院时间。最近的荟萃分析表明,术后早期进食可加快术后恢复和降低感染率。与传统的术后饮食相比,术后早期营养可显著减少并发症(如吻合口漏等),并且不会增加死亡率。

手术后患者开始肠内营养(enteral nutrition,EN)的时机基于两类研究的证据,早期 EN 与延迟 EN 的对比以及早期 EN 与传统治疗的对比。多项 ERAS 指南推荐各种类型手术患者术后应鼓励早期经口饮食,并根据患者耐受程度逐渐加量。术后营养支持的指征有:①术前已经实施营养支持的患者,或中重度营养不良而术前未进行营养支持的患者;②无法自主经口进食的高营养风险患者,应该在术后 24 小时内开始 EN 支持;③严重创伤应激、估计术后不能进食时间超过 7 天的患者;④预计 10 天以上经口摄入量无法达到推荐摄入量 60% 以上者,立即开始营养治疗,优先选择 EN;⑤术后出现严重并发症需长时间禁食,或存在代谢明显增加的患者。上述患者接受术后营养支持均可以获益。这里需要说明一下,有手术指征的克罗恩患者应尽早获得术后营养支持,以降低术后并发症的风险,有两项荟萃分析显示术后 24 小时内 EN 相对于 24 小时后 EN 有明显优势。

二、营养治疗的执行

围手术期营养治疗与管理由营养支持小组执行。营养支持小组(nutrition support team,NST)由多学科专业人员构成,包括医师、营养师、护士、药师等,其主要职责是承担营养风险筛查与营养评定,制订、实施营养支持方案并监测治疗效果等任务。研究显示,NST 的参与可以降低营养支持相关并发症,提高治疗效果。

(一) 手术患者能量及蛋白质的目标需要量

1. 能量需要量　首选间接测热法实际测量,无法测定时可采用体重公式计算法[25~30kcal/(kg·d),1kcal=4.184kJ]或能量预测公式法。临床上大多数情况下无法直接测量患者的能量消耗值,此时可采用体重公式计算法估算机体的能量需要量。目前认为,25~30kcal/(kg·d)能满足大多数非肥胖患者围手术期的能量需求,而 BMI>30kg/m² 的肥胖患者,推荐的能量摄入量为目标需要量的 70%~80%。对于高分解代谢或全肠外营养(total parenteral nutrition,TPN)早期(1 周内)患者,建议采用低能量、高蛋白配方[总能量≤20kcal/(kg·d)或每天提供总能量只占预计需要量的 80%,蛋白质≥1.2g/(kg·d)]以免加重脏器代谢负担。此外,还有许多能量预测公式可以用来估算机体的静息能量消耗值,常用的公式有 Haris-Benedict 公式、Mifnin-St.Jeor 公式、Schofield 公式、Ireton-Jones 公式等,这些预测公式的总体准确性为 40%~70%,无任何一种公式有明显优势。实际上,应用预测公式估计能量代谢需求虽然简便,但在应用过程中存在较多的缺陷,临床上不同状态患者的实际能量需要量是一个十分复杂的问题,许多情况下机体能量消耗值并不等于实际能量需要量,而且不同患者的能量消耗与能量利用效率之间的关系也不同。临床上在使用这些公式估算机体能量目标需要量时还应考虑患者的具体情况。目前有关 IBD 能量消耗的研究不多。研究认为,IBD 并不增加静息能量消耗(resting energy expenditure,REE),虽然疾病活动期 REE 可能增加,但由于患者活动量减少,抵消了炎症反应活动增加的 REE。因此,对缓解期和轻中度活动期疾病,可以沿用正常人的能量供给。但极度营养不良、重症患者的 REE 有别于正常人:体温每升高 1℃,炎症性肠病患者的 REE 增加 10%~15%,合并脓毒症时 REE 约增加 20%。活动期患者的能量消耗高出缓解期 8%~10%，因此对重症患者应采用间接能量测定的方法，个体化确定患者的能量需求。动态评估 REE 能够为 IBD 患者的精准营养支持治疗提供依据。

2. 蛋白质需要量 围手术期患者蛋白质的目标需要量为 1.5~2.0g/（kg·d）。过去认为充足的蛋白质供应是 1.2~1.5g/（kg·d），但最近的研究结果表明，蛋白质供应量提高为 1.5~2.0g/（kg·d）能达到理想的治疗效果，尤其是手术创伤大的患者蛋白质需求更高。"手术创伤"导致应激激素和炎症介质的释放，这种所谓的代谢应激类似于"全身炎症反应综合征（SIRS）"，它由感染或缺血、创伤等非感染因素引起，由细胞因子介导。该综合征引起糖原、脂肪和蛋白质的分解代谢，导致葡萄糖、游离脂肪酸和氨基酸释放到循环中，以支持组织愈合过程。因此，术前有足够的蛋白质储备是很重要的。虽然术后营养支持能为手术伤口愈合和恢复提供能量，但在术后阶段，它可能只会轻微地抵消肌肉分解代谢，或者根本不起作用。术后患者蛋白质储备不足的后果包括伤口愈合延迟、免疫反应受损、肠黏膜屏障缺陷、活动能力和呼吸功能下降。这些因素均会导致手术后的总体恢复变差，因此蛋白质供给对患者的预后十分重要。

（二）微量营养素

IBD 患者常合并微量营养素缺乏，应予关注。人体所需营养物质包括宏量营养素和微量营养素，宏量营养素包括水、电解质、糖类、氨基酸和脂肪酸，微量营养素指维生素和微量元素。IBD 患者受膳食摄入不足、肠道（尤其是回肠）炎症反应以及药物干扰等因素的影响，容易合并微量营养素缺乏，病史长或者手术后患者尤其明显，且在疾病活动期和缓解期均可发生。处于疾病缓解期或宏量营养素水平正常（营养状况正常）的患者亦可能存在微量营养素缺乏。约 10% 的 CD 患者会出现锌缺乏，锌缺乏的 CD 患者预后差，补充锌能够降低 CD 发作风险。

营养支持治疗能够提供一部分微量营养素，但可能不足，因此应定期评估患者微量营养素水平，对不足者予以针对性补充。每天口服复合维生素制剂能够纠正大部分患者的维生素缺乏，但对于维生素 D、锌、铁缺乏可能需要有针对性的纠正。

缺铁性贫血在 IBD 亦相当普遍。由于结肠溃疡失血等，UC 患者缺铁性贫血发生率较高；即使结肠切除术后，其贫血发生率也达 20% 以上；超过 50% 的合并储袋炎的 UC 患者有铁缺乏。贫血会导致疲劳，影响患者生活质量。缺铁性贫血的 IBD 患者都应补充铁剂，补充目标为血红蛋白（haemoglobin, Hb）水平和铁贮备恢复正常。轻度贫血（女性 Hb 100~119g/L，男性 Hb 110~129g/L）、疾病缓解期、既往无口服铁剂不耐受的患者首选口服补铁；Hb<100g/L、疾病活动期、既往对口服铁剂不耐受或正在使用红细胞生成素的患者建议静脉补铁；静脉补铁能够快速纠正铁缺乏及贫血状态，并避免口服铁剂对肠道的刺激或诱发疾病活动等不良反应。对于慢性病贫血，在静脉补铁的同时可以使用红细胞生成素。Hb<70g/L 时可以考虑输注红细胞，并静脉补铁。每天补铁量不宜超过 100mg。

CD 常累及回肠，而回肠是脂肪和脂溶性维生素吸收的主要部位，所以 IBD 患者尤其是 CD 患者常合并脂溶性维生素缺乏，其中维生素 D 水平降低十分常见。一般将血清 25-羟维生素 D 30~50nmol/L 定义为维生素 D 不足，<30nmol/L 定义为维生素 D 缺乏。研究证实，近 70% 结肠切除术后的 UC 患者血清 25-羟维生素 D 水平低于 31ng/ml（77.5nmol/L）。高达 30% 的回肠造口的 IBD 患者骨密度降低。除回肠因素外，使用糖皮质激素、日照时间、活动量、生活习惯、肥胖、吸烟等均

影响维生素 D 水平。

约 22% 的 CD 患者和 25% 的 UC 结肠切除患者存在维生素 B_{12} 缺乏,80% 的 IBD 患者有叶酸缺乏。回肠病变(>30~60cm)、回肠末端切除(>20cm)以及治疗药物等均可影响维生素 B_{12} 和叶酸吸收。CD 患者应每年 1 次或必要时(如未使用硫唑嘌呤者出现巨红细胞增多症时)检测血清维生素 B_{12} 和叶酸水平。回肠切除(或合并回盲部切除)>20cm 时,应每月预防性补充 1mg 维生素 B_{12};如果此类患者已有维生素 B_{12} 缺乏,应每天或隔天肌内注射维生素 B_{12}1mg,7 天后改为每周肌内注射 1mg,持续 4~8 周,然后每月注射 1mg 或每天口服 12mg,终身补充。

(三)围手术期营养支持方式及剂型选择

1. 口服营养补充剂 在围手术期,不能满足所需能量和/或蛋白质的患者应鼓励服用口服营养补充剂(oral nutritional supplements,ONS)。多国营养学会均在指南中指出,存在营养风险或营养不良的腹部手术患者,如果术前普通饮食无法满足能量需求,推荐首先通过 ONS 补充营养。大量临床研究结果显示,ONS 对于加速切口愈合、增加患者体重、减少术后并发症发生率和再入院率、缩短住院时间、改善生活质量等均有积极作用。

2. 肠内营养 对于 ONS 无法实现目标需要量或无法经口进食的患者,先选择通过管饲进行肠内营养(EN)。2018 年《炎症性肠病营养支持治疗专家共识(第二版)》指出,诱导成人 CD 缓解或术前预康复时,应采用全肠内营养(exclusive enteral nutrition,EEN)。EN 比肠外营养(parenteral nutrition,PN)能降低术后并发症发生率、缩短住院时间,但不易耐受。手术后早期 EN 的重要性不仅是提供营养底物,更重要的意义在于降低机体高分解代谢反应和胰岛素抵抗,减少炎性因子释放、促进合成代谢和机体恢复,维护肠黏膜屏障及免疫功能,防止肠道细菌移位。Bozzetti 等发现,胃肠道手术后 EN 较 PN 能降低并发症发生率和住院时间,病死率及术后排气时间也有降低和缩短的趋势。尽管术后早期 EN 对临床结局的益处已经被证实,但值得注意的是,接受范围广泛、操作复杂手术的患者,多数早期血流动力学不稳定、内环境紊乱、胃肠道功能严重受损,EN 往往难以实施,或者单纯 EN 难以满足机体对能量和蛋白质的需求,而长时间的能量及蛋白质负平衡将会增加并发症发生率和病死率,此时联合应用 PN 可改善临床结局。

经鼻胃管或鼻肠管喂养应作为围手术期 EN 首选方式。管饲尤其适用于 EEN(营养液输注量大)、肠腔狭窄或吸收面积不足的患者。如预计喂养时间 >4 周,建议使用胃或空肠造瘘置管。EN 管饲途径有鼻胃管、鼻十二指肠管、鼻空肠管、胃或空肠造瘘等多种,具体 EN 途径的选择则取决于疾病情况、喂养时间长短、患者精神状态及胃肠道功能,临床上应根据不同情况进行相应的选择。鼻胃管更符合生理,置管技术简单,方便早期开始营养支持,绝大多数患者都能适用并耐受,只有鼻胃管不耐受或患者有高误吸风险时才转换为幽门后置管。小肠内喂养管的放置需要较高的技术,可能导致延迟喂养。鼻胃管或鼻肠管留置超过 4 周会发生一系列并发症,包括鼻部糜烂、鼻窦炎、食管溃疡等。因此,对于需要长期喂养的患者最好选择通过内镜、影像引导或手术行胃造瘘或空肠造瘘置管。经皮内镜胃造瘘术及经皮影像引导下胃造瘘术的出现使患者有了更多的选择,多项研究结果已表明这两种方法较鼻胃管或鼻肠管对外科患者更为安全、有效,腹部手术患者术后早期经鼻肠管和经空肠造瘘喂养的并发症发生率和疗效并无差异。对于经肠喂养患者,喂养管在肠道内的位置越低,反流误吸风险也越低。多项研究的结果也证实,通过吻合口远端置管(空肠造瘘术)或术中经鼻插至远端(鼻空肠管)的方式对患者进行管饲更能使其在临床结局方面获益。

管饲包括间歇推注、间断滴注和持续输注3种方式。IBD患者由于合并肠狭窄等,通常采取持续输注的方式,管饲喂养应根据肠道耐受性从低流速开始(20~30ml/h),当患者耐受时逐渐增量,即在20~24小时内将每天所需的全量营养液持续输入胃肠道,同时应密切监测患者的胃肠功能及管饲耐受性。对耐受良好的患者,喂养量应该在72小时内达到目标需要量,以优化营养支持的疗效。对胃肠道耐受性较差的患者,喂养量应在7天内逐渐谨慎地达到目标需要量。使用输液泵进行管饲能够提高患者的耐受性。与间歇推注和间断滴注相比,使用输液泵持续输注EN不但减少管饲护理工作量,而且能够准确控制输注速度,按时完成输注量,改善肠道吸收情况,减少EN并发症,提高胃肠道耐受性。

3. 肠外营养 EN应优先于PN,但对于有营养支持指征且EN不能满足60%以上能量需求的患者,应考虑EN与PN联合应用。

研究显示,当因各种原因无法经肠道途径进行营养支持或经肠道营养支持无法满足能量或蛋白质目标需要量的60%并持续7~10天时,联合PN能使患者获益。对于EN联合PN的患者,随着EN耐受性增加、PN需要量降低,两者间的转换需谨慎进行以防止过度喂养。通常来说,当EN提供的能量和蛋白质>60%目标需要量时即可停用PN。如EN不能实施或不耐受(严重呕吐或腹泻等)或存在完全性肠梗阻、难以控制的腹膜炎、肠缺血、严重消化道出血、高流量瘘及重度休克等禁忌证,应实施TPN。在这种情况下,PN可能需要数天或数周,直到胃肠道功能恢复。对于长期胃肠功能衰竭的CD患者(如切除术后出现短肠综合征的患者),PN是必要的,至少在肠功能衰竭的早期阶段可以挽救生命。尽管EN已被证明对几乎所有患者最为有益,但由于胃肠道的完整性受损,EN在急性肠衰竭/肠外瘘患者中很难达到目标能量/蛋白质。因此,PN通常为主要的营养支持方式,单独或与EN联合应用。对择期手术的UC患者,如出现严重腹泻伴营养不良,建议先禁食、TPN以便控制腹泻症状。围手术期营养支持应持续7~10天,少于上述时间的营养支持则难以达到预期效果。

使用经外周静脉穿刺中心静脉置管术(peripherally inserted central catheter,PICC)或中心静脉导管输注TPN,补充性肠外营养(suplemental parenteral nutrition,SPN)可由周围静脉通路输注。与周围静脉通路相比,中心静脉管径粗,血流量大,不易产生静脉炎,适用于输注高浓度或大容量营养液如TPN。与锁骨下静脉穿刺置管术相比,PICC更安全,是输注TPN首选途径。颈内静脉或股静脉穿刺置管术的穿刺口容易污染,股静脉置管易形成血栓,均不建议用于输注TPN。在B超引导下放置中心静脉导管可提高置管安全性。置管成功后应进行X线检查,确定导管尖端位置合适并排除置管并发症后才可使用。建议采用单腔静脉导管输注营养液,其优点是内径粗、阻力小、接口少和污染机会少。SPN液体量一般较小,浓度低,使用时间较短(<10~14天),可考虑经周围静脉输注,但也应警惕发生血栓性静脉炎。

采用"全合一"方式进行PN,并根据病情调整营养配方。PN时应避免将糖类、脂肪乳剂、氨基酸等分别输注,而应将所有营养成分放在同一容器内,同时输注给患者,此为"全合一"输注方式,其优点是能够提高机体对营养物质的利用效率,减少代谢并发症,降低营养液和输注管路污染的发生率。

4. 营养剂型的选择

（1）肠内营养：根据病情需要选用不同剂型的 EN 制剂。要素饮食（氨基酸单体配方）、短肽（低聚配方）及整蛋白（多聚配方）EN 制剂诱导及维持 CD 缓解的效果并无明显差别。整蛋白 EN 价格低廉、口感好，但由于氮源来自整蛋白，适用于消化吸收功能相对健全的患者。要素饮食或短肽 EN 的氮源来自蛋白质分解物，适用于消化吸收功能不全（如肠道吸收面积减少或各种原因引起的消化吸收功能减退）的患者，但由于其相对分子质量较小，对 EN 制剂的渗透压影响较大。

一般不建议缓解期患者限制纤维摄入。膳食纤维的推荐摄入量为 14g/1 000kcal。处于缓解期但有慢性狭窄（肠腔狭窄和/或既往发生过肠梗阻）的患者遵循低纤维膳食（如每天纤维摄入量限制在 5g）。大多数患者不应限制膳食纤维的摄入，因为其可能有助于维持缓解。膳食纤维对肠道共生菌有益。一些膳食纤维在代谢后可形成短链脂肪酸，这些短链脂肪酸可刺激结肠吸收水和钠，并促进黏膜愈合。一项包含 1 100 多例缓解期 CD 患者的研究记录了纤维摄入量，摄入量按由高到低排序，处于前 25% 的患者与后 25% 的患者相比，出现疾病发作的可能性较小（$OR=0.58$，95%CI 0.43~0.81）。

根据世界卫生组织的定义，益生菌是活的微生物，当给予足够的量时，会为宿主带来健康益处。它们在胃肠道内，大部分在结肠中。益生元是糖类，系指一些不被宿主消化吸收却能够选择性地促进体内有益菌的代谢和增殖，从而改善宿主健康的有机物质。益生元不能被人体分解、吸收和利用，通过消化道到达结肠后，有的能被结肠菌群分解和利用，而促进菌群的生长，在改善肠道微生态、促进脂质、蛋白质与矿物类代谢等。单一制剂中益生元和益生菌的组合称为合生元。有文献表明组合制剂更有效，然而，到目前为止，最合适的益生菌种类尚未在现有文献中描述。2020 年 ESPEN 指南指出，在接受结肠切除和回肠-肛门袋吻合术的溃疡性结肠炎患者中，使用特定的益生菌多菌株混合物可能有助于储袋炎的一级和二级预防。有数据证实，抗生素治疗失败后的储袋炎/轻中度溃疡性结肠炎可考虑使用多菌种益生菌混合物治疗，其作用机制既有直接抗菌作用，也有间接或竞争性排除潜在致病细菌。它们通过产生细菌素来实现这一点，细菌素抑制致病性上皮黏附和毒力因子的产生，并通过紧密连接防止细菌易位。它们还通过改变黏膜 pH 来改变肠道微环境，从而进一步抑制病原菌。此外，其他研究表明，益生菌可以通过促进抗炎细胞因子的产生来抑制炎症反应。虽然益生菌、益生元等有可能成为未来降低术后感染发生率的治疗方法，但对于具体哪些菌株有效还不明确。

对于术后患者，手术应激会导致机体释放炎症因子、增加肠道通透性。肠道通透性增加和肠道功能失调可能导致细菌通过肠道屏障进入血液循环，细菌易位是增加感染风险的重要致病因素。为此，益生菌或合生元的引入有望通过恢复肠道通透性、改善肠道炎症反应、释放细胞因子来维持肠道屏障功能，以及维持正常肠道微生物菌群的稳态。许多随机对照试验已经证实了益生元和益生菌在减少术后并发症，特别是术后感染并发症方面的价值。也有研究表明，益生菌的增殖可以通过合用益生元来增强。事实上，最近的一项荟萃分析证实，择期腹部手术后感染性并发症在接受合生元治疗的患者中有所减少。

也有研究得出的结果与上述研究不一致，这可能是由于使用的益生菌、方法学和研究终点不同。值得注意的是，益生菌的严重不良反应在健康人群中并不常见。在重症胰腺炎患者中，服用益生菌与肠缺血频率增加有关,其机制尚不清楚。益生菌的这种作用还没有在其他研究中得到证实。最近的荟萃分析表明,益生菌和合生元在择期胃肠手术中是安全的,可显著减少感染并发症。

大多数手术患者能从免疫增强型 EN 制剂中获益。免疫增强型 EN 制剂能减少术后感染并发症、缩短住院时间,但对病死率无明显影响。脓毒症或血流动力学不稳定的患者不推荐使用含精氨酸的免疫增强型 EN 制剂。免疫增强型 EN 制剂是在标准型 EN 制剂基础上添加谷氨酰胺、精氨酸、ω-3 多不饱和脂肪酸(ω-3 polyunsaturated fatty acids,ω-3 PUFA)、核苷酸或抗氧化营养素等特殊营养物质,利用这些物质的药理作用达到调节机体代谢和免疫功能的目的。迄今为止关于免疫增强型 EN 制剂在外科患者中应用的荟萃分析共有 15 项,绝大多数研究结果提示其可改善患者免疫功能、降低感染性并发症的发生率、缩短住院时间、改善临床预后。因此,欧洲肠外肠内营养学会指南和 ERAS 指南均推荐围手术期应用免疫增强型营养制剂。免疫增强型 EN 制剂慎用于血流动力学不稳定的脓毒症患者,以免造成免疫调节系统紊乱。事实上,产生上述结果是因为某些免疫增强型 EN 制剂中精氨酸含量过高。精氨酸作为一氧化氮合成的底物,可增加一氧化氮合成,进而促进感染、炎症状况下血管舒张/氧化应激损害增加,加重血流动力学不稳定和器官衰竭。因此,最新的美国肠外肠内营养学会重症指南认为,对于严重脓毒症患者不应常规使用含精氨酸的免疫增强型 EN 制剂。

(2)肠外营养:

1)"全合一"的总能量构成中,糖类供能应占 50%~70%,其余能量由脂肪乳剂供给,为 30%~50%。糖类比例过高容易产生糖代谢紊乱、CO_2 潴留、肝内胆汁淤积等并发症。

2)脂肪乳剂的主要作用是提供能量和必需脂肪酸,主要成分为多不饱和脂肪酸(polyunsaturated fatty acids,PUFA),不同成分的脂肪酸具有不同的免疫调节功能。ω-6 PUFA 是脂肪乳剂的主要成分,但其代谢产物具有加剧炎症反应的作用,不宜作为脂肪酸的唯一来源,而应添加促炎作用很弱的鱼油脂肪乳剂(主要成分为 ω-3 PUFA)、橄榄油脂肪乳剂(主要成分为 ω-9 单不饱和脂肪酸,ω-9 monounsaturated fatty acids,ω-3 MUFA)或不影响炎症反应并且能够快速供能的中链甘油三酯(medium-chain triglyceride,MCT)。研究证实,添加 ω-3 PUFA 的 TPN 对活动期 CD 可能具有诱导缓解、减少术后感染风险、缩短术后住院时间的作用。大多数需要 PN 的外科患者可以通过补充 ω-3 PUFA 获益。研究结果表明,ω-3 PUFA 可通过改变细胞膜磷脂构成、增加膜流动性,影响细胞膜上受体的空间构象和离子通道,进而影响细胞功能分子的合成、抑制信号转导。此外,ω-3 PUFA 调节类花生酸、细胞因子的合成,调控基因、信号分子和转录因子的表达,改变脂筏的脂肪酸组成及结构,影响各种炎症介质、细胞因子的合成及白细胞的活性,从而减少炎性介质的产生与释放,促进巨噬细胞的吞噬功能,具有抗炎、改善机体免疫功能的作用。ω-3 PUFA 还参与细胞代谢产物调节受体介导的多种信号转导通路,包括跨膜受体介导、核受体介导的信号转导通路,最终影响基因表达,引起细胞代谢、增殖、分化、凋亡等一系列的改变。多项临床研究结果显示,腹部手术后患者补充鱼油脂肪乳剂,有助于改善应激后炎症反应及肝脏、胰腺功能,减少术后机械通气时间、缩短住院时间、降低再入 ICU 率及病死率。荟萃分析结果显示,外科患者 PN 中添加鱼油能减少感染并发症,缩短住院时间和 ICU 停留时间。ω-3 PUFA 另一值得关注的效应是其对器官的保护作用和对重症患者的效果。多项研究结果表明,ω-3 PUFA 可降低肺动脉压;改善肺血管通透性及肺功能,可明显改善败血症和急性肺损伤或急性呼吸窘迫综合征患者的氧合作用,降低急性呼吸窘迫综合征病死率,缩短机械通气时间与 ICU 停留时间,改善预后。因此,美国肠外肠内营养学会在最新的重症指南中也推荐重症患者需要 PN 支持时应添加 ω-3 PUFA。值得注意的是,ω-3 PUFA 改善预后的效果具有剂量依赖性,同时其作用还与疾病的严重程度和应用时机有关。目前大多数专家建议 ω-3 PUFA 应尽可能在疾病及应激的早期使用,推荐剂量为 0.10~0.20g/(kg·d)。对于应用含脂质药物的患者,如丙泊酚镇静,应考虑到药物所含的脂质量。在某些医疗机构,脂类可与每天肠外营养处方分开输注。

3)需长时间全 PN 支持的患者可通过添加谷氨酰胺获益。如严重肝功能不全或肾衰竭患者,以及血流动力学不稳定的不易复苏的休克患者,无论是 EN 还是 PN 均不推荐添加谷氨酰胺。但目前尚无证据支持静脉给予谷氨酰胺二肽对 IBD 活动度具有调节作用。

4)肠外营养应避免低钾血症、低磷血症、低镁血症等,对于优化肠道功能恢复和避免电解质缺乏的并发症非常重要。肠外营养的每天电解质需要量为:①钠 1~2mEq/(kg·d)(以氯化钠或醋酸钠的形式调整氯含量以实现酸碱平衡);②钾 1~2mEq/(kg·d)(以氯化钾或醋酸钾的形式);③镁 8~20mEq/d(以硫酸镁的形式);④钙 10~15mEq/d(以葡萄糖酸钙的形式);⑤磷 20~40mmol/d(以磷酸钠或磷酸钾的形式)。选择钾或钠添加物时,应考虑到酸碱平衡和氯水平。对于高氯血症患者,用醋酸盐替代氯化物加入。

三、并发症的监测

1. 肠内营养并发症 EN 并发症包括胃肠道并发症(腹泻、腹胀、恶心、呕吐等)、代谢并发症(电解质紊乱、血糖波动等)、感染并发症(吸入性肺炎、营养液污染等)及导管相关并发症(鼻窦炎、鼻咽部黏膜损伤、造口旁瘘、营养管堵塞或易位、营养管错误连接等)。IBD 患者因肠道炎症反应、肠狭窄及肠瘘等,出现 EN 并发症的风险高于普通患者。EN 并发症重在预防,实施过程中必须遵循相关规范。

管饲是常见的营养途径,盲法放置的鼻饲管应通过 X 线等影像学手段证实位置合适后才可使用。有胃排空障碍或误吸风险(如幽门、十二指肠或高位空肠狭窄)时,推荐将导管放到狭窄以远进行管饲,以较低速度开始输注,再根据患者耐受程度逐渐增加至目标量。为避免反流,卧床重症患者应采取头高位(15°~30°)。高危患者应定时监测胃排空情况,以免发生误吸。输注过程中缓慢增加输注量、保持营养液合适温度、防止营养液污染等措施能够减少胃肠道并发症,提高患者耐受性。

2. 肠外营养并发症 PN 并发症包括导管相关并发症(穿刺损伤、导管异位、导管堵塞或折断、空气栓塞、血栓形成等)、感染并发症(导管相关感染、营养液污染等)、代谢并发症(血糖波动、电解质紊乱、微量元素和维生素缺乏、脂代谢异常及高氨血症等)、脏器功能损害(如 PN 相关性肝损害)等。部分并发症可以通过严格遵循相关规范加以预防,但有些并发症如脏器功能损害原因尚不十分清楚,防范措施是积极使用 EN。

再喂养综合征(refeeding syndrome)是重度营养不良患者营养支持治疗初期的严重并发症,病死率高,治疗效果差。该并发症重在预防,具体措施是准确识别高危患者,对重度营养不良者要密切监测血磷、维生素 B_1、烟酸等微量元素和维生素水平,在补充宏量营养素之前先重点纠正微量营养素和维生素缺乏。IBD 患者血栓发生率高,在实施营养支持治疗时应注意预防。

四、临床评估和监测

尽管对营养状况的初步评估至关重要,但监测我们干预措施的效果也很重要。由于患者对 EN、PN 的依从性和耐受性不同、营养摄入途径不同等,治疗效果有所差别。动态评估疗效有助于及时发现问题,提高疗效。故营养治疗过程中应使用多种方法监控患者的营养需求是否得到维持,动态评估治疗效果,及时调整治疗方案。

(一)临床状态

通过评估患者的临床病程和伤口愈合情况,可以更好地监测营养支持的效果。应该监视趋势,而不是单个测量或点估计。用于评估临床过程的参数包括:①血流动力学稳定性;②呼吸状态;③功能状态;④感染或败血症的证据;⑤耐受饮食。

(二)良好的伤口愈合

经验丰富的临床医师应每天评估患者的伤口。伤口评估包括记录大小、深度,基础状况和疼痛。这项检查可以及早发现伤口愈合延迟或不足,这两者都可能表明营养不足。

(三)体重/质量变化

总体重和瘦体重的变化是可用于监测营养状况的一些客观指标。总体重最容易获得,因此最容易遵循。但是,外科手术患者可能已经接受了大量的复苏,并且可能在首次住院之前就已经超过了他们的院前总体重。瘦体重可用于解决某些患者所需的大量复苏,并确保患者不会失去肌肉质量。多种方法可用于测量手术患者的总体重和瘦体重。

1. **总体重**　总体重测量两个部分,即瘦体重(肌肉、骨骼、肌腱、韧带和水)和脂肪重量。但是,对于需要大量液体进行复苏(例如烧伤、多处创伤)的患者,总体重的测量可能不是特别有用,也不能指示住院前的体重或营养状况。由于易于测量,总体重可作为监测和评估营养状况的一种指标。由于体重在监测急性损伤中的营养状况方面用途有限,故应每周测量总体重,以评估所有手术患者的趋势。一旦患者进入康复阶段,总体重趋势就可以作为营养状况的指标。

2. **瘦体重**　维持瘦体重是营养支持的核心原则之一,准确测量可以帮助确定蛋白质的需求以及某些情况下的药物剂量。从理论上讲,有许多测量瘦体重的方法可用于临床实践[双能 X 射线吸收法、生物电阻抗法、计算机断层扫描(CT)测量和肌肉骨骼超声检查等],但其中许多由于价格高及实行难度大等,增加了常规使用的难度。

在重症监护病房中,CT 扫描分析、肌肉骨骼超声和生物电阻抗法(bioelectrical impedance analysis,BIA)越来越多地用于确定手术患者的瘦体重。超声波和生物电阻抗法价格便宜,耐受性好,并且可以在床旁进行。但是,这些测量的有效性和可重复性欠佳。为了减轻这些担忧,需要标准化协议来改进其在常规临床实践中的使用。CT 扫描分析更可靠,对技术技能的依赖性较小。对于严重创伤的患者,由于炎症反应相关的水肿和液体转移,在初步评估后,身体成分评估可能无法可靠地用作监测营养状况的手段。随着患者的康复,他们的体液状态恢复正常,这些测量再次变得更加可靠。

（四）间接测热法

间接测热法是一种常用的测量能量消耗的方法,通常应用于运动生理学和营养学研究中。该方法基于人体代谢产生的热量来推算能量消耗,而不是直接测量能量的消耗量。尽管未严格用于监测营养状况,但间接测热法可用于确定营养需求。间接测热法的最大局限性之一是能量消耗随活动而波动,并且其作为单个测量点的实用性值得怀疑。营养需求量的精准测量是对营养治疗是否充足更可靠的估计,每周监测间接测热法,并根据结果计算,结合其他评估内容及时对营养支持进行调整。

（五）氮平衡

评估充足的营养支持必须同时满足手术患者的能量需求和蛋白质需求。因此,氮平衡在评估营养充足性方面起着重要作用。每周测量尿液尿素氮并计算氮平衡,可以近似估算氮的分解趋势并适当调整蛋白质目标。

（六）实验室检查

各种急性期反应物已被视为评估营养支持功效的实验室标志物。然而,伴随着手术应激反应的生理变化使得对这些标志物的解释变得困难。虽然血清白蛋白和甲状腺素运载蛋白(前白蛋白)水平历来是营养评估的一部分,但这两者都不受营养摄入量的影响。同时,一些标志物可能与营养状况受损有关,但它们不能提供整体趋势的有意义的衡量指标,仅与临床状况评估结合使用。例如,血清白蛋白及前白蛋白在活动性炎症患者中很低。同样,全身性炎症可能会降低特定微量营养素的水平(如铁或维生素D),但患者并没有真的缺乏这些营养素。

对于其他住院患者(包括外科手术患者),美国国家卫生研究院(NICE)的临床指南建议每2~3天测量白蛋白和C反应蛋白直至稳定。

对于需要使用注射脂质进行肠胃外营养的患者,应在基线和定期测量血清甘油三酯水平,而注射脂质是其肠胃外营养治疗方案的一部分。对于短期肠胃外营养,每周甘油三酯水平是适当的,而接受长期营养的患者应每月监测一次。

（李明哲）

参 考 文 献

[1] 武芸,何瑶,陈芳,等.克罗恩病患者的营养风险筛查[J].中华医学杂志,2016,96(6):442-446.

[2] 中国炎性肠病临床研究协作组.炎性肠病术后并发症危险因素及预防的专家意见(2014·广州)[J].中华胃肠外科杂志,2015,18(4):388-394.

[3] 张伟,汪志明,朱维铭,等.肠外营养联合ω-3鱼油脂肪乳对活动性梗阻型克罗恩病患者诱导缓解的治疗作用[J].肠外与肠内营养,2014,21(2):65-68.

[4] 赵明利,孙凯,张剑明,等.鱼油脂肪乳对克罗恩病患者肠切除术后感染风险影响的前瞻性研究[J].中华消化外科杂志,2017,16(12):1199-1203.

[5] 罗优优,陈洁.儿童克罗恩病维生素D缺乏状况及其危险因素研究[J].中华儿科杂志,2015,53(7):516-521.

[6] 韦军民.老年临床营养学[M].北京:人民卫生出版社,2011:159-162.

[7] 中华人民共和国国家卫生健康委员会.WS/T 677—2020人群维生素D缺乏筛查方法[S/OL].

（2020-05-06）［2022-05-09］. http://www.nhc.gov.cn/wjw/yingyang/202005/91d4275bc3934651 91a098005a1034aa/files/8a75fd3f113c463fbf039de3f7b25bf5.pdf.

［8］中华医学会外科学分会,中华医学会麻醉学分会. 加速康复外科中国专家共识及路径管理指南（2018 版）［J］. 中国实用外科杂志,2018,38（1）:1-20.

［9］中华医学会. 临床技术操作规范:肠内营养学分册［M］. 北京:人民军医出版社,2008:2.

［10］龚剑峰,顾立立,李毅,等. 基于加速康复外科模式的腹腔镜克罗恩病肠管切除术［J］. 中华胃肠外科杂志,2015,18（1）:16-20.

［11］SHUKLA H S,RAO R R,BANU N,et al. Enteral hyperalimentation in malnourished surgical patients［J］. Indian J Med Res,1984,80:339-346.

［12］LEWIS S J,ANDERSEN H K,THOMAS S. Early enteral nutrition within 24h of intestinal surgery versus later commencement of feeding:a systematic review and meta-analysis［J］. J Gastrointest Surg,2009,13（3）:569-575.

［13］MAZAKI T,EBISAWA K. Enteral versus parenteral nutrition after gastrointestinal surgery:a systematic review and meta-analysis of randomized controlled trials in the English literature［J］. J Gastrointest Surg,2008,12（4）:739-755.

［14］OSLAND E,YUNUS R M,KHAN S,et al. Early versus traditional postoperative feeding in patients undergoing resectional gastrointestinal surgery:a meta-analysis［J］. JPEN J Parenter Enteral Nutr,2011,35（4）:473-487.

［15］LASSEN K,COOLSEN M M,SLIM K,et al. Guidelines for perioperative care for pancreaticoduodenectomy:Enhanced Recovery After Surgery Society recommendations［J］. Clin Nutr,2012,31（6）:817-830.

［16］ANDERSEN H K,LEWIS S J,THOMAS S. Early enteral nutrition within 24h of colorectal surgery versus later commencement of feeding for postoperative complications［J］. Cochrane Database Syst Rev,2006（4）:CD004080.

［17］CRUZ-JENTOFT A J,BAEYENS J P,BAUER J M,et al. Sarcopenia:European consensus on definition and diagnosis:report of the European Working Group on Sarcopenia in Older People［J］. Age Ageing,2010,39（4）:412-423.

［18］NAYLOR C J,GRIFFITHS R D,FERNANDEZ R S. Does a multidisciplinary total parenteral nutrition team improve patient outcomes? A systematic review［J］. J Parenter Enteral Nutr,2004,28（4）:251-258.

［19］FORBES A,ESCHER J,HÉBUTERNE X,et al. ESPEN guideline:Clinical nutrition in inflammatory bowel disease［J］. Clin Nutr,2017,36（2）:321-347.

［20］SASAKI M,JOHTATSU T,KURIHARA M,et al. Energy metabolism in Japanese patients with Crohn's disease［J］. J Clin Biochem Nutr,2010,46（1）:68-72.

［21］BAROT L R,ROMBEAU J L,FEURER I D,et al. Caloric requirements in patients with inflammatory bowel disease［J］. Ann Surg,1982,195（2）:214-218.

［22］DOLZ C,RAURICH J M,IBÁÑEZ J,et al. Energy consumption in patients with Crohn's disease. An evolutionary study during hospitalization［J］. Nutr Hosp,1995,10（2）:81-86.

［23］GONG J,ZUO L,GUO Z,et al. Impact of disease activity on resting energy expenditure and body composition in adult Crohn's disease:a prospective longitudinal assessment［J］. JPEN J Parenter Enteral Nutr,2015,39（6）:713-718.

［24］ZHAO J,DONG J N,GONG J F,et al. Impact of enteral nutrition on energy metabolism in patients with Crohn's disease［J］. World J Gastroenterol,2015,21（4）:1299-1304.

［25］WEIMANN A,BRAGA M,CARLI F,et al. ESPEN guideline:clinical nutrition in surgery［J］. Clin Nutr,2017,36（3）:623-650.

［26］FRIEDMAN J,LUSSIEZ A,SULLIVAN J,et al. Implications of sarcopenia in major surgery［J］. Nutr Clin Pract,2015,30（2）:175-179.

［27］FILIPPI J,AL-JAOUNI R,WIROTH J B,et al. Nutritional deficiencies in patients with Crohn's disease in remission［J］. Inflamm Bowel Dis,2006,12（3）:185-191.

［28］KHANNA R,SHEN B. Adverse metabolic sequelae following restorative proctocolectomy with an ileal pouch［J］. Gastroenterol Hepatol（N Y）,2012,8（5）:322-326.

［29］WEISSHOF R,CHERMESH I. Micronutrient deficiencies in inflammatory bowel disease［J］. Curr Opin Clin Nutr Metab Care,2015,18（6）:576-581.

［30］WAŚKO-CZOPNIK D,PARADOWSKI L. The influence of deficiencies of essential trace elements and vitamins on the course of Crohn's disease［J］. Adv Clin Exp Med,2012,21（1）:5-11.

［31］VAGIANOS K,BECTOR S,MCCONNELL J,et al. Nutrition assessment of patients with inflammatory bowel disease［J］. JPEN J Parenter Enteral Nutr,2007,31（4）:311-319.

［32］DONNELLAN C F,YANN L H,LAL S. Nutritional management of Crohn's disease［J］. Ther Adv Gastroenterol,2013,6（3）:231-242.

［33］SIVA S,RUBIN D T,GULOTTA G,et al. Zinc deficiency is associated with poor clinical outcomes in patients with inflammatory bowel disease［J］. Inflamm Bowel Dis,2017,23（1）:152-157.

［34］ANANTHAKRISHNAN A N,KHALILI H,SONG M,et al. Zinc intake and risk of Crohn's disease and ulcerative colitis:a prospective cohort study［J］. Int J Epidemiol,2015,44（6）:1995-2005.

［35］SANTUCCI N R,ALKHOURI R H,BAKER R D,et al. Vitamin and zinc status pretreatment and posttreatment in patients with inflammatory bowel disease［J］. J Pediatr Gastroenterol Nutr,2014,59（4）:455-457.

［36］REINISCH W,STAUN M,BHANDARI S,et al. State of the iron:how to diagnose and efficiently treat iron deficiency anaemia in inflammatory bowel disease［J］. J Crohns Colitis,2013,7（6）:429-440.

［37］OIKONOMOU I K,FAZIO V W,REMZI F H,et al. Risk factors for anemia in patients with ileal pouchanal anastomosis［J］. Dis Colon Rectum,2007,50（1）:69-74.

［38］PASTRANA R J,TORRES E A,ARROYO J M,et al. Iron - deficiency anemia as presentation of pouchitis［J］. J Clin Gastroenterol,2007,41（1）:41-44.

［39］WELLS C W,LEWIS S,BARTON J R,et al. Effects of changes in hemoglobin level on quality of life and cognitive function in inflammatory bowel disease patients［J］. Inflamm Bowel Dis,2006,12（2）:123-130.

［40］LEE T W,KOLBER M R,FEDORAK R N,et al. Iron replacement therapy in inflammatory bowel disease patients with iron deficiency anemia:a systematic review and meta-analysis［J］. J Crohns Colitis,2012,6（3）:267-275.

［41］EVSTATIEV R,MARTEAU P,IQBAL T,et al. FERGIcor,a randomized controlled trial

on ferric carboxymaltose for iron deficiency anemia in inflammatory bowel disease [J].
Gastroenterology, 2011, 141 (3): 846-853.

[42] DIGNASS A U, GASCHE C, BETTENWORTH D, et al. European consensus on the diagnosis and management of iron deficiency and anaemia in inflammatory bowel diseases [J]. J Crohns Colitis, 2015, 9 (3): 211-222.

[43] TAN B, LI P, LV H, et al. Vitamin D levels and bone metabolism in Chinese adult patients with inflammatory bowel disease [J]. J Dig Dis, 2014, 15 (3): 116-123.

[44] KUPPINGER D, HARTL W H, BERTOK M, et al. Nutritional screening for risk prediction in patients scheduled for extra-abdominal surgery [J]. Nutrition, 2013, 29 (2): 399-404.

[45] FIELDING R A, VELLAS B, EVANS W J, et al. Sarcopenia: an undiagnosed condition in older adults. Current consensus definition: prevalence, etiology, and consequences. International Working Group on Sarcopenia [J]. J Am Med Dir Assoc, 2011, 12 (4): 249-256.

[46] KHANNA R, WU X, SHEN B. Low levels of vitamin D are common in patients with ileal pouches irrespective of pouch inflammation [J]. J Crohns Colitis, 2013, 7 (7): 525-533.

[47] GUPTA S, WU X, MOORE T, et al. Frequency, risk factors, and adverse sequelae of bone loss in patients with ostomy for inflammatory bowel diseases [J]. Gastroenterology, 2014, 144 (5): 259-264.

[48] ABRAHAM B P, PRASAD P, MALATY H M. Vitamin D deficiency and corticosteroid use are risk factors for low bone mineral density in inflammatory bowel disease patients [J]. Dig Dis Sci, 2014, 59 (8): 1878-1884.

[49] COULL D B, TAIT R C, ANDERSON J H, et al. Vitamin B_{12} deficiency following restorative proctocolectomy [J]. Colorectal Dis, 2007, 9 (6): 562-566.

[50] WARD M G, KARIYAWASAM V C, MOGAN S B, et al. Prevalence and risk factors for functional vitamin B_{12} deficiency in patients with Crohn's disease [J]. Inflamm Bowel Dis, 2015, 21 (12): 2839-2847.

[51] STABLER S P. Clinical Practice. Vitamin B_{12} deficiency [J]. N Engl J Med, 2013, 368 (2): 149-160.

[52] JOLY F, DRAY X, CORCOS O, et al. Tube feeding improves intestinal absorption in short bowel syndrome patients [J]. Gastroenterology, 2009, 136 (3): 824-831.

[53] MIRTALLO J, CANADA T, JOHNSON D, et al. Safe practices for parenteral nutrition [J]. JPEN J Parenter Enteral Nutr, 2004, 28 (6): S39-S70.

[54] WHO/FAO. Health and nutritional properties of probiotics in food including powder milk with live lactic acid bacteria: report of a joint FAO/WHO expert consultation on evaluation of health and nutritional properties of probiotics in food including powder milk with live lactic acid bacteria [R]. Rome: Food and Agriculture Organization of the United Nations, World Health Organization, 2001.

[55] SLAVIN J. Fiber and prebiotics: mechanisms and health benefits [J]. Nutrients, 2013, 5 (4): 1417-1435.

[56] BISCHOFF S C, ESCHER J, HEBUTERNE X, et al. ESPEN practical guideline: clinical nutrition in inflammatory bowel disease [J]. Clin Nutr, 2020, 39 (3): 632-653.

[57] NG S C, HART A L, KAMM M A, et al. Mechanisms of action of probiotics: recent advances [J].

Inflamm Bowel Dis,2009,15（2）:300-310.

[58] MORROW L E,KOLLEF M H. Probiotics in the intensive care unit:why controversies and confusion abound [J]. Crit Care,2008,12（3）:160.

[59] WALKER W A. Mechanisms of action of probiotics [J]. Clin Infect Dis,2008,46（Suppl 2）: S87-S91.

[60] ROBERFROID M. Prebiotics:the concept revisited [J]. J Nutr,2007,137:S830-S837.

[61] CHOWDHURY A H,ADIAMAH A,KUSHAIRI A,et al. Perioperative probiotics or synbiotics in adults undergoing elective abdominal surgery:a systematic review and meta-analysis of randomized controlled trials [J]. Ann Surg,2020,271（6）:1036-1047.

[62] BESSELINK M G,VAN SANTVOORT H C,BUSKENS E,et al. Probiotic prophylaxis in predicted severe acute pancreatitis:a randomised,double-blind,placebo-controlled trial [J]. Lancet,2008,371（9613）:651-659.

[63] GOU S M,YANG Z Y,LIU T,et al. Use of probiotics in the treatment of severe acute pancreatitis:a systematic review and meta-analysis of randomized controlled trials [J]. Crit Care, 2014,18（2）:R57.

[64] ARVANITAKIS M,OCKENGA J,BEZMAREVIC M,et al. ESPEN guideline on clinical nutrition in acute and chronic pancreatitis [J]. Clin Nutr,2020,39（3）:612-631.

[65] VALENTINI L,SCHULZKE J D. Mundane,yet challenging:the assessment of malnutrition in inflammatory bowel disease [J]. Eur J Intern Med,2011,22（1）:13-15.

[66] WEIMANN A,BRAGA M,CARLI F,et al. ESPEN guideline:clinical nutrition in surgery [J]. Clin Nutr,2017,36（3）:623-650.

[67] YASUEDA A,SHINZAKI S,IIJIMA H,et al. Safety of emulsifying lipid formulation containing omega-3 polyunsaturated fatty acids for patients with Crohn's disease [J]. Anticancer Res,2016, 36（7）:3753-3759.

[68] CABRÉ E,MAÑOSA M,GASSULL M A. Omega-3 fatty acids and inflammatory bowel diseases a systematic review [J]. Br J Nutr,2012,107 Suppl 2:S240-S252.

[69] MACLEAN C H,MOJICA W A,NEWBERRY S J,et al. Systematic review of the effects of n-3 fatty acids in inflammatory bowel disease [J]. Am J Clin Nutr,2005,82（3）:611-619.

[70] HOJSAK I,KOLACEK S,HANSEN L F,et al. Long-term outcomesafter elective ileocecal resection in children with active localized Crohn's disease--a multicenter European study [J]. J Pediatr Surg,2015,50（10）:1630-1635.

[71] VRECENAK J D,MATTEI P. Fast-track management is safe and effective after bowel resection in children with Crohn's disease [J]. J Pediatr Surg,2014,49（1）:99-102.

[72] BANKHEAD R,BOULLATA J,BRANTLEY S,et al. Enteral nutrition practice recommendations [J]. J Parenter Enteral Nutr,2009,33（2）:122-167.

[73] HEYLAND D K,MURCH L,CAHILL N,et al. Enhanced protein energy provision via the enteral route feeding protocol in critically ill patients:results of a cluster randomized trial [J]. Crit Care Med,2013,41（12）:2743-2753.

[74] REIGNIER J,MERCIER E,LE GOUGE A,et al. Effect of not monitoring residual gastric volume on risk of ventilator-associated pneumonia in adults receiving mechanical ventilation and early enteral feeding:a randomized controlled trial [J]. JAMA,2013,309（3）:249-256.

［75］MIRTALLO J，CANADA T，JOHNSON D，et al. Safe practices for parenteral nutrition ［J］. JPEN J Parenter Enteral Nutr，2004，28（6）：S39-S70.

［76］KIRKLAND L L，KASHIWAGI D T，BRANTLEY S，et al. Nutrition in the hospitalized patient ［J］. J Hosp Med，2013，8（1）：52-58.

第八章

克罗恩病合并肠梗阻的外科治疗

第一节　克罗恩病肠切除术

克罗恩病（Crohn's disease，CD）的特征性临床表现之一为肠道炎性纤维化和狭窄。在 CD 的发病过程中，肠道慢性透壁性炎症以及反复的损伤修复，导致细胞外基质（extracellular matrix，ECM）异常沉积。目前认为 CD 肠道纤维化是 ECM、成纤维细胞、细胞因子等多种因素相互作用的结果。

肠梗阻是 CD 的常见并发症。CD 合并肠梗阻多为慢性或不完全性肠梗阻，通过非手术治疗措施（如纠正低蛋白血症和电解质紊乱、肠外营养支持、小肠置管减压、使用生长抑素和糖皮质激素等）能使大部分患者梗阻症状得到缓解。虽然多数患者最终仍需要手术治疗，但首次发病即需急诊手术的病例较少。

相关指南共识提出，对 CD 肠狭窄导致反复或慢性肠梗阻者推荐手术治疗，以纤维性狭窄为主或药物治疗无效的狭窄，可导致反复腹胀、腹痛，伴狭窄近端肠管明显扩张，影响患者进食，导致营养状况恶化，生活质量降低，推荐择期手术治疗。

高达 80% 的 CD 患者在诊断明确后 10 年内至少需要接受一次肠切除手术，药物治疗无效或内镜下无法进行扩张治疗时，手术切除受影响的肠段是目前最常用的治疗策略。肠段切除术是解除梗阻的首选手段。外科医师应结合患者的病情、用药史和身体状况，明确手术适应证，把握手术时机，制订最佳的手术方案，提高手术成功率，减少术后并发症的发生。

【手术适应证】

对所有的 CD 而言，手术仅是针对其临床并发症所采取的措施，手术并不能治愈疾病本身，手术治疗的目的是消除或缓解并发症给患者带来的临床症状，改善病情和营养状况，提高生活质量。较长（≥5cm）、多灶性、有并发症的狭窄和内镜下治疗失败的狭窄需要外科手术治疗。对于并发穿孔、脓肿、瘘管或恶性肿瘤的狭窄，以及较短肠段内的多处狭窄，优选小肠切除术。结直肠吻合口狭窄通常采用内镜下扩张术治疗。其他克罗恩病相关的结直肠狭窄采用手术切除治疗。结直肠狭窄通常不行狭窄成形术。

【手术策略】

1. 手术切口　常规取腹正中切口。有利于术中探查腹腔和肠造口；CD 常需要多次手术，可从原切口入腹。

2. 全面探查　术中应充分探查全腹腔，了解病变肠段范围及严重程度，同时测量记录保留正常肠管的长度。

3. 节省肠管　对于所有的 CD 手术来说，都应尽可能多地保留健康肠段，并且保证其血供，避免短肠综合征的发生。建议只需切除肉眼下所见的病变肠管。

4. 术中污染的防护　入腹后应常规使用切口保护套，以尽可能减少切口的污染和感染的发生。

5. 肠管广泛病变时的切除范围　CD 是节段性跳跃性病变，可累及全消化道。然而，手术切除应限制在有临床并发症的肠段。对于分布较广的多发肠段狭窄，可仅处理有梗阻症状的狭窄段，无症状的肠道狭窄，只要短期内不至于再次手术即可不予处理，术后通过内科药物治疗来控制其发展。

6. 不同部位肠切除技术

（1）回盲部切除：CD 多发于回肠末端及回盲部（图 8-1-1），因此回盲部切除术是最常采用的手术方式。切除范围为回肠末端和病变结肠（通常仅有盲肠，图 8-1-2），吻合口在升结肠；吻合口应尽量远离十二指肠以防继发十二指肠瘘；病变肠管系膜常显著增厚，分离切断时需结扎确切，防止血管回缩或形成系膜内血肿；肠系膜血管结扎不需在血管根部，不需常规行淋巴结清扫。

（2）小肠部分切除：克罗恩病可累及多节段的小肠（图 8-1-3），长段的狭窄可行肠切除吻合（图 8-1-4），根据术中情况决定是否联合狭窄成形术。

（3）结肠切除术：根据病变的范围，克罗恩病患者可接受节段性结肠切除术（图 8-1-5）或次全/全结肠切除术（图 8-1-6）。节段性结肠切除术足以治疗孤立性结肠克罗恩病，存在 2 个或以上

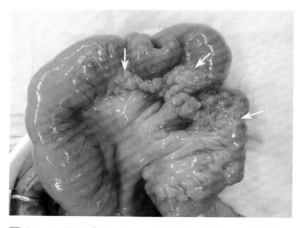

图 8-1-1　回肠末端 CD，小肠节段性狭窄合并肠梗阻，肠壁可见爬行脂肪（箭头）

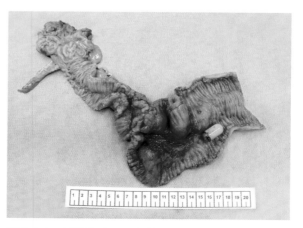

图 8-1-2　回肠末端 CD 合并小肠梗阻、胶囊内镜滞留，行回盲部及回肠部分切除

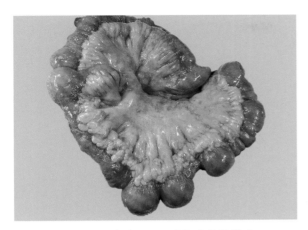

图 8-1-3　术中见 CD 小肠多节段狭窄

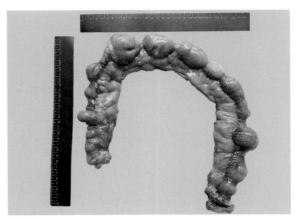

图 8-1-4　小肠部分切除术治疗多节段狭窄 CD

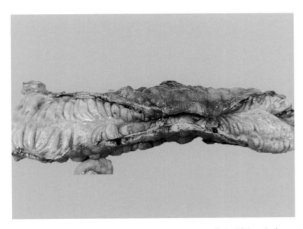

图 8-1-5　结肠 CD 合并狭窄梗阻行节段性切除术

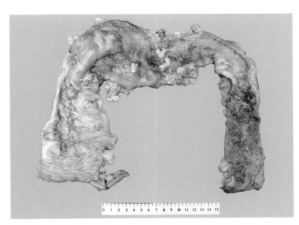

图 8-1-6　CD 多节段结肠狭窄梗阻行全结肠切除术

结肠节段受累的患者应可能需要接受次全/全结肠切除术。

7. 吻合方式的选择　CD 术后复发大多发生在吻合口部位或与吻合口邻近的肠管,肠吻合方式决定吻合口内径及局部血供,被认为可能是 CD 术后复发的重要影响因素。肠切除术后,所行吻合术的类型(侧-侧、端-侧或端-端吻合)取决于外科医师的偏好,目前暂无高质量随机对照试验证实哪一种吻合技术更好。

肠切除术后常用的吻合方式有近-远端肠管侧-侧吻合、端-端吻合及端-侧吻合,可通过吻合器吻合或者手工缝合来完成。吻合器吻合法具有快捷、安全、可靠的特点,包括使用直线切割吻合器的侧-侧吻合和使用管状吻合器的端-侧、端-端吻合,已被胃肠外科医师广泛接受。指南推荐 CD 手术使用直线切割吻合器行侧-侧吻合。

此外,相比常规的侧-侧吻合,研究指出 Kono-S 吻合(一种新型的功能性端-端吻合技术,图 8-1-7)更少导致术后吻合口复发。比较这两种吻合术式的首项研究纳入了 79 例回结肠克罗恩病患者,Kono-S 吻合术后具有显著更低的内镜复发率、临床复发率和手术复发率。然而,在推荐克罗恩病患者优选 Kono-S 吻合技术之前,还需开展更多临床研究进一步验证。

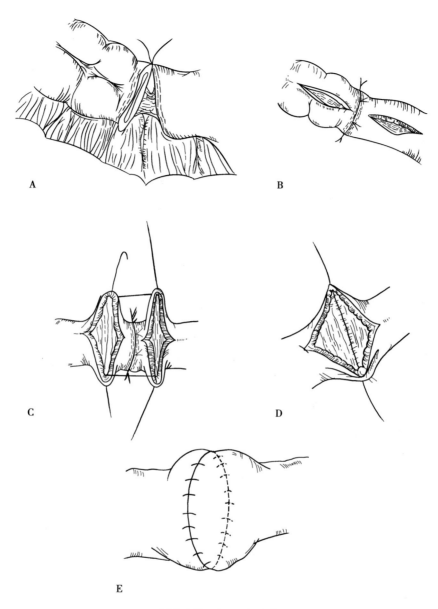

图 8-1-7　Kono-S 吻合
A. 切除病变肠管,闭合残端并缝合靠拢;B. 对系膜缘纵向切开;C. 横向缝合;D. 后壁缝合;E. 前壁缝合。

【典型病例 1】

一般资料:女性,58 岁,BMI 13.3kg/m²。

主诉:反复腹痛 9 年,加重 2 个月。

实验室检查:CRP 11.65mg/L,ESR 25mm/h,WBC 4.07×10⁹/L,中性粒细胞百分比(NEU%)64.0%。

结肠镜检查:肠道清洁度尚可,循腔进镜顺利抵达回肠末端。回肠末端黏膜近瓣口少许红斑;回盲瓣、盲肠及阑尾开口未见异常。升结肠黏膜未见异常。横结肠黏膜未见异常。降结肠黏膜未见异常。乙状结肠少许红斑。直肠黏膜散在红斑。上述多部位活检。

MRE 检查:第 5、6 组小肠多发节段性肠壁增厚,局部肠腔狭窄,以第 5 组小肠为著(壁增厚伴腔内息肉样增生），后者造成肠梗阻，以近肠管明显扩张（最扩张处肠管内径 52mm），周围小肠粘连。盆段小肠病灶 MTR 值位于正常肠道与肌肉数值中间，提示该肠道为中度纤维化可能（图 8-1-8）。考虑为内痔，未见活动性瘘管或脓肿。肝脏多发囊性病灶，考虑为囊肿；子宫全切术后。

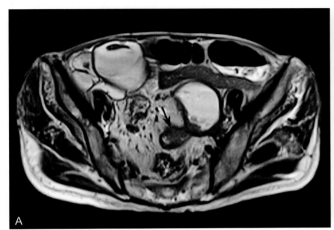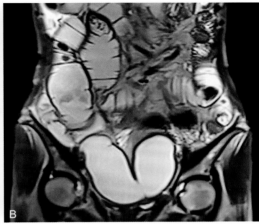

图 8-1-8　MRE 提示回肠纤维性狭窄（A 箭头），近端小肠扩张（B）

A. 横断面；B. 冠状面。

诊断：克罗恩病（A3L2B2）合并不完全性肠梗阻。

围手术期处理：肠内肠外营养治疗 1 周后手术。

手术时间：2021 年 2 月。

手术方式：腹腔镜探查+回肠部分切除、侧-侧吻合术。

探查腹腔：第 5 组小肠节段性狭窄，系膜肥厚，肠壁可见爬行脂肪。近端小肠扩张约 5cm（图 8-1-9～图 8-1-12）。

术后病理：符合克罗恩病。

治疗结局：术后第 6 天出院，无围手术期并发症。

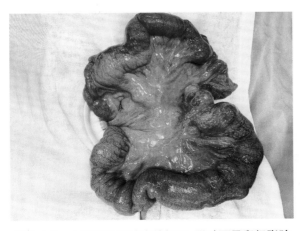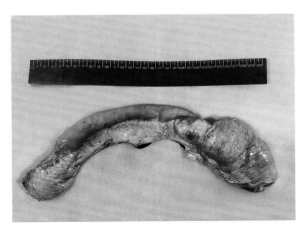

图 8-1-9　小肠节段性狭窄伴梗阻、肠壁可见爬行脂肪　　　　图 8-1-10　切除标本

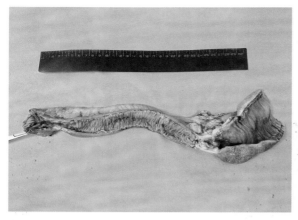

图 8-1-11 黏膜面可见节段性狭窄,系膜侧纵行溃疡

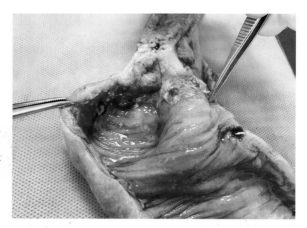

图 8-1-12 小肠纤维性狭窄,近端小肠扩张

【典型病例2】

一般资料:女性,71 岁,BMI 19.5kg/m²。

主诉:反复腹痛 14 余年,加重 1 个月。

实验室检查:CRP 7.81mg/L,ESR 48mm/h,WBC 8.44×10⁹/L,NEU% 57.6%。

结肠镜检查:肠道清洁度尚可,循腔进镜顺利抵达回肠末端。回肠末端黏膜、回盲瓣牵拉开放、盲肠及阑尾开口未见异常。升结肠黏膜未见异常。横结肠黏膜未见异常。降结肠黏膜未见异常。乙状结肠黏膜未见异常。直肠黏膜未见异常。按 IBD 治疗后黏膜愈合标准活检。

MRE 检查:回肠末端节段性肠壁增厚,局部肠腔明显狭窄并近端肠管扩张,符合克罗恩病并低位不完全性肠梗阻;回肠末端病灶 MTR 值位于正常肠道与肌肉数值中间,提示该肠道为中度纤维化可能(图 8-1-13)。肛周 MR 未见异常。肝多发囊肿;左肾小囊肿。子宫缺如,请结合临床病史;盆腔左侧囊性灶,较前相仿。

诊断:克罗恩病(A3L2B2)合并不完全性肠梗阻。

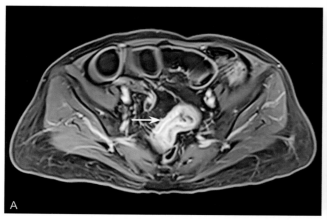
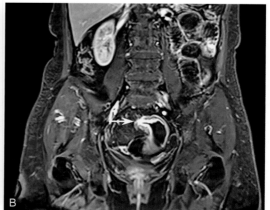

图 8-1-13 MRE 提示回肠纤维性狭窄(箭头)

A. 横断面;B. 冠状面。

围手术期处理:直接手术。

手术时间:2021年3月。

手术方式:腹腔镜探查+回肠部分切除、侧-侧吻合术。

探查腹腔:第5组小肠局限性狭窄,系膜肥厚,肠壁可见爬行脂肪。近端小肠扩张约4.5cm(图8-1-14,图8-1-15)。

术后病理:符合克罗恩病。

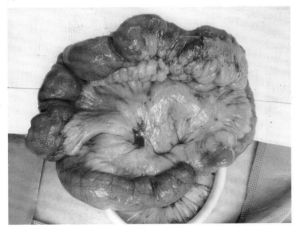

图8-1-14　小肠局限性狭窄,系膜肥厚,肠壁可见爬行脂肪

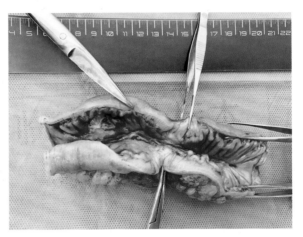

图8-1-15　小肠肠腔狭窄,系膜侧可见纵行溃疡

治疗结局:术后第6天出院,无围手术期并发症。

【典型病例3】

一般资料:男性,17岁,BMI 14.2kg/m²。

主诉:反复腹痛、腹泻4年余,再发3天。

既往史:3年前因"克罗恩病伴肠梗阻、重度营养不良"行"回肠双腔造瘘术",术后予营养支持,硫唑嘌呤50mg、1次/d治疗原发病。1年半前行"腹腔镜下右半结肠切除术+横结肠切除术+回肠-降结肠侧-侧吻合术+升结肠十二指肠瘘切除术+十二指肠瘘修补术+腹腔炎性包块清除术+回肠造瘘还纳术",术后继续使用硫唑嘌呤50mg、1次/d治疗。

实验室检查:CRP 5.11mg/L,ESR 6mm/h,WBC 9.29×10⁹/L,NEU% 76.3%。

结肠镜检查:肠道清洁度一般,循腔进镜至乙状结肠。乙状结肠多处大片溃疡,部分呈纵行分布,肠腔明显狭窄,换用胃镜继续进镜,约5cm,再次出现明显狭窄,且黏膜触之出血明显。无法继续进镜,遂退镜。于乙状结肠病变处活检。直肠见散在多处阿弗他溃疡(图8-1-16)。

CT检查:①右半结肠、横结肠术后缺如;降结肠、乙状结肠及直肠炎症性肠病改变,肠壁较前增厚,乙状结肠局部囊状扩张;肠系膜区及腹膜后小淋巴结,同前相仿。②肛门左侧增厚软组织影,考虑为肛周脓肿(图8-1-17)。

诊断:克罗恩病(A1L2B2)术后吻合口复发合并不完全性肠梗阻。

围手术期处理:胃肠减压、肠外营养,1周后手术治疗。

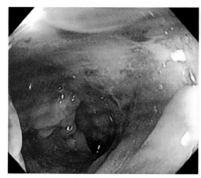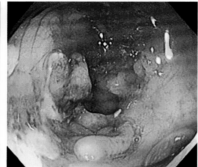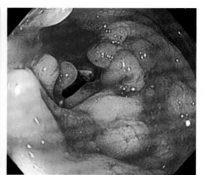

图 8-1-16 结肠镜示乙状结肠溃疡、肠腔狭窄

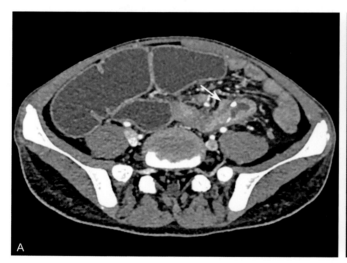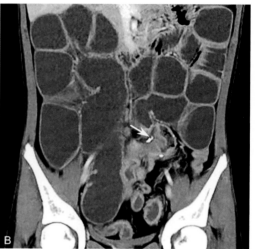

图 8-1-17 CT 提示克罗恩病术后吻合口复发梗阻（箭头）

A. 横断面；B. 冠状面。

手术时间：2021 年 5 月。

手术方式：腹腔镜腹腔粘连松解＋回结肠吻合口切除＋回肠部分切除术。

探查腹腔：小肠多处粘连，回肠-乙状结肠吻合口附近肠管红肿，系膜肥厚，回肠腔节段狭窄，小肠扩张最大径约 4.5cm，行上述术式，切除含回结肠吻合口所在的肠管（图 8-1-18~图 8-1-24）。

术后病理：符合克罗恩病。

治疗结局：术后第 7 天出院，无围手术期并发症。

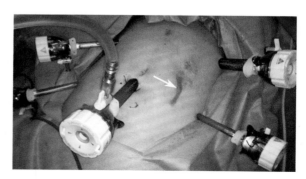

图 8-1-18 复发型 CD 再次腹腔镜手术 Trocar 布局（箭头示原手术切口）

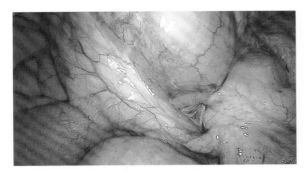

图 8-1-19　腹腔粘连、解剖结构不清,近端小肠扩张

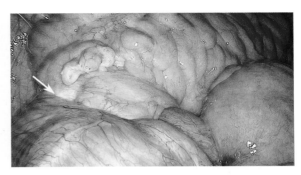

图 8-1-20　CD 术后吻合口(箭头)及周围肠管复发、梗阻

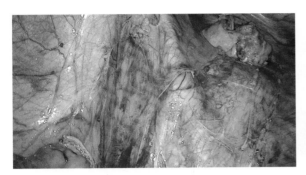

图 8-1-21　按 Toldt 间隙游离乙状结肠、直肠

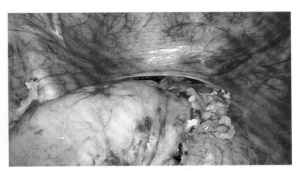

图 8-1-22　取原腹壁切口切除标本,体内完成消化道重建

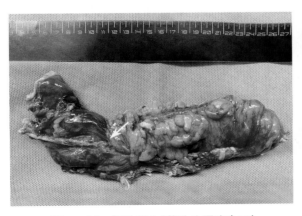

图 8-1-23　切除标本(箭头为原吻合口)

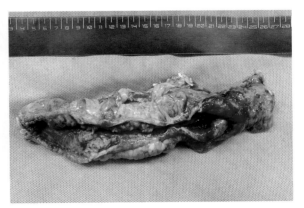

图 8-1-24　黏膜面多发溃疡、红肿

【典型病例 4】

一般资料:男性,33 岁,BMI 17.2kg/m²。

主诉:反复腹泻、腹痛 5 年余,体重下降 1 年。

实验室检查:CRP 30.28mg/L,ESR 16mm/h,WBC 4.66×10⁹/L,NEU% 48.8%。

结肠镜检查:肠道清洁度尚可,循腔进镜顺利抵达回盲部。回盲瓣及盲肠可见多个息肉样增生灶,予活检;阑尾开口未见异常。升结肠黏膜未见异常。横结肠黏膜未见异常。降结肠黏膜未见异常。乙状结肠黏膜未见异常。直肠黏膜未见异常。上述多点活检(图 8-1-25)。

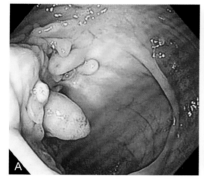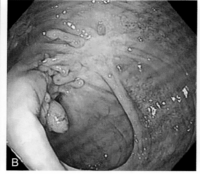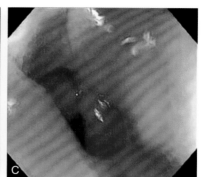

图 8-1-25 结肠镜示息肉样增生

A. 回盲瓣；B. 盲肠；C. 回盲瓣开口。

CT检查：①回肠末端、回盲部、升结肠肠壁节段性不均匀增厚并周围稍大淋巴结，拟炎性病变，肠结核与克罗恩病相鉴别；②低位小肠不完全性梗阻（图 8-1-26）。

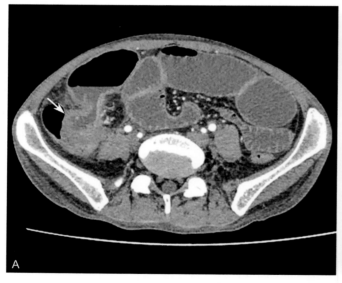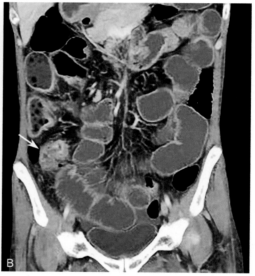

图 8-1-26 CT 提示回结肠克罗恩病伴梗阻（箭头）

A. 横断面；B. 冠状面。

诊断：克罗恩病（A2L2B2）合并不完全性肠梗阻。

围手术期处理：肠内肠外营养支持。

手术时间：2020 年 8 月。

手术方式：腹腔镜回盲肠及部分回肠切除术。

探查腹腔：回盲部及回肠末端红肿，回肠末端节段性狭窄，小肠扩张最大径约 5cm（图 8-1-27~图 8-1-30）。

术后病理：符合克罗恩病。

治疗结局：术后第 7 天出院，无围手术期并发症。

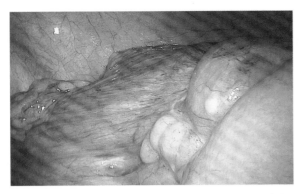

图 8-1-27　回结肠 CD,肠管狭窄梗阻,近端小肠扩张

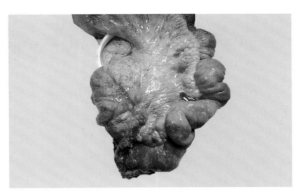

图 8-1-28　腹腔镜游离后取小切口,体外切除病变肠管

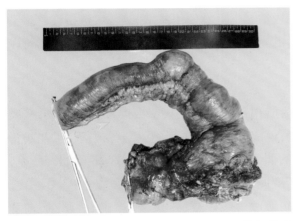

图 8-1-29　近切缘选择在系膜相对正常处(黄色箭头区域内),减少术后吻合口复发

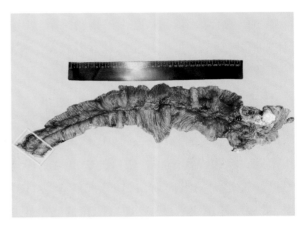

图 8-1-30　系膜侧见纵行溃疡,切缘选择在系膜相对正常处,对应黏膜无溃疡(黄色方框区域内),有利于减少术后吻合口复发

【讨论】

CD 狭窄多表现为慢性不完全性肠梗阻,是腹腔镜手术的良好适应证。回盲部或回肠末端 CD 狭窄的游离与常规右半结肠手术游离大致相同。考虑到 CD 肠系膜肥厚,内镜下裁剪容易出血,我们建议采取腹腔镜辅助的方法,肠管游离在腔镜下进行,系膜裁剪及消化道重建取辅助小切口完成,可减少术后出血、吻合口漏等并发症。

CD 术后吻合口复发较为常见,在术后内镜随访过程中,常可见吻合口及附近肠管溃疡复发。因此十分强调 CD 术后药物的规范使用,预防术后复发。轻度的吻合口狭窄或短段(<5cm)的肠管狭窄,可行内镜下球囊扩张或切开术。典型病例 3 患者狭窄长度超过 5cm,且周围肠管粘连,不适合行内镜扩张,故选择外科手术处理。复发性 CD 属于复杂性 CD,存在腹腔粘连、解剖变异等诸多不利因素,能否使用腹腔镜手术存在争议,文献报道其中转开腹比率高达 40%,ECCO 指南建议需要较为丰富的 CD 手术经验方可开展。

(宋新明　许开武)

第二节 克罗恩病狭窄成形术

尽管肠段切除是治疗梗阻性 CD 的首选术式,但是由于 CD 有复发倾向,多次的肠管切除必然要使患者承受短肠综合征的风险。1982 年,Lee 等借鉴结核性狭窄的治疗经验,在 CD 患者中第一次使用了狭窄成形术。已有研究显示,狭窄成形术可有效缓解肠梗阻并减轻症状。狭窄成形术后狭窄复发或瘘管形成的风险低,与肠切除术后的风险相当。

【手术适应证】

目前狭窄成形术的应用指征为:①广泛空肠、回肠炎伴单个或多个较短的纤维性狭窄;②既往有多次或者广泛肠段切除,有短肠综合征风险的患者;③既往肠段切除 1 年内复发的狭窄;④单一的回结肠吻合狭窄;⑤某些十二指肠狭窄。以下几种情况下不宜使用狭窄成形术,包括腹腔感染(合并脓肿、瘘管)、可疑肿瘤以及营养较差。在较短的肠段内有多个狭窄时,狭窄成形术往往难以达到解除梗阻的目的。

【手术方式】

1. Heineke-Mikulicz(H-M)狭窄成形术 作为应用最为广泛的狭窄成形术,适用于狭窄肠管的长度 <7cm 的肠狭窄。其手术方式就是通常所说的"纵切横缝"。手术步骤如下:①在肠管狭窄处对系膜缘预定肠管切口的中点两侧各缝一条牵引线;②在牵引线之间对系膜缘切开肠壁,做沿肠道走向的纵向切口,切开肠管全层,切口长度应跨过肠壁增厚狭窄的区域 0.5~1.0cm,止血,常规肠道消毒;③先将切口两角的肠壁用 3-0 可吸收缝线作全层间断缝合一针,线结暂不抽紧;④将切口中点牵引线分别向上下牵拉,再抽紧两角线结,将两角慢慢拉拢,使原纵向切口变成横向切口,然后用 3-0 可吸收缝线间断缝合肠壁切口;⑤缝合完毕后,在狭窄部位的肠系膜缘处用金属夹进行标记并从近端到远端进行编号,以便于术后在 X 线下进行评估以及之后的开腹手术(图 8-2-1)。

2. Finney 狭窄成形术 由于 H-M 狭窄成形术引起的张力过高,一般长的狭窄(超过 10cm)建议采取 Finney 狭窄成形术。手术步骤如下:①游离肠系膜,以肠段狭窄中点将肠管对折靠近;②两端靠近肠管采用 3-0 可吸收缝线浆肌层间断缝合;③距浆肌层缝合线 0.5cm 沿狭窄肠壁处做一"U"形切口,切口两端超过狭窄部位,止血,肠道消毒;④"U"形切口内侧(相当于后壁)采用间断或连续全层缝合;⑤"U"形切口外侧(前壁)采用全层内翻褥式缝合(图 8-2-2)。

3. Michelassi(顺蠕动肠侧-侧吻合)狭窄成形术 适用于狭窄段 >15cm 或一段肠管多处狭窄且长度达到 30cm 的患者。这种手术方式避免了切除大段肠管,而且不形成盲袢和肠管短路,但是在肠壁明显增厚和系膜明显缩短的患者实施比较困难。一项针对观察性研究的系统评价比较了常规狭窄成形术与侧-侧顺蠕动狭窄成形术,后者的围手术期并发症和远期并发症均更少。手术步骤如下:①在狭窄肠段的中间处离断系膜,在设计切断肠管的位置时应考虑两个肠段侧-侧吻合后狭窄部与扩张部要互补以形成足够的肠腔空间;②将两段狭窄肠段以同向顺蠕动方向并排靠拢,间断缝合两者浆肌层;③分别切开狭窄段肠管,全层连续缝合两者前后壁,前壁浆肌层间断缝合加强(图 8-2-3)。

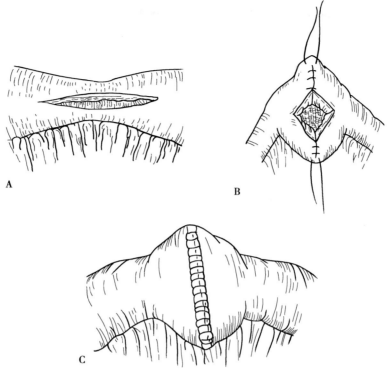

图 8-2-1　Heineke-Mikulicz（H-M）狭窄成形术

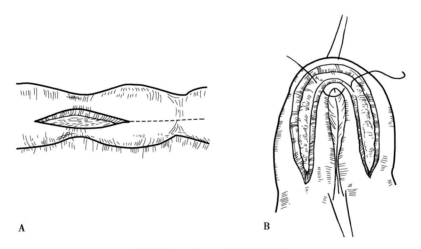

图 8-2-2　Finney 狭窄成形术

【手术注意事项】

1. 对于怀疑癌变的肠管，应先行术中冷冻病理，明确有无恶性变后实施狭窄成形术。

2. CD 多呈现多节段、跳跃性病变，对于一些复杂性肠管狭窄，或术中探查发现合并有腹腔脓肿、瘘存在，应在遵循"改善症状、节约肠管"原则的基础上，联合应用肠段切除或狭窄成形术，达到解决狭窄的目的。

3. 在肠管缝合过程中尽量使用可吸收缝线，可减少患者术后的复发率。

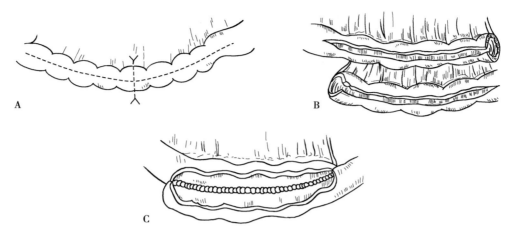

图 8-2-3　Michelassi（顺蠕动肠侧-侧吻合）狭窄成形术

4. 当出现弥漫性病变时，特别是对部分营养不良或者急诊手术患者，可以考虑进行近端造口（空肠造口术）。

（宋新明　许开武）

参 考 文 献

［1］兰平,练磊,何晓生. 克罗恩病并发肠梗阻外科治疗的术式选择［J］. 中华普外科手术学杂志（电子版）,2010,4（4）:368-371.

［2］中华医学会消化病学分会炎症性肠病学组. 炎症性肠病外科治疗专家共识［J］. 中华炎性肠病杂志,2020,4（3）:180-199.

［3］ADAMINA M,BONOVAS S,RAINE T,et al. ECCO Guidelines on Therapeutics in Crohn's Disease:Surgical Treatment ［J］. J Crohns Colitis,2020,14（2）:155-168.

［4］LIAN L,STOCCHI L,REMZI F H,et al. Comparison of Endoscopic Dilation vs Surgery for Anastomotic Stricture in Patients with Crohn's Disease Following Ileocolonic Resection ［J］. Clin Gastroenterol Hepatol,2017,15（8）:1226-1231.

［5］ZHANG W,ZHU W M,LI Y,et al. The respective role of medical and surgical therapy for enterovesical fistula in Crohn's disease ［J］. J Clin Gastroenterol,2014,48（8）:708-711.

［6］AMBE R,CAMPBELL L,CAGIR B. A comprehensive review of strictureplasty techniques in Crohn's disease:types,indications,comparisons,and safety ［J］. J Gastrointest Surg,2012,16（1）:209-217.

［7］DIETZ D W,LAURETI S,STRONG S A,et al. Safety and longterm efficacy of strictureplasty in 314 patients with obstructing small bowel Crohn's disease ［J］. J Am Coll Surg,2001,192（3）:330-337.

［8］HUANG R,VALERIAN B T,LEE E C. Laparoscopic approach in patients with recurrent Crohn's disease ［J］. Am Surg,2012,78（5）:595-599.

［9］MAARTENSE S,DUNKER M S,SLORS J F,et al. Laparoscopic-assisted versus open ileocolic resection for Crohn's disease:a randomized trial ［J］. Ann Surg,2006,243（2）:143-149.

［10］MILSOM J W,HAMMERHOFER K A,BÖHM B,et al. Prospective,randomized trial comparing laparoscopic vs. conventional surgery for refractory ileocolic Crohn's disease [J]. Dis Colon Rectum,2001,44（1）:1-8.

[11] STOCCHI L,MILSOM J W,FAZIO V W. Long-term outcomes of laparoscopic versus open ileocolic resection for Crohn's disease:follow-up of a prospective randomized trial [J]. Surgery, 2008,144（4）:622-627.

[12] FEARNHEAD N S,CHOWDHURY R,BOX B,et al. Long-term follow-up of strictureplasty for Crohn's disease [J]. Br J Surg,2006,93（4）:475-482.

[13] MOGHADAMYEGHANEH Z,HANNA M H,CARMICHAEL J C,et al. Comparison of open,laparoscopic,and robotic approaches for total abdominal colectomy [J]. Surg Endosc,2016, 30（7）:2792-2798.

[14] SHIMADA N,OHGE H,KONO T,et al. Surgical Recurrence at Anastomotic Site After Bowel Resection in Crohn's Disease:Comparison of Kono-S and End-to-end Anastomosis [J]. J Gastrointest Surg,2019,23（2）:312-319.

[15] LIGHTNER A Y,VOGEL J D,CARMICHAEL J C,et al. The American Society of Colon and Rectal Surgeons Clinical Practice Guidelines for the Surgical Management of Crohn's Disease [J]. Dis Colon Rectum,2020,63（8）:1028-1052.

[16] LEE Y,FLEMING F J,DEEB A P,et al. A laparoscopic approach reduces short-term complications and length of stay following ileocolic resection in Crohn's disease:an analysis of outcomes from the NSQIP database [J]. Colorectal Dis,2012,14（5）:572-577.

第九章

克罗恩病合并肠内瘘的外科治疗

第一节　克罗恩病合并肠内瘘的手术指征及注意事项

克罗恩病（Crohn's disease,CD）是一种慢性炎性肉芽肿性疾病,从口腔至肛门各段消化道均可受累,多见于回肠末端和邻近结肠。该病在欧美国家多发,然而值得注意的是近年来一些发展中国家的 IBD 发病率也逐渐升高。据报道,东亚地区 CD 的年发病率为（0.06~3.2）/10 万,患病率为（1.05~18.6）/10 万。CD 主要采用包括药物、手术、内镜治疗为主的综合措施进行治疗。据报道 CD 发病的最初 5 年内,60% 需要接受外科治疗,部分患者甚至需要多次手术。CD 肠切除的手术指征包括肠梗阻、肠穿孔导致弥漫性腹膜炎、瘘或脓肿形成及不可控制的消化道出血等。其中,合并肠瘘的 CD 属于复杂性 CD,临床常见的并发症为肠内瘘、肠皮瘘、肠膀胱瘘,临床表现多样,手术复杂,并发症较多。本章节对合并肠内瘘的外科手术治疗进行详细阐述。

克罗恩病合并肠内瘘可表现为小肠小肠瘘、小肠十二指肠瘘、小肠结肠瘘、结肠结肠瘘、肠膀胱瘘等,部分患者肠瘘通向腹腔常表现为右髂窝炎性包块、腹腔脓肿、腰大肌脓肿等。术前 MRE、CTE 等检查可有效判断病变累及范围及瘘管走向等,无重度营养不良、广泛腹腔脓肿者可选择直接手术。

【手术适应证】

1. 合并肠内瘘,不合并腹腔脓肿或脓肿局限者。

2. 肠内瘘合并肠梗阻。

【手术禁忌证】

1. 合并广泛腹腔脓肿。

2. 病变广泛、预计损失肠管较多者。

3. 疾病处于活动期。

4. 全身情况差,重度营养不良(BMI<15kg/m²)。

【手术注意事项】

1. 合并腹膜后脓肿或病变累及腰大肌、髂腰肌和/或盆壁者,需术前放置输尿管导管,以便术中辨认保护输尿管。

2. 一般采取腹部绕脐正中切口。

3. 对于最常见的回结肠型 CD,通常采用尾侧入路、外侧入路,先进行远离病变的操作和分离,有利于减少出血、降低手术操作难度、增加术者的信心。对于左半结肠或直肠 CD,先行 Toldt 间隙或直肠后间隙等正常间隙的游离,再分离肠瘘处的粘连,能大大提高手术进度并减少出血。

4. 术中注意尽量维持正确的解剖平面(Toldt 间隙),对于病变累及后腹膜、输尿管者,应结合钝性和锐性分离,注意保护十二指肠、输尿管、性腺血管、髂血管等重要脏器。当病变累及上述脏器时,紧贴肠管钝性分离有利于提高分离效率并保护重要脏器。

5. 避免过度切除受累的结肠、十二指肠、膀胱等脏器,受累器官的瘘口一期修补是安全的。微小的膀胱瘘可不予修补。

6. 术中始终秉承"节省肠管"的原则,可采取肠段切除与狭窄成形术相结合的方法,避免长段的肠切除手术。无须根部结扎血管,无须清扫淋巴结。尽管肠系膜切除范围与术后复发的关系尚不明确,我们建议在不增加肠管切除长度的前提下尽量切除增厚的肠系膜。

7. 选择相对正常(肠壁柔软、肠系膜无增厚)的肠管进行吻合、保证良好的吻合口血供、减少张力和避免将吻合口置于脓肿创面内,有利于减少术后吻合口漏的发生。

(宋新明 陈志辉)

第二节 克罗恩病合并肠内瘘的典型手术病例

一、克罗恩病合并炎性包块

克罗恩病肠管透壁炎症粘连或系膜侧局限性穿透可形成炎性包块,可与周围肠管、阑尾、腹壁、后腹膜、附件、输尿管、髂血管等形成粘连。临床表现有时不典型,与肿瘤、肠结核等难以鉴别。

【典型病例 1】

一般资料:女性,14 岁,BMI 15.8kg/m²。近 3 个月体重下降 10kg。

主诉:腹痛 2 年余,加重伴呕吐 3 个月。

既往史:2013 年 4 月因"右下腹痛伴呕吐 2 天"于当地三甲医院诊断为"急性阑尾炎",行腹腔镜中转开腹阑尾切除术,术后病理提示阑尾慢性炎,术后恢复良好。

体格检查:右下腹见麦氏切口,长约 5cm;右侧腹部可扪及 8cm×6cm 质中包块,边界不清,活动度差,有压痛,无反跳痛。

实验室检查:CRP 49.5mg/L,ESR 51mm/h,WBC 7.07×10⁹/L,NEU% 67.1%。

结肠镜检查:循腔进镜至结肠右曲,结肠右曲处见不规则溃疡,周围黏膜增生,肿胀,致肠腔狭窄,内镜无法通过,亦无法窥见溃疡全貌。旁边见结节样、指样息肉增生。活检病理提示黏膜慢性炎症。

CTE 检查:右半结肠(升结肠起始部至结肠右曲部)肠壁增厚,肠腔明显变窄,最厚处约 9mm,部分增厚的肠壁呈"双晕征"改变,双期增强扫描后见增厚的肠壁呈轻-中度不均匀性强化。病变系膜侧血管增多,呈"梳状征"。肠袢邻近肠系膜脂肪密度增高,部分形成肿块样高密度影,肠周、双侧腹股沟可见多个肿大淋巴结,边界清晰,较大者约为 10mm,增强扫描后呈明显强化;小肠末端近回盲瓣部扩张、积气。结合临床,符合克罗恩病(图 9-2-1)。

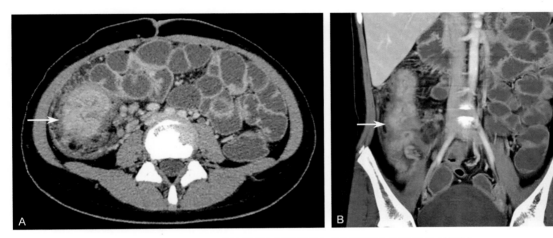

图 9-2-1　CTE 提示回肠末端-盲肠-升结肠巨大炎性包块(箭头)

A. 横断面;B. 冠状面。

诊断:克罗恩病(A1L2B3)合并不完全性肠梗阻。

围手术期处理:病变局限于右半结肠及回肠末端,合并肠梗阻,MDT 讨论建议手术后再行药物治疗预防复发。

手术时间:2014 年 8 月。

手术方式:腹腔镜辅助右半结肠切除+回肠末端切除术。手术过程见视频 9-2-1。

　视频 9-2-1　CD 合并炎性包块的腹腔手术

探查腹腔:无腹水,大网膜与腹壁间见多处条索状粘连,盲肠、升结肠及右侧横结肠浆膜层充血、红肿,肠壁增厚,右半结肠与大网膜多发粘连,形成一大小约 12cm×8cm×6cm 的炎性包块,右半结肠系膜淋巴结肿大,最大者约 1cm。阑尾缺如,回肠末端稍扩张,其余小肠及结肠无明显异常(图 9-2-2~图 9-2-4)。

术后病理:符合克罗恩病。

治疗结局:术后第 7 天出院,无围手术期并发症。

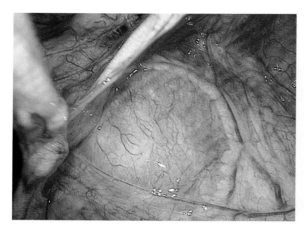

图 9-2-2 右半结肠及回肠末端红肿、增厚,局限性穿透形成巨大炎性包块

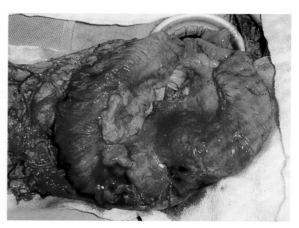

图 9-2-3 腹腔镜游离右半结肠后辅助小切口体外切除病变肠管

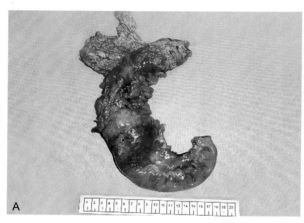

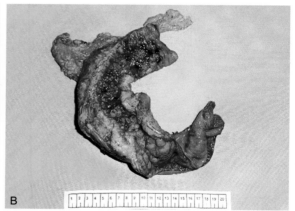

图 9-2-4 标本展示

A. 剖开前;B. 剖开后:黏膜面见铺路石样改变。

【典型病例 2】

一般资料:女性,49 岁,BMI 17.9kg/m^2。

主诉:反复右下腹痛 2 年,加重伴间断性呕吐 1 个月。

简要病史:2 年前确诊为克罗恩病,外院予英夫利西单抗治疗 5 次。

体格检查:腹部平坦,右侧腹部可扪及 6cm×5cm 质中包块,活动度差,有压痛,无反跳痛。

实验室检查:CRP 59.3mg/L,ESR 52mm/h,WBC 9.87× 10^9/L,NEU% 77.5%。

结肠镜检查:循腔进镜顺利抵达升结肠,因狭窄未能继续进镜。升结肠处肠腔变形、向心样挛缩,肠腔狭窄,肠镜无法通过(图 9-2-5);旁边见一片状的纵行溃疡,约 1cm,

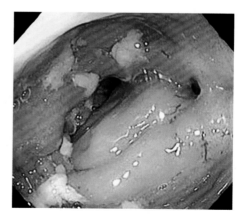

图 9-2-5 结肠镜提示升结肠狭窄

溃疡面覆白苔,予活检。横结肠见散在结节样增生。降结肠黏膜未见异常。乙状结肠黏膜未见异常。直肠黏膜未见异常。

MRE检查:回肠末端、回盲部、升结肠肠壁增厚,回盲部局部肠腔狭窄并肠内瘘可能,符合克罗恩病,病变为重度炎症合并中度纤维化。复杂性肛瘘(图9-2-6)。

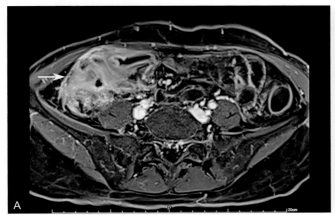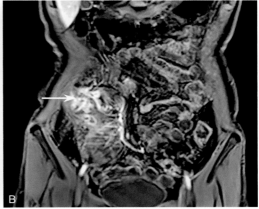

图 9-2-6 MRE 提示回肠末端及盲升结肠内瘘形成巨大炎性包块(箭头)

A. 横断面;B. 冠状面。

诊断:克罗恩病(A3L2B3)。

围手术期处理:已行肠内营养及英夫利西单抗治疗控制炎症。病变局限于右半结肠及回肠末端,MDT讨论建议手术治疗。

手术时间:2021年5月。

手术方式:腹腔镜辅助右半结肠切除+回肠末端切除术。

探查腹腔:无腹水,大网膜与腹壁及右下腹肠管多发粘连,盲肠、升结肠及回肠末端红肿,肠壁增厚,形成一大小约10cm×8cm×6cm的炎性包块,回肠末端稍扩张,其余小肠及结肠无明显异常(图9-2-7~图9-2-11)。

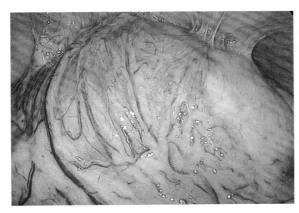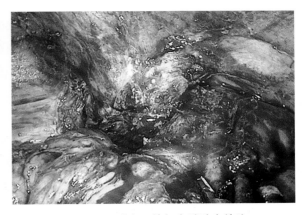

图 9-2-7 回盲部红肿、增厚,局限性穿透形成巨大炎性包块

图 9-2-8 病变肠管与右髂致密粘连

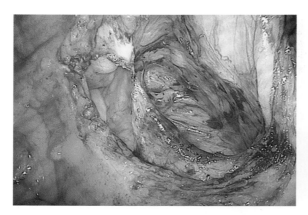

图 9-2-9 腹腔镜游离右半结肠及回肠末端

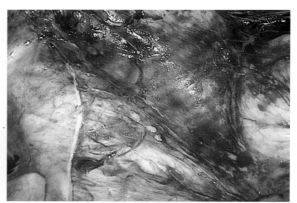

图 9-2-10 紧贴肠管游离,保护后方的输尿管

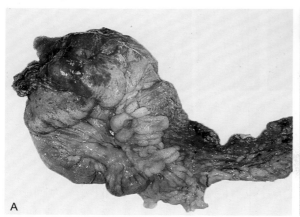

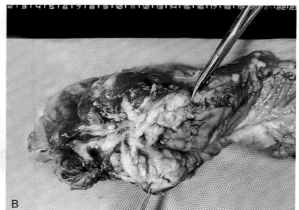

图 9-2-11 标本展示

A. 辅助小切口体外切除标本;B. 肠黏膜面肉芽增生。

术后病理:符合克罗恩病。

治疗结局:术后第 6 天出院,无围手术期并发症。

二、克罗恩病合并肠内瘘、腹腔脓肿

病变肠管穿透可形成腹腔脓肿,通常表现为肠系膜间脓肿,部分患者向后累及腰大肌、髂腰肌形成腹膜后脓肿。肠系膜间脓肿穿刺引流通常效果不佳;腹膜后脓肿穿刺引流效果较为明显,联合全肠内营养、口服抗生素等进行术前优化治疗,可使脓肿明显吸收,降低择期手术难度。

【典型病例 1】

一般资料:男性,63 岁,BMI 17.8kg/m²。

主诉:腹痛 1 个月余。

体格检查:腹部平软,无压痛及反跳痛,未触及腹部包块。

实验室检查:CRP 27.8mg/L,ESR 119mm/h,WBC 6.94×10⁹/L,NEU% 69.1%。

结肠镜检查:进镜至回肠末端,回盲瓣口黏膜充血、红肿,可见溃疡或糜烂,予活检,易出血(图 9-2-12)。

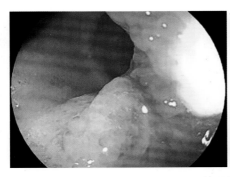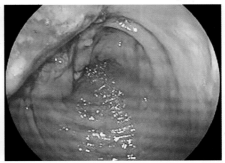

图 9-2-12　结肠镜提示回盲瓣溃疡

CTE 检查：回肠中远段、空肠近中段多发节段性肠壁增厚，考虑为炎症性肠壁（克罗恩病可能）；回肠远段局部小肠粘连并肠周渗出、脓肿形成，考虑为肠内瘘形成（图 9-2-13）。

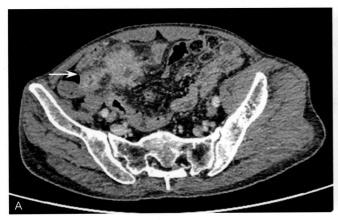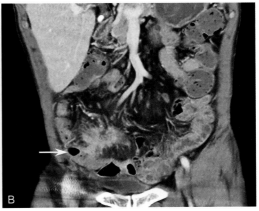

图 9-2-13　CTE 提示回肠内瘘伴肠间脓肿形成（箭头）
A. 横断面；B. 冠状面。

诊断：克罗恩病（A3L1B3）。

围手术期处理：肠间脓肿，不适宜穿刺引流，MDT 讨论建议术前优化治疗后手术治疗，予口服抗生素、全肠内营养 4 周后手术。

复查 CTE：回肠中远段、空肠近中段多发节段性肠壁增厚，回肠远段局部小肠粘连并肠周渗出、脓肿形成，较前吸收（图 9-2-14）。

手术时间：2020 年 8 月。

手术方式：腹腔镜辅助回肠部分切除术。

探查腹腔：无腹水，距回盲瓣 50~75cm 的回肠红肿、增厚，系膜侧穿透形成内瘘，内可见慢性脓肿。其余小肠及结肠大致正常（图 9-2-15，图 9-2-16）。

术后病理：符合克罗恩病。

治疗结局：术后第 5 天出院，无围手术期并发症。

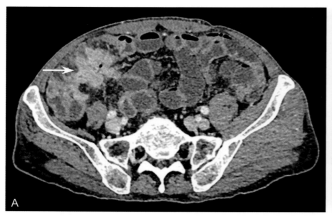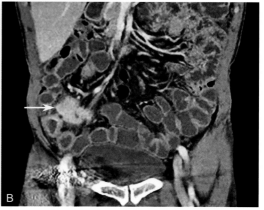

图 9-2-14 CTE 提示经过优化治疗后腹腔脓肿吸收（箭头）

A. 横断面；B. 冠状面。

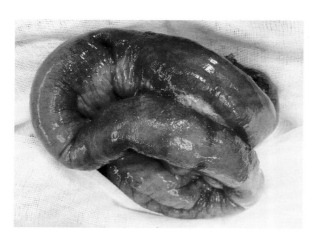

图 9-2-15 回肠红肿、增厚，系膜侧穿透形成内瘘及肠间脓肿

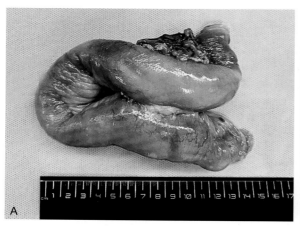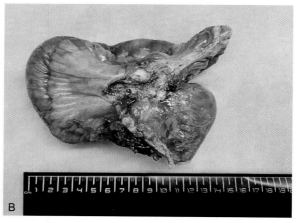

图 9-2-16 标本展示

A. 正面观；B. 反面观

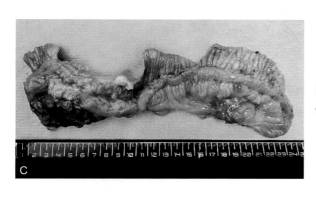

图 9-2-16(续)
C. 剖开后：肠黏膜面肉芽增生、纵行溃疡。

【典型病例 2】

一般资料：男性，19 岁，BMI 17.4kg/m²。

主诉：反复腹痛 8 个月余，发热 2 周。

简要病史：8 个月前出现右下腹痛，1 个月前出现高热，当地医院检查考虑克罗恩病伴肠瘘、腹腔脓肿形成，予抗生素治疗，并行超声引导下右侧腹膜后脓肿置管引流。

体格检查：体温 38.5℃，右下腹可见穿刺引流管，腹部平坦，右下腹压痛，无反跳痛，未触及腹部包块。

实验室检查：CRP 120.0mg/L，ESR 97mm/h，WBC 10.74×10⁹/L，NEU% 85.1%。

结肠镜检查：回盲部变形，大量脓性分泌物涌出，见多发不规则溃疡及可疑瘘口。回盲瓣狭窄，镜身无法通过，可窥见回肠末端溃疡。降结肠、乙状结肠、直肠黏膜见多发阿弗他溃疡（图 9-2-17）。

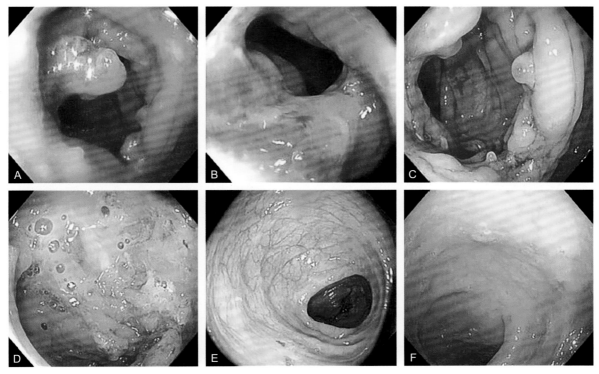

图 9-2-17　结肠镜提示回肠末端、回盲部及升结肠多发溃疡
A. 回盲瓣；B. 回肠末端；C、D. 升结肠；E. 降结肠；F. 直肠。

CTE 检查:回肠末端、盲升结肠及横结肠多发节段性肠壁增厚和肠腔狭窄,可符合克罗恩病的 CTE 表现,伴回盲部后方巨大脓肿形成,累及右侧腰大肌和髂腰肌,可疑累及右侧输尿管(图 9-2-18)。

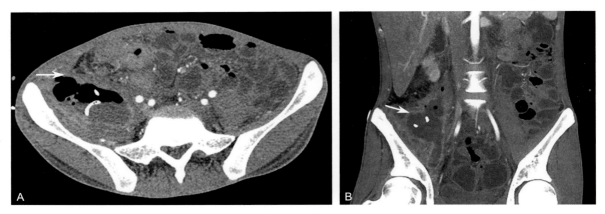

图 9-2-18 CTE 提示回盲部肠瘘伴腰大肌、髂腰肌脓肿形成(箭头)
A. 横断面;B. 冠状面。

诊断:克罗恩病(A2L2B3)。

围手术期处理:继续保留腹膜后脓肿穿刺引流管,6 周后拔除。MDT 讨论建议术前优化治疗后手术治疗,予口服抗生素、全肠内营养 8 周后手术。

复查 MRE:回盲部肠壁增厚并瘘管形成,其后方多发脓肿形成累及右侧腰大肌、髂腰肌,考虑为克罗恩病,病变范围较前缩小。病灶 MTR 值位于正常肠道与肌肉数值中间,提示该肠道为中度纤维化可能。回盲部肠道狭窄不伴近端肠管扩张(图 9-2-19)。

手术时间:2021 年 3 月 30 日。

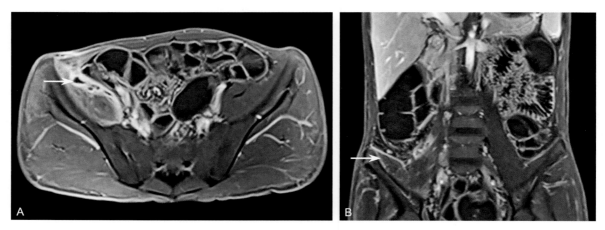

图 9-2-19 MRE 提示经过优化治疗后腹膜后脓肿明显吸收(箭头)
A. 横断面;B. 冠状面。

手术方式：右侧输尿管导管置入+腹腔镜辅助右半结肠切除+回肠末端切除术。手术过程见视频 9-2-2。

视频 9-2-2　CD 合并腰大肌脓肿的腹腔镜手术

探查腹腔：无腹水，回盲部肠管红肿、增厚，系膜侧慢性脓肿向腹膜后穿透至右侧髂腰肌、腰大肌，与输尿管致密粘连（图 9-2-20~图 9-2-24）。

术后病理：符合克罗恩病。

治疗结局：术后第 7 天出院，无围手术期并发症。

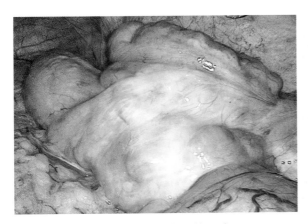

图 9-2-20　回盲部肠管红肿

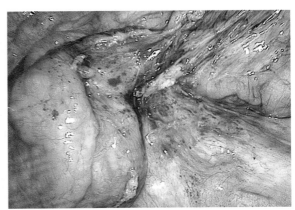

图 9-2-21　病变肠管穿透至后腹膜形成内瘘及腹膜后脓肿

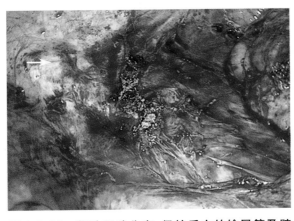

图 9-2-22　紧贴肠壁分离，保护后方的输尿管及髂血管

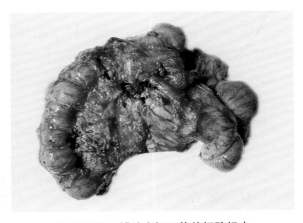

图 9-2-23　辅助小切口体外切除标本

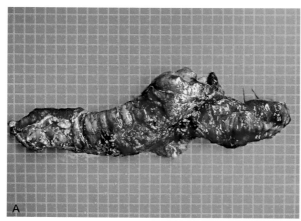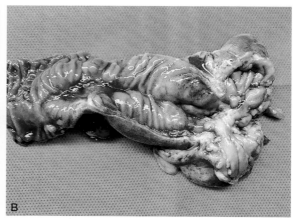

图 9-2-24　标本展示

A. 剖开前；B. 剖开后：黏膜面可见纵行溃疡。

三、克罗恩病合并结肠瘘

　　小肠克罗恩病可穿透形成系膜间慢性脓肿，累及结肠形成内瘘，以回肠横结肠瘘、回肠乙状结肠瘘最为常见。结肠克罗恩病可穿透至邻近器官，形成结肠小肠瘘、结肠十二指肠瘘、结肠胃瘘、结肠膀胱瘘等。根据术前内镜结果及术中判断结肠受累程度，决定行结肠瘘管切除修补或肠段切除。

【典型病例 1】

　　一般资料：男性，20 岁，BMI 17.3kg/m²。

　　主诉：反复腹痛半年余。

　　简要病史：半年前外院诊断为克罗恩病，予美沙拉秦治疗。

　　体格检查：腹部平坦，全腹无压痛及反跳痛，未触及腹部包块。

　　实验室检查：CRP 69.3mg/L，ESR 87mm/h，WBC $8.25×10^9$/L，NEU% 72.7%。

　　结肠镜检查：回肠末端黏膜、回盲瓣及乙状结肠散在多个溃疡，不规则，直径 0.3~1.5cm，以回肠末端明显（图 9-2-25）。

　　MRE 检查：回盲瓣、第 5、6 组小肠、乙状结肠多发节段性肠壁增厚，未见狭窄征象，盆腔肠系膜脓肿形成（脓腔大小 15mm×23mm），考虑克罗恩病可能性大，请结合临床及肠镜结果。回肠末端病灶 MTR 值靠近正常肠道，提示该肠道为轻中度纤维化可能（图 9-2-26）。

　　诊断：克罗恩病（A2L2B3）。

　　围手术期处理：MDT 讨论建议术前优化治疗后手术治疗，予口服抗生素、全肠内营养 8 周后手术。

　　复查 MRE：第 5、6 组小肠、回盲部、乙状结肠多发节段性肠壁增厚，其中回肠远端肠壁增厚程度较前减轻，盆腔第 6 组小肠肠壁较前稍增厚；盆腔第 6 组小肠局部穿孔，周围脓肿包裹，脓肿范围较前扩大，相邻小肠粘连。盆腔第 6 组病变小肠肠壁 T_2WI 信号增高、DWI 提示扩散受限，MTR 值靠近肌肉值，提示病变存在中重度炎症合并中重度纤维化可能（图 9-2-27）。

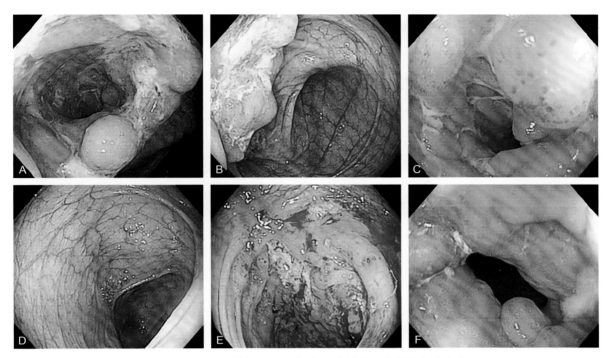

图 9-2-25　结肠镜提示回肠末端、回盲瓣及乙状结肠多发溃疡

A、B. 回盲瓣；C. 回肠末端；D. 横结肠；E. 乙状结肠；F. 肛管。

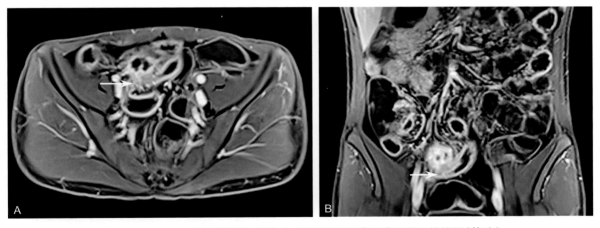

图 9-2-26　MRE 提示回肠末端炎症、穿透形成系膜脓肿累及乙状结肠（箭头）

A. 横断面；B. 冠状面。

手术时间：2021 年 6 月。

手术方式：腹腔镜辅助回盲肠切除+乙状结肠切除+腹腔脓肿清创引流术。手术过程见视频 9-2-3。

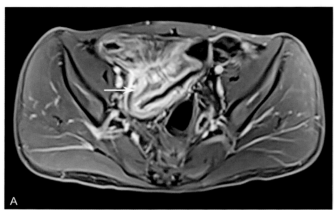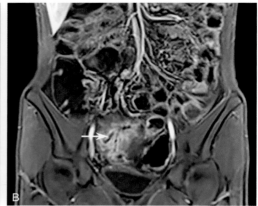

图 9-2-27　MRE 提示优化治疗效果不佳,脓肿加重(箭头)

A. 横断面;B. 冠状面。

视频 9-2-3　CD 腹腔脓肿累及乙状结肠瘘的腹腔镜手术

　　探查腹腔:回盲部肠管红肿、增厚,回肠末端穿透形成系膜间脓肿,与膀胱后壁、乙状结肠致密粘连,乙状结肠受累(图 9-2-28~图 9-2-32)。

　　术后病理:符合克罗恩病。

　　治疗结局:术后第 8 天出院,无围手术期并发症。

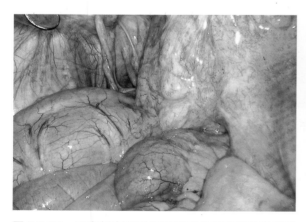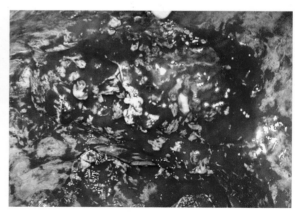

图 9-2-28　回盲部克罗恩病穿透形成系膜间脓肿并累及乙状结肠

图 9-2-29　罗恩病合并腹腔脓肿

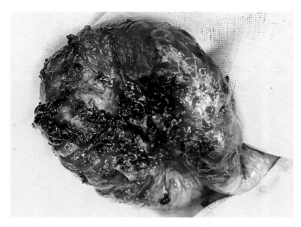

图 9-2-30 紧贴肠管分离脓肿

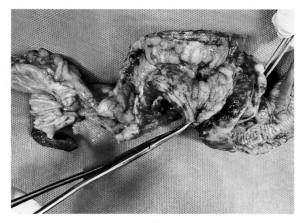

图 9-2-31 回肠系膜侧黏膜溃疡伴穿透

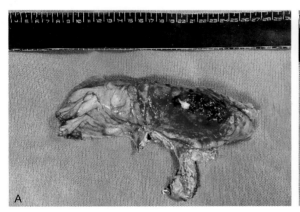

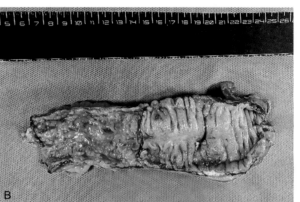

图 9-2-32 乙状结肠标本展示

A.切除受累的乙状结肠;B.乙状结肠黏膜溃疡形成。

【典型病例 2】

一般资料:男性,41 岁,BMI 18.5kg/m²。

主诉:腹痛、腹胀 10 余年。

简要病史:10 余年前出现反复腹痛、腹胀,未予重视。1 个月前诊断为"克罗恩病",予以美沙拉秦、乌司奴单抗治疗。

体格检查:腹部平坦,全腹无压痛及反跳痛,未触及腹部包块。

实验室检查:CRP 161.5mg/L,ESR 60mm/h,WBC 8.56×10⁹/L,NEU% 88.5%。

结肠镜检查:循腔进镜抵达乙状结肠,粘连固定狭窄,镜端无法通过,局部黏膜稍红肿,予活检(图 9-2-33)。

MRE 检查:第 5、6 组小肠、回盲部、升结肠、横结肠、降结肠、乙状结肠多发节段肠壁增厚,考虑为炎症性病变;盆腔第 6 组小肠间及与乙状结肠之间、右下腹小肠肠管粘连,

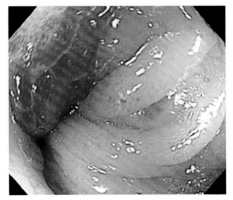

图 9-2-33 结肠镜提示乙状结肠狭窄

考虑为肠间瘘,并肠周脓肿形成。乙状结肠病变肠壁 DWI 扩散受限,MTR 值介于肌肉和正常肠壁之间,考虑该病变肠壁存在重度纤维化可能(图 9-2-34)。

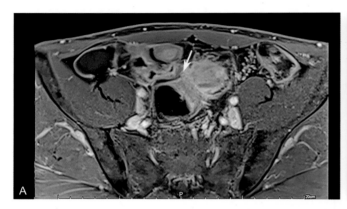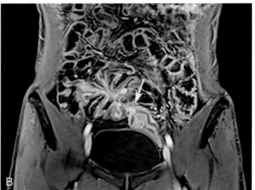

图 9-2-34 MRE 提示回肠回肠瘘、回肠乙状结肠瘘(箭头)

A. 横断面;B. 冠状面。

诊断:克罗恩病(A2L2B3);肠内瘘。

围手术期处理:脓肿局限,肠管纤维化明显,MDT 讨论建议直接手术。

手术时间:2021 年 6 月。

手术方式:腹腔镜辅助回盲肠切除+乙状结肠切除术。手术过程见视频 9-2-4。

 视频 9-2-4 CD 合并回肠乙状结肠瘘的腹腔镜手术

探查腹腔:回盲部肠管红肿、增厚,回肠末端穿透形成内瘘、粘连成团,坠入盆腔并与乙状结肠形成内瘘(图 9-2-35~图 9-2-37)。

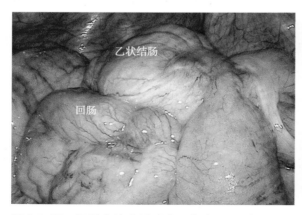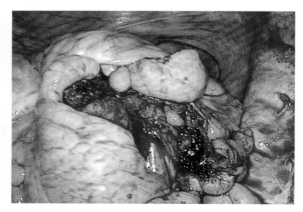

图 9-2-35 回肠末端穿透形成肠内瘘,累及穿透乙状结肠

图 9-2-36 分离回肠与乙状结肠的内瘘、粘连

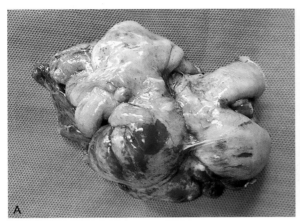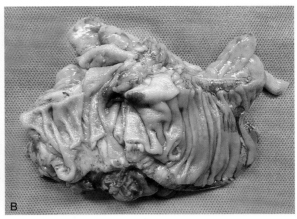

图 9-2-37　标本展示
A. 切除回盲部病变肠管；B. 乙状结肠浆膜面受损严重，予以切除。

术后病理：符合克罗恩病。

治疗结局：术后第 7 天出院，无围手术期并发症。

四、克罗恩病合并十二指肠瘘

克罗恩病合并十二指肠瘘少见，常见于结肠右曲 CD 累及十二指肠第 2、3 段形成内瘘，亦可见于回结肠吻合口 CD 复发患者。建议首次手术时尽量保留十二指肠前方的筋膜，回结肠吻合口远离十二指肠，或者利用大网膜将两者进行隔绝，可能有助于减少十二指肠瘘的发生。十二指肠瘘管争取一期切除修补，必要时放置空肠营养管以达早期肠内营养。

【典型病例 1】

一般资料：男性，40 岁，BMI 19.9kg/m²。

主诉：反复腹痛 3 年余，加重 2 个月。

体格检查：腹部平坦，全腹无压痛及反跳痛，未触及腹部包块。

实验室检查：CRP 32.8mg/L，ESR 28mm/h，WBC $6.93×10^9$/L，NEU% 77.3%。

小肠检查：从口进镜，进镜至距幽门口约 3.5m 的回肠中上段，回肠上段见散在多个纵行瘢痕及结节样增生。回肠中上段肠腔狭窄，无法进镜，予活检。

胃镜：十二指肠降段可见一可疑瘘管开口，周围黏膜充血、水肿（活检），可见脓性分泌物及纤维样物附着（图 9-2-38）。

CT 检查：脐区小肠肠壁不规则形增厚并粘连聚集，局部肠管狭窄，肠管间内瘘（图 9-2-39）。

诊断：克罗恩病（A2L1B3）；回肠内瘘；回肠十二指肠瘘；不完全性小肠梗阻。

围手术期处理：MDT 讨论建议术前优化治疗后手术治疗。

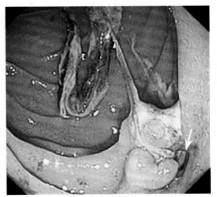

图 9-2-38　胃镜提示十二指肠瘘（箭头）

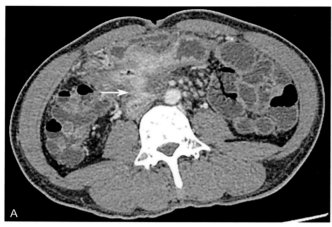
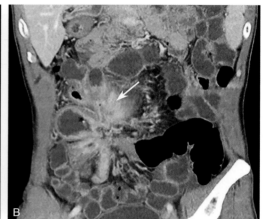

图 9-2-39 MRE 提示回肠内瘘、回肠十二指肠瘘（箭头）

A. 横断面；B. 冠状面。

手术时间：2018 年 11 月。

手术方式：回肠部分切除+回肠十二指肠瘘切除+十二指肠修补+回肠内瘘切除+回肠修补+回肠横结肠瘘切除+横结肠修补+回肠乙状结肠瘘切除、乙状结肠修补+阑尾切除+空肠营养管植入术。

探查腹腔：回肠节段性狭窄，肠壁红肿、增厚，广泛粘连成团并形成 12cm×8cm 的炎性包块，病变回肠与十二指肠降段-水平段交界处、距回盲瓣 5cm 的回肠末端、右侧横结肠、乙状结肠（2 处）穿透并形成瘘管（图 9-2-40~图 9-2-43）。

术后病理：符合克罗恩病。

治疗结局：术后第 10 天出院，无围手术期并发症。

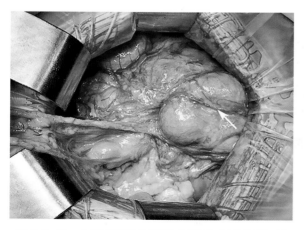

图 9-2-40 小肠广泛粘连梗阻，回肠内瘘形成（箭头）

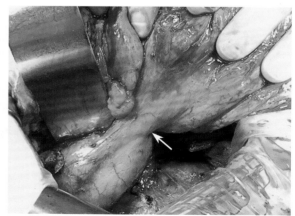

图 9-2-41 回肠十二指肠瘘形成（箭头）

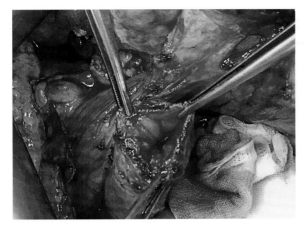

图 9-2-42　切除回肠十二指肠瘘

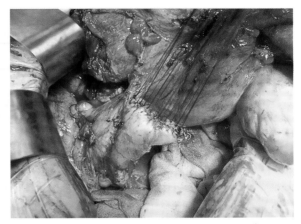

图 9-2-43　一期修补十二指肠瘘

【典型病例 2】

一般资料：男性，13 岁，BMI 11.1kg/m²。

主诉：反复腹胀、腹痛 20 余个月，加重伴呕吐 3 天。

体格检查：腹部平坦，右上方腹压痛，无反跳痛，未触及腹部包块。

实验室检查：CRP 126mg/L，ESR 100mm/h，WBC 12.44×10⁹/L，NEU% 72.5%。

结肠镜检查：横结肠见散在的溃疡，不规则，直径 3~6mm，溃疡面覆白苔，黏膜呈瘢痕挛缩，肠腔狭窄，口径约 7mm，肠镜无法通过，予活检（图 9-2-44）。

CT 检查：结肠右曲及右侧横结肠狭窄梗阻，结肠十二指肠瘘形成（图 9-2-45）。

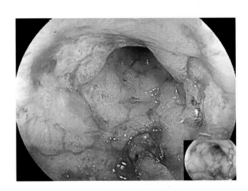

图 9-2-44　结肠镜提示横结肠狭窄

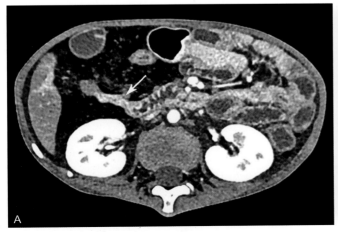

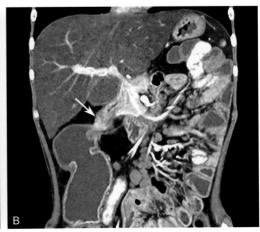

图 9-2-45　MRE 提示结肠十二指肠瘘（箭头）

A. 横断面；B. 冠状面。

诊断:克罗恩病(A1L3B3);结肠十二指肠瘘;不完全性结肠梗阻。

围手术期处理:先行回肠造瘘,待营养改善后行确定性手术。

手术时间:2019年10月。

手术方式:腹腔镜辅助扩大右半结肠切除+结肠十二指肠瘘切除+十二指肠修补+回肠造瘘还纳术。手术过程见视频9-2-5。

视频9-2-5　CD合并结肠十二指肠瘘的腹腔镜手术

探查腹腔:盲肠至左侧横结肠红肿、增厚,肠腔狭窄呈铅管样,肠系膜肥厚;结肠右曲炎性包块形成,大小约6cm×5cm,并与十二指肠降部形成内瘘(图9-2-46~图9-2-49)。

术后病理:符合克罗恩病。

治疗结局:术后第9天出院,无围手术期并发症。

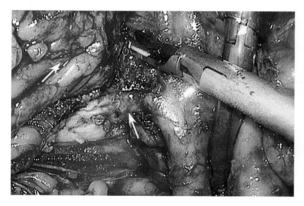
图9-2-46　结肠十二指肠瘘形成(箭头)

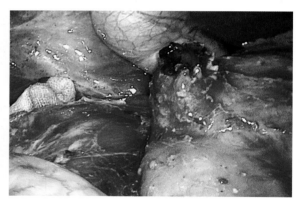
图9-2-47　切除结肠十二指肠瘘

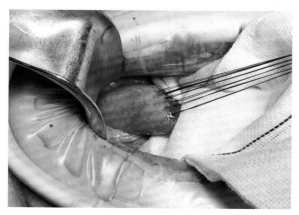
图9-2-48　一期修补十二指肠瘘

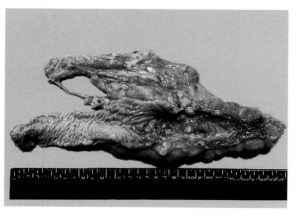
图9-2-49　右半结肠黏膜结节样增生

五、克罗恩病合并胃瘘

克罗恩病合并胃瘘临床少见,常见于结肠型 CD 患者,以横结肠病变累及胃大弯最为多见。临床表现往往不典型,建议一期手术切除病变肠管并行胃瘘切除修补。

【典型病例】

一般资料:男性,37 岁,BMI 18.4kg/m^2。

主诉:反复左下腹痛 10 个月。

既往史:10 年前因"腹痛"于外院诊断为"胃溃疡",药物治疗后好转。

体格检查:腹部平坦,左下腹轻压痛,无反跳痛,余部位无压痛及反跳痛,未触及腹部包块。

实验室检查:CRP 10mg/L,ESR 18mm/h,WBC 5.61× 10^9/L,NEU% 56.0%。

结肠镜检查:循腔进镜顺利抵达横结肠。横结肠距肛门 50cm 可见息肉样增生灶,表面稍红肿,管腔狭窄,镜端无法通过,予活检。距肛门 16cm 直肠-乙状结肠交界处可见息肉样增生灶,指突状(图 9-2-50)。余结肠未见异常。

CT 检查:左侧横结肠增厚并周围脂肪间隙密度增高,邻近胃大弯壁增厚,分界不清,注意胃降结肠瘘的可能(图 9-2-51)。

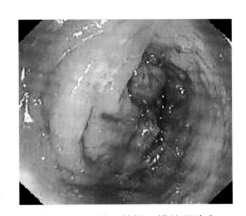

图 9-2-50　结肠镜提示横结肠狭窄

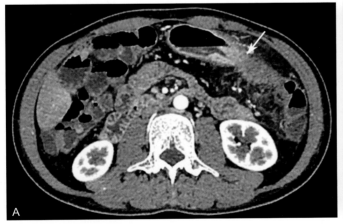
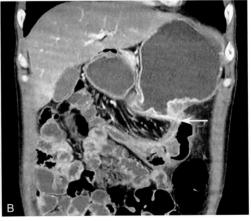

图 9-2-51　CT 提示胃横结肠瘘形成(箭头)

A. 横断面;B. 冠状面。

诊断:克罗恩病(A2L3B3);胃横结肠瘘。

围手术期处理:瘘管明确,营养状态尚可,MDT 讨论建议直接手术。

手术时间:2018 年 8 月。

手术方式:左半结肠切除+胃结肠瘘切除术。

探查腹腔:左侧横结肠及结肠左曲红肿、增厚,胃横结肠瘘形成(图 9-2-52,图 9-2-53)。

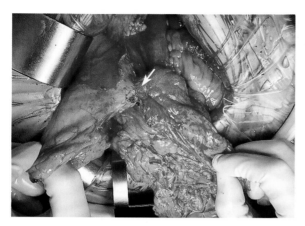

图 9-2-52　十二指肠横结肠瘘形成(箭头)

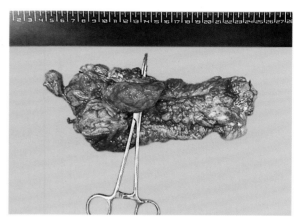

图 9-2-53　横结肠可见瘘口

术后病理:符合克罗恩病。

治疗结局:术后第 6 天出院,无围手术期并发症。

六、克罗恩病合并膀胱瘘

克罗恩病肠管可穿透累及膀胱形成内瘘,以回肠膀胱瘘、直肠膀胱瘘、乙状结肠膀胱瘘最为常见。回肠膀胱瘘一般为肠系膜脓肿累及膀胱后壁或顶部而形成,瘘管可不明显,术中建议紧贴肠管及肠系膜侧分离,避免过度切除损伤膀胱壁,微小膀胱瘘可不予修补。结直肠膀胱瘘可累及膀胱三角区,处理难度较大,需注意避免误伤输尿管。

【典型病例 1】

一般资料:男性,34 岁,BMI 23.5kg/m^2。

主诉:反复腹痛、解烂便 3 年,间断尿频、尿急 1 年。

体格检查:腹部平坦,全腹无压痛及反跳痛,未触及腹部包块。

实验室检查:CRP 135mg/L,ESR 29mm/h,WBC 5.89×10^9/L,NEU% 64.7%。

结肠镜检查:回肠末端黏膜充血、水肿,可见数个纵行溃疡,表面覆有白苔,回盲瓣变形,狭窄,镜身可通过,见多发不规则溃疡,表面覆有白苔,阑尾开口未见异常。全大肠各段黏膜肿胀,见多发不规则溃疡或阿弗他溃疡,病变间黏膜正常(图 9-2-54)。

MRE 检查:第 5~6 组回肠、乙状结肠多发节段性肠壁增厚,回盲瓣变形,其中下腹部回肠形成窦道、回肠肠间瘘及回肠膀胱瘘,考虑大网膜受累。下腹-盆腔病变肠管肠壁 T$_2$WI 信号增高、DWI 扩散明显受限、MTR 介于正常小肠与右侧腰大肌之间,提示病变为中度炎症合并中重度纤维化可能(图 9-2-55)。

诊断:克罗恩病(A2L2B3);回肠膀胱瘘。

围手术期处理:瘘管明确,脓肿局限,MDT 讨论建议直接手术。

手术时间:2020 年 12 月。

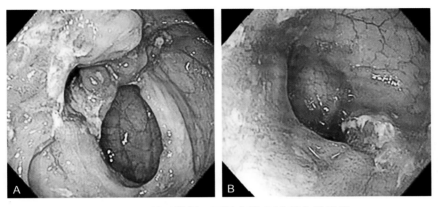

图 9-2-54　结肠镜提示回肠末端、回盲瓣多发溃疡

A. 回盲部；B. 回肠末端。

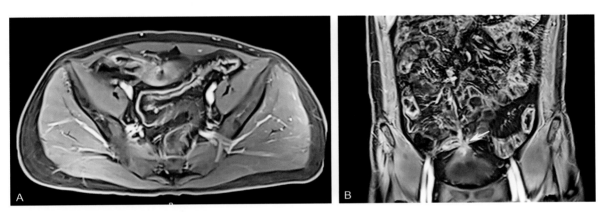

图 9-2-55　MRE 提示回肠回肠瘘、回肠膀胱瘘（箭头）

A. 横断面；B. 冠状面。

手术方式：腹腔镜辅助回盲肠切除+回肠膀胱瘘切除术。手术过程见视频 9-2-6。

视频 9-2-6　CD 合并回肠膀胱瘘的腹腔镜手术

探查腹腔：回盲部及回肠末端红肿、增厚，回肠相互穿透，形成 8cm×6cm 的炎性包块，坠入盆腔累及膀胱后壁形成膀胱瘘（图 9-2-56~图 9-2-59）。

术后病理：符合克罗恩病。

治疗结局：术后第 6 天出院，无围手术期并发症。

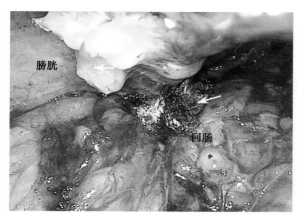

图 9-2-56 回肠末端穿透形成肠内瘘,累及穿透膀胱（箭头）

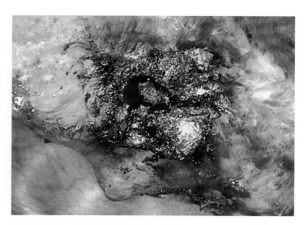

图 9-2-57 分离回肠膀胱瘘,瘘管不明显,无须缝合修补

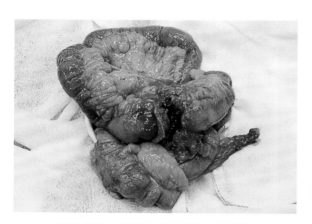

图 9-2-58 辅助小切口切除病变肠管

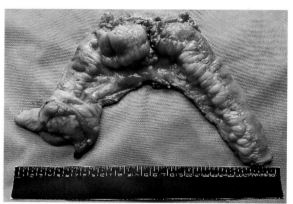

图 9-2-59 切除回盲部及部分回肠

【典型病例 2】

一般资料:男性,22 岁,BMI 14.9kg/m²。

主诉:反复排稀烂便 2 年余,尿频、尿急、尿痛 10 个月。

体格检查:腹部平坦,左下腹压痛,无反跳痛,未触及腹部包块。

实验室检查:CRP 10mg/L,ESR 29mm/h,WBC 5.93×10⁹/L,NEU% 59.8%。

结肠镜检查:循腔进镜约 20cm 至直肠-乙状结肠交界附近,黏膜充血、红肿,可见散在多处溃疡,形状不一,部分呈纵行,予活检,易出血,镜端不能通过（图 9-2-60）。

MRE 检查:乙状结肠和直肠节段性肠壁增厚并乙状结肠肠腔狭窄,考虑为克罗恩病(活动期),并乙状结肠肠瘘-肠周脓肿-膀胱瘘形成。乙状结肠病变肠壁 T₂WI 信号增高、DWI 扩散受限、MTR 值接近肌肉,提示该段肠壁为中

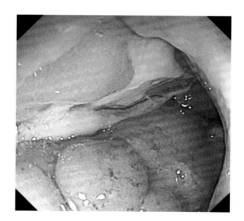

图 9-2-60 结肠镜提示直肠-乙状结肠交界处狭窄

重度炎症合并中重度纤维化可能（图 9-2-61）。

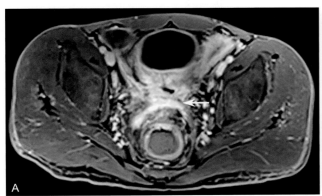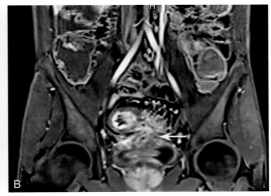

图 9-2-61　MRE 提示乙状结肠膀胱瘘（箭头）

A. 横断面；B. 冠状面。

诊断：克罗恩病（A2L3B3）；乙状结肠膀胱瘘。

围手术期处理：MDT 讨论建议营养状态改善后手术。

手术时间：2019 年 4 月。

手术方式：术前双侧输尿管导管置入+腹腔镜辅助乙状结肠、直肠前切除+结肠膀胱瘘切除+膀胱瘘修补+预防性回肠袢式造瘘术。手术过程见视频 9-2-7。

视频 9-2-7　CD 合并乙状结肠膀胱瘘的腹腔镜手术

探查腹腔：乙状结肠-直肠红肿、增厚，乙状结肠坠入盆腔与膀胱三角区及后壁膀胱广泛致密粘连，形成内瘘，左侧输尿管受累（图 9-2-62~图 9-2-64）。

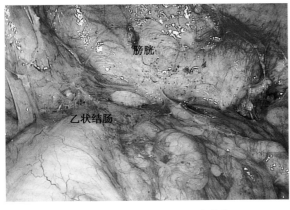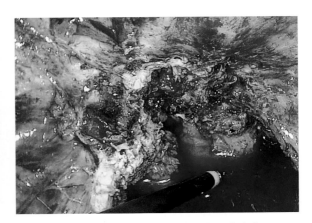

图 9-2-62　CD 乙状结肠膀胱瘘　　　　　图 9-2-63　腹腔镜分离乙状结肠膀胱瘘

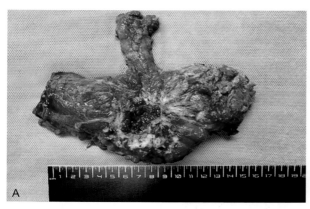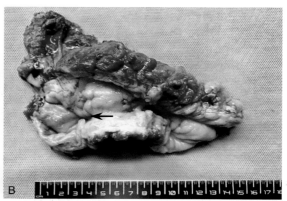

图 9-2-64　标本展示

A.切除病变结肠;B.结肠黏膜面可见瘘口(箭头)。

术后病理:符合克罗恩病。

治疗结局:术后第 10 天出院,无围手术期并发症,术后半年还纳造口,直肠吻合口通畅,无复发。

七、克罗恩病合并肠瘘、腹腔脓肿死亡病例

克罗恩病治疗不规范,极易出现穿透、肠梗阻等并发症,如手术时机延误,可导致手术失败甚至死亡等严重后果。

【典型病例】

一般资料:女性,49 岁,BMI 10.2kg/m²。

病史:反复腹痛、腹泻 10 余年,再发伴腹胀、发热 3 天急诊入院。外院确诊 CD 4 年,不规律使用美沙拉秦治疗。

体格检查:恶病质,极度消瘦(图 9-2-65),腹部膨隆,全腹压痛、反跳痛。

诊断:克罗恩病(A3L2B3)、腹腔脓肿、完全性肠梗阻。

手术时间:2013 年 3 月。

手术过程:腹腔广泛粘连、多发脓肿形成,无法行确定性手术,仅行空肠-空肠吻合、空肠造瘘、空肠营养管植入术(图 9-2-66~图 9-2-70)。

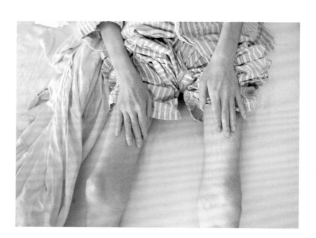

图 9-2-65　重度营养不良

治疗结局:术后并发感染性休克、多器官功能衰竭(MOF)5 天死亡。

【讨论】

穿透型 CD 是所有 CD 手术中难度最大,并发症发生率最高的类型。规范的内科药物治疗及围手术期管理是提高手术成功率的基础。该类手术具有以下特点:①患者通常合并严重营养不良,组织愈合能力差;②手术方式操作复杂,往往同时需进行多个手术;③腹腔粘连广泛,需耐心分

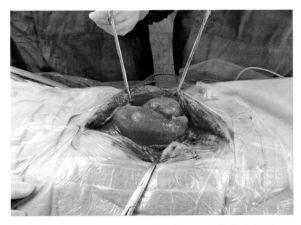

图 9-2-66 术中见小肠多处梗阻,肠管高度扩张

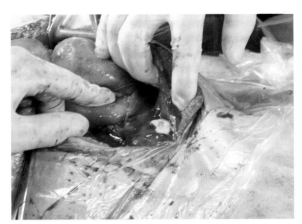

图 9-2-67 术中见腹腔多发脓肿

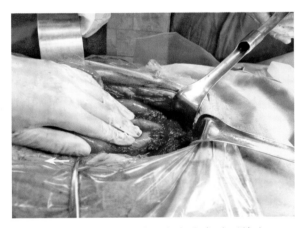

图 9-2-68 术中见腹腔多发脓肿、广泛粘连

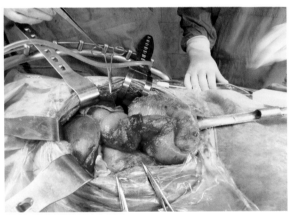

图 9-2-69 小肠侧-侧吻合

离,循序渐进,分头包抄;④慢性脓肿为主,多能清除,大胆清创;⑤在积累一定的经验后,腹腔镜手术安全、可行。

腹腔镜手术的微创优势使其在外科领域的应用日益普及。腹腔镜手术的优势在于住院时间更短,并发症更少,成本降低,并且肺功能得到改善。此外,腹腔镜手术的切口感染、切口疝发生率较低。CD 有较高的术后复发率及再手术率,在接受第 1 次手术后的 10 年内约有 50%的复发者需再次手术,而腹腔镜手术粘连减少,可为再次腹腔镜手术创造条件。因此,ECCO 指

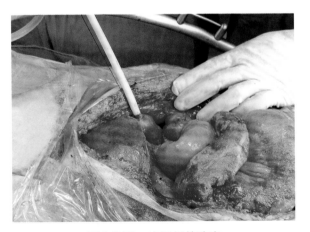

图 9-2-70 空肠插管造瘘

南推荐选择微创方式进行 CD 手术。目前腹腔镜技术在 CD 小肠切除、回盲部切除、结肠部分切除、全结肠切除术中得到广泛应用。

对于复杂性 CD,如合并穿透、瘘管、腹腔脓肿或复发性 CD,ECCO 指南推荐在腹腔镜复杂性

CD 手术有经验的中心进行。本中心近 5 年来常规使用腹腔镜技术治疗复杂性 CD,微创手术比例达 80% 以上,围手术期安全性、中转开腹率与普通 CD 腹腔镜手术无显著性差异。缺点主要有以下方面:复杂性 CD 患者通常腹腔炎症重,肠管粘连界限不清,肠系膜肥厚、肠管水肿,创面容易出血,因而术式不固定。鉴于腹腔镜技术具有创伤小、恢复快、美观等优点,且部分患者可以采取 ERAS 措施,达到术后早期出院的目的。我们推荐若需进行复杂性 CD 手术,应由有经验的结直肠外科医师谨慎开展。

(宋新明　陈志辉)

参 考 文 献

[1] 中华医学会消化病学分会炎症性肠病学组. 炎症性肠病外科治疗专家共识[J]. 中华炎性肠病杂志,2020,4(3):180-199.

[2] NG S C,SHI H Y,HAMIDI N,et al. Worldwide incidence and prevalence of inflammatory bowel disease in the 21st century:a systematic review of population-based studies[J]. Lancet,2017,390(10114):2769-2778.

[3] MILSOM J W,HAMMERHOFER K A,BÖHM B,et al. Prospective randomized trial comparing laparoscopic vs.conventional surgery for refractory ileocolic Crohn's disease[J]. Dis Colon Rectum,2001,44(1):1-9.

[4] MAARTENSE S,DUNKER M S,SLORS J R,et al. Laparoscopic-assistedvs. open ileocolic resection for Crohn's disease:a randomized trial[J]. Ann Surg,2006,243(2):143-149.

[5] ESHUIS E J,SLORS J F,STOKKERS P C,et al. Long-term outcomes fol-lowing laparoscopically-assisted versus open ileocolic resectionfor Crohn's disease[J]. Br J Surg,2010,97(4):563-568.

[6] TAN J J,TJANDRA J J. Laparoscopic surgery for Crohn's disease:a meta-analysis[J]. Dis Colon Rectum,2007,50(5):576-585.

[7] HASEGAWA H,WATANABE M,NISHIBORI H,et al. Laparoscopic surgery for recurrent Crohn's disease[J]. Br J Surg,2003,90(8):970-973.

[8] MOORTHY K,SHAUL T,FOLEY R J. Factors that predict conversion in patients undergoing laparoscopic surgery for Crohn's disease[J]. Am J Surg,2004,187(1):47-51.

[9] CHAUDHARY B,GLANCY D,DIXON A R. Laparoscopic surgery for recurrent ileocolic Crohn's disease is a safe and effective as primary resection[J]. Colorectal Dis,2011,13(12):1413-1416.

[10] PINTO R A,SHAWKI S,NARITA K,et al. Laparoscopy for recurrent Crohn's disease:how do the results compare with the results of primary Crohn's disease?[J]. Colorectal Dis,2011,13(3):302-307.

[11] BROUQUET A,BRETAGNOL F,SOPRANI A,et al. A laparoscopic approach to iterative ileocolonic resection for the recurrence of Crohn's disease[J]. Surg Endosc,2010,24(4):879-887.

[12] AYTAC E,STOCCHI L,REMZI F H,et al. Is laparoscopic surgery for recurrent Crohn's disease beneficial in patients with previous primary resection through midline laparostomy? A case-matched study[J]. Surg Endosc,2012,26(12):3552-3556.

［13］WU J S,BIRNBAUM E H,KODNER I J,et al. Laparoscopic-assisted ileocolic resections in patients with Crohn's disease:are abscesses,phlegmons,or recurrent dis-ease contraindications?［J］. Surgery,1997,122（4）:682-689.

［14］GOYER P,ALVES A,BRETAGNOL F,et al. Impact of complex Crohn's disease on the outcome of laparoscopic ileocecal resection:a comparative clinical study in 124 patients［J］. Dis Colon Rectum,2009,52（2）:205-210.

［15］BEMELMAN W A,WARUSAVITARNE J,SAMPIETRO G M,et al. ECCO-ESCP Consensus on Surgery for Crohn's Disease［J］. J Crohns Colitis,2018,12（1）:1-16.

第十章

克罗恩病合并肠外瘘的外科治疗

第一节　克罗恩病合并肠外瘘的手术指征及注意事项

克罗恩病的病变肠管容易慢性穿透至邻近皮肤、腹壁切口等形成外瘘,此类患者通常不合并急性全身感染症状及腹部体征。外科治疗策略建议先行外瘘口扩创、充分引流,配合口服抗生素、全肠内营养及必要的原发病治疗(沙利度胺或生物制剂),治疗 1~3 个月待肠瘘局限、外瘘口周围皮肤炎症消退后行确定性手术。既往多采用开腹手术进行治疗。与传统开腹手术比较,腹腔镜手术具有切口小、疼痛轻、肠道功能恢复快、住院时间短等优点。既往研究表明,腹腔镜可安全地应用于非复杂、非复发性 CD 手术。

【手术适应证】

局限性肠外瘘。

【手术禁忌证】

1. 合并广泛腹腔脓肿。

2. 合并重度营养不良(BMI<15kg/m^2)。

3. 处于疾病活动期。

【手术注意事项】

1. Trocar 的布局与传统腹腔镜结直肠肿瘤手术相同。

2. 局限性肠皮瘘者可先切除皮肤瘘管,然后经该切口放置 Trocar 建立气腹。

3. 手术入路根据具体的病变位置有所不同,对于最常见的回结肠型 CD,可采用中间入路、尾侧入路、外侧入路或者联合,先进行远离病变的操作和分离,有利于减少出血、降低手术操作难度、增加术者的信心。

4. 术中注意尽量维持正确的解剖平面(Toldt 间隙),对于病变累及后腹膜、输尿管者,应结合钝性和锐性分离,合理使用电凝和吸引系统,保持术野的清晰。

5. 无须根部结扎血管,无须清扫淋巴结。增厚的病变系膜尽量予以切除。

6. 搔刮皮肤瘘管坏死组织,并进行有效引流,有利于瘘管的一期愈合。

7. 选择相对正常的肠管进行吻合、保证良好的吻合口血供、减少张力和避免感染有利于减少术后吻合口漏的发生。

(宋新明　陈志辉)

第二节　克罗恩病合并肠外瘘的典型手术病例

一、克罗恩病合并小肠皮肤瘘

克罗恩病肠管透壁炎症可引起小肠慢性穿透,累及腹壁形成肠皮瘘,如果合并腹壁、腹腔脓肿,可先切开和/或穿刺引流脓肿,二期行确定性瘘管切除及肠切除手术。

【典型病例1】

一般资料:男性,29 岁,BMI 15.5kg/m²。

主诉:脐周腹痛伴腹胀 2 周。

既往史:8 年前因"十二指肠溃疡伴幽门梗阻"于外院行"Billroth Ⅱ式胃次全切除术"。

体格检查:腹部脐周可触及 5cm×8cm 大小肿块,质地较硬,未触及明显波动感,脐周包块处明显压痛及反跳痛,其余腹部平软,无压痛及反跳痛。

实验室检查:CRP 53.0mg/L,ESR 28mm/h,WBC 8.06×10⁹/L,NEU% 74.9%。

结肠镜检查:回肠末端及全大肠黏膜未见异常。

CT 检查:考虑中下腹部近肚脐处腹壁-腹腔局部脓肿形成,邻近小肠肠壁水肿(图 10-2-1)。

诊断:克罗恩病(A2L4B3);小肠皮肤瘘。

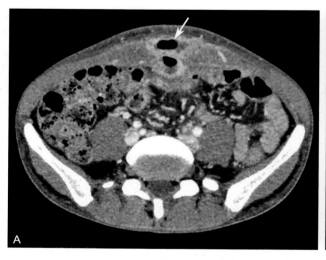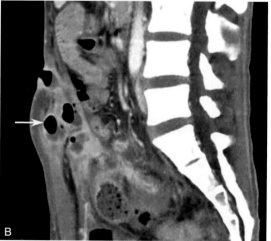

图 10-2-1　CT 提示小肠皮肤瘘伴腹壁、腹腔脓肿形成(箭头)

A. 横断面;B. 矢状面。

围手术期处理：主动切开皮肤引流脓肿，配合口服抗生素、全肠内营养及沙利度胺控制炎症，优化治疗后二期手术。

优化治疗 12 周后再评估 CT：中下腹部近肚脐处腹壁-腹腔局部脓肿较前吸收（图 10-2-2）。

手术时间：2019 年 5 月。

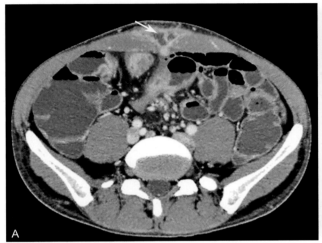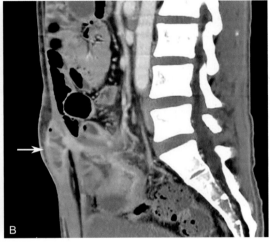

图 10-2-2　CT 提示优化治疗后腹壁脓肿吸收、瘘管清晰（箭头）

A. 横断面；B. 矢状面。

手术方式：腹腔镜辅助右半结肠切除+回肠部分切除+腹壁瘘管切除+腹壁脓肿清创术。手术过程见视频 10-2-1。

视频 10-2-1　CD 合并小肠皮肤瘘的腹腔镜手术

探查腹腔：回肠末端相互粘连、内瘘形成，局部形成 6cm×5cm 的炎性包块，包块与下腹壁穿透形成瘘管，并累及阑尾、后腹膜、大网膜及肠系膜（图 10-2-3~图 10-2-6）。

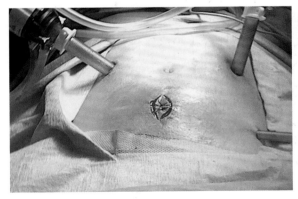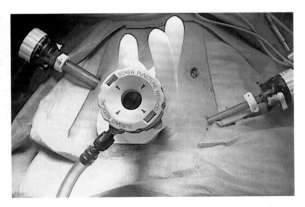

图 10-2-3　克罗恩病合并肠皮瘘腹腔镜 Trocar 布局　　图 10-2-4　优先处理肠皮瘘，利用该瘘口建立观察孔

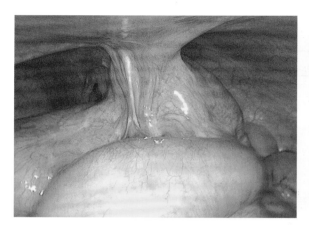

图 10-2-5　回肠穿透至腹壁

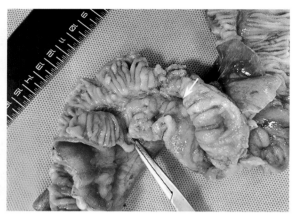

图 10-2-6　切除标本,黏膜面可见系膜侧纵行溃疡及瘘口(箭头)

术后病理:符合克罗恩病。

治疗结局:术后第 6 天出院,伤口一期愈合,无围手术期并发症。

【典型病例 2】

一般资料:男性,36 岁,BMI 15.6kg/m²。

主诉:排便次数增多 6 年,右下腹包块伴疼痛 1 年。

体格检查:腹部平软,右下腹压痛,无反跳痛,右下腹可触一类圆形肿块,大小约 5cm×4cm×3cm。

实验室检查:CRP 114.7mg/L,ESR 80mm/h,WBC 8.64×10⁹/L,NEU% 79.4%。

结肠镜检查:进镜抵达回盲部。回盲瓣变形,表面见息肉样隆起,狭窄,内镜不能通过(图 10-2-7)。

CT 检查:①回肠末端-升结肠病变,符合克罗恩病;②局部肠瘘、脓肿形成,累及右侧髂腰肌、腰大肌、侧腹壁肌肉及邻近臀肌、竖脊肌,并于右下侧腹壁向体外形成外瘘(图 10-2-8)。

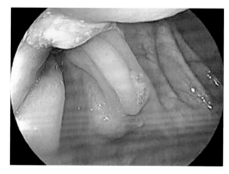

图 10-2-7　结肠镜提示回盲瓣狭窄

诊断:克罗恩病(A2L2B3);腹腔脓肿;小肠皮肤瘘。

围手术期处理:切开皮肤引流脓肿,配合口服抗生素、全肠内营养及沙利度胺控制炎症,优化治疗后二期手术。

优化治疗 6 周后再评估 CT:回肠及回盲部多发病变,符合克罗恩病 CT 表现,回盲部肠瘘,回盲部及右侧腰大肌脓肿范围较前缩小(图 10-2-9)。

手术时间:2018 年 11 月。

手术方式:腹腔镜辅助右半结肠切除+回肠部分切除+腹壁瘘管切除+腹腔、腹壁脓肿清创术。手术过程见视频 10-2-2。

探查腹腔:回肠末端、盲肠、升结肠粘连成团,形成 8cm×6cm 的炎性包块及脓肿,该包块与横

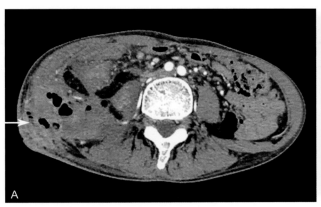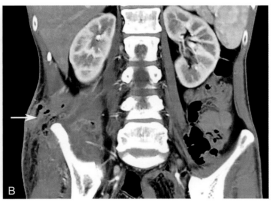

图 10-2-8　CT 示克罗恩病伴腹腔、腹壁脓肿、肠皮瘘（箭头）

A. 横断面；B. 冠状面。

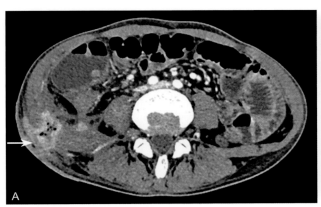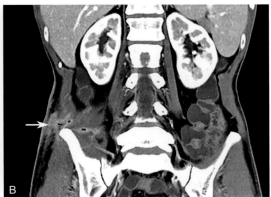

图 10-2-9　CT 示优化治疗后脓肿吸收、瘘管清晰（箭头）

A. 横断面；B. 冠状面。

 视频 10-2-2　CD 合并肠皮瘘的腹腔镜手术

结肠、右侧髂肌、腰大肌及腹壁形成多处穿透，并与右髂腰部外瘘口相通。距回盲瓣 80cm 以内的回肠呈节段性狭窄改变，肠系膜肥厚（图 10-2-10～图 10-2-13）。

术后病理：符合克罗恩病。

治疗结局：术后第 8 天出院，切口一期愈合，无围手术期并发症。

二、克罗恩病合并结肠皮肤瘘

克罗恩病合并结肠皮肤瘘较少见，其处理原则同小肠皮肤瘘，先切开和/或穿刺引流脓肿，待脓肿局限后二期行确定性瘘管切除和肠切除手术，为减少术后切口感染，可放置皮下引流或行 VSD 术。

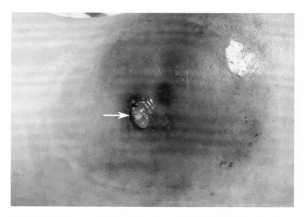

图 10-2-10　克罗恩病穿透右髂腰肌形成腹壁外瘘（箭头）

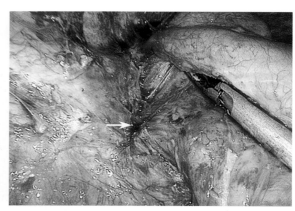

图 10-2-11　回盲部肠管穿透右髂腰肌形成腹壁瘘（箭头）

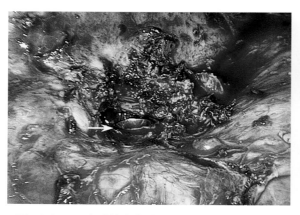

图 10-2-12　腹腔镜分离病变肠管，搔刮瘘管（箭头）

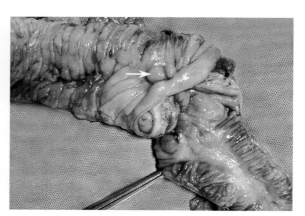

图 10-2-13　切除标本，回盲部黏膜面可见瘘口（箭头）

【典型病例】

一般资料：男性，30 岁，BMI 16.7kg/m²。

主诉：反复腹痛 6 年余，加重 4 个月。

既往史：4 年前因"克罗恩病"行"回肠部分切除+乙状结肠袢式造瘘+腹腔脓肿清创术"，术后半年行乙状结肠造瘘还纳术。

实验室检查：CRP 3.73mg/L，ESR 15mm/h，WBC 3.71×10⁹/L，NEU% 47.3%。

结肠镜检查：患者肛管狭窄，胃镜未能经过。取鼻胃镜，勉强通过。至距离肛门约 25cm，乙状结肠狭窄（图 10-2-14），未能通过，于狭窄处活检。直肠未见异常。

MRE 检查：第 4、5 组小肠、回肠吻合口、降结肠及乙状结肠肠壁节段性增厚，肠壁厚度较前增加，病变范围同前相仿；回肠吻合口、病变回肠和乙状结肠节段性狭窄，其近段

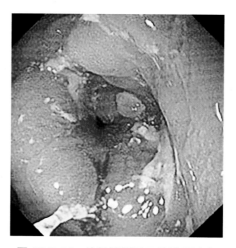

图 10-2-14　结肠镜提示乙状结肠狭窄

回肠扩张；乙状结肠局部肠皮瘘形成。乙状结肠病变肠壁 DWI 扩散受限，MTR 值接近肌肉，考虑该病变肠壁存在中重度纤维化可能（图 10-2-15）。

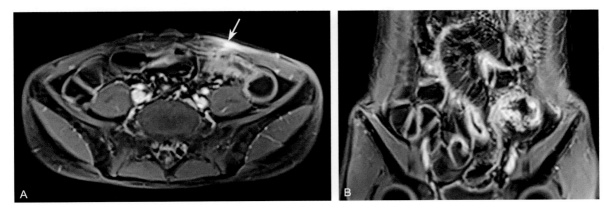

图 10-2-15　MRE 提示克罗恩病伴乙状结肠皮肤瘘（箭头）
A. 横断面；B. 冠状面。

诊断：克罗恩病（A2L3B3）；乙状结肠皮肤瘘。

围手术期处理：口服抗生素、全肠内营养及沙利度胺控制炎症，优化治疗后二期手术。

优化治疗 12 周后再评估 MRE：第 4、5 组小肠、回肠吻合口、乙状结肠肠壁节段性增厚，肠壁厚度较前减轻，病变范围较前缩小，病变肠道节段性狭窄，近段肠管无明显扩张；乙状结肠局部肠皮瘘形成。乙状结肠病变肠壁 DWI 扩散受限，MTR 值接近肌肉，考虑该病变肠壁存在中重度纤维化可能（图 10-2-16）。

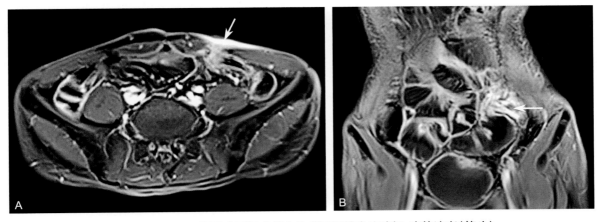

图 10-2-16　CT 提示克罗恩病优化治疗后肠管炎症减轻、瘘管清晰（箭头）
A. 横断面；B. 冠状面。

手术时间：2021 年 7 月。

手术方式：开腹乙状结肠切除、乙状结肠皮肤瘘管切除、回肠部分切除术。

术中探查所见：小肠-结肠广泛粘连，近端回肠红肿、增厚，节段性狭窄；乙状结肠增厚，肠腔狭窄，局部与腹壁形成瘘管（图 10-2-17~图 10-2-20）。

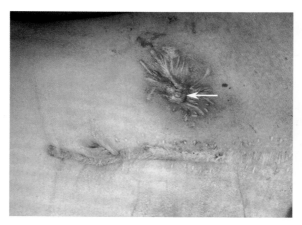

图 10-2-17 乙状结肠 CD,穿透至邻近腹壁形成肠皮瘘(箭头)

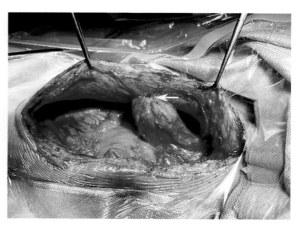

图 10-2-18 取原手术切口入腹,发现乙状结肠穿透形成肠皮瘘(箭头)

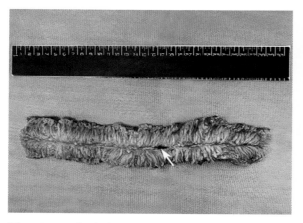

图 10-2-19 切除病变回肠,黏膜面可见系膜侧纵行溃疡及瘘口(箭头)

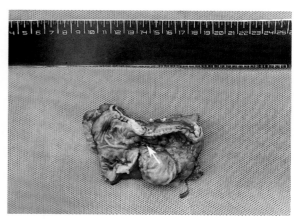

图 10-2-20 切除病变乙状结肠,黏膜面可见瘘口(箭头)

术后病理:符合克罗恩病。

治疗结局:术后第 7 天出院,切口一期愈合,无围手术期并发症。

三、克罗恩病合并造口旁瘘

文献报道 CD 手术造口比率较高,造口并发症较多,其中以造口旁瘘最为棘手,建议首选先切开和/或穿刺引流,联合生物制剂控制肠道炎症。保守治疗无效时选择手术治疗,需重新易位造口。

【典型病例】

一般资料:女性,31 岁,BMI 14.0kg/m²。

主诉:反复黏液血便 11 年余。

实验室检查:CRP 105mg/L,ESR 62mm/h,WBC $3.71×10^9$/L,NEU% 47.3%。

结肠镜检查:回肠末端、结肠多发溃疡并狭窄。

CT 检查：远段回肠、降结肠、乙状结肠及直肠肠壁黏膜局部明显增厚，增强扫描不均匀强化，黏膜不完整，远段回肠与乙状结肠形成瘘管（图 10-2-21）。

肛周 MR 检查：双侧臀部皮下脂肪均可见大片水肿。肛管周围右侧坐骨肛门窝见脓肿形成，范围约 28mm×12mm。骶骨直肠之间脓肿形成，双侧臀部皮下脂肪均可见大片水肿。肛管周围右侧坐骨肛门窝见脓肿形成，范围约 28mm×12mm。骶骨直肠之间脓肿形成。诊断为复杂性肛瘘，并肛周感染；骶骨直肠之间脓肿形成；右侧坐骨肛门窝脓肿形成。

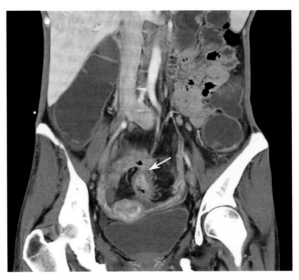

图 10-2-21　CD 伴回肠乙状结肠瘘形成（箭头）

诊断：克罗恩病（A2L2B3P，活动期，重度）。

围手术期处理：抗生素、全肠内营养控制炎症治疗 10 周后手术。

手术时间：2014 年 8 月。

手术方式：剖腹探查+回盲肠切除+直肠、乙状结肠切除+直肠封闭+降结肠单腔造瘘+回肠梅克尔憩室切除+腹腔脓肿清除术（图 10-2-22~图 10-2-25）。

术后病理：(回盲肠、结肠、直肠)黏膜慢性炎伴溃疡，局部呈裂隙性溃疡，深达肌层，黏膜下层纤维组织增生、淋巴细胞浸润及节细胞增生，肌层亦见炎症细胞浸润及淋巴小结形成，局部神经纤维增生，可见周围炎；黏膜及黏膜下层、浆膜层均可见体积小的类上皮细胞肉芽肿，未见干酪样坏死，结合临床，病变符合克罗恩病。

术后治疗：术后使用硫唑嘌呤、沙利度胺、甲氨蝶呤等药物预防复发，因经济原因未选择生物制剂（表 10-2-1）。

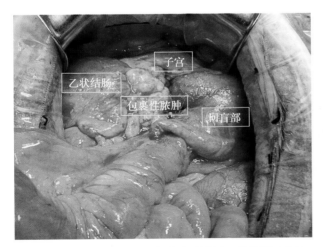

图 10-2-22　回结肠 CD 腹腔脓肿累及乙状结肠、子宫

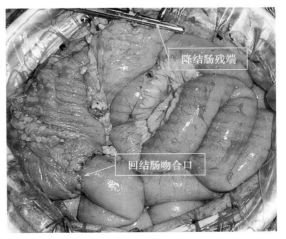

图 10-2-23　切除病变后回结肠一期吻合，降结肠单腔造瘘

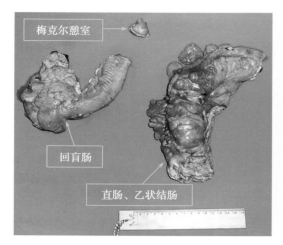

图 10-2-24　切除回盲肠、直肠、乙状结肠

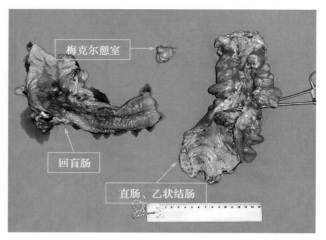

图 10-2-25　回肠末端可见纵行溃疡、回盲瓣受累,穿透至乙状结肠形成瘘管

表 10-2-1　术后治疗过程

日期	表现	治疗
2010 年 11 月	排黏液血便 横结肠、降结肠、乙状结肠、直肠多发溃疡	美沙拉秦(艾迪莎)1g、2 次/d
2014 年 8 月	腹痛、腹泻加重 回肠、降结肠、乙状结肠及直肠多发溃疡,并回肠末端乙状结肠瘘、复杂性肛瘘	一期手术:剖腹探查+回盲肠切除+直肠、乙状结肠切除+直肠封闭+降结肠单腔造瘘+回肠梅克尔憩室切除+腹腔脓肿清除术
2014 年 12 月	腹痛、腹泻缓解	术后预防: 硫唑嘌呤(依木兰)50mg、1 次/d,7 天 沙利度胺(反应停)50mg、1 次/晚,3 个月 甲氨蝶呤 15mg、1 次/周
2015 年 6 月	复发:造瘘口疼痛伴脓液流出 1. 回肠末端及升结肠肠壁增厚,考虑复发 2. 造瘘口周围脓肿形成	甲氨蝶呤 20mg、1 次/周 抗感染、肠内营养

　　第二阶段治疗:2016 年 2 月无诱因腹痛,伴局部皮肤红肿;2 周后皮肤破溃,伴黄色脓性分泌物,大便偶呈稀糊状,无黏液脓血,体重无明显变化。肛周皮肤微红,伴瘘口渗液,压痛。体格检查发现左下腹可见肛门造瘘口,造口旁 0.5cm 小瘘口,未见粪液流出;切口下段肠皮瘘形成(图 10-2-26)。

　　结肠镜检查:距人工肛约 10cm 以下见黏膜充血、红肿、粗糙,呈鹅卵石样,并见多个纵行溃疡,考虑 CD 复发(图 10-2-27)。

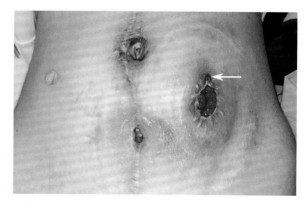

图 10-2-26　造口旁 0.5cm 小瘘口(箭头),切口下段肠皮瘘形成

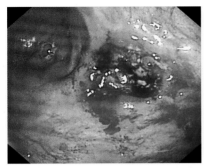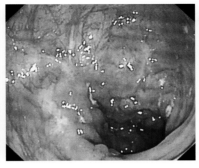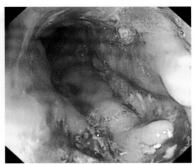

图 10-2-27 结肠镜提示 CD 复发

CTE：回肠末端和升结肠近段肠壁增厚，考虑为病变复发。左下腹部造瘘术后改变，造瘘口周围脓肿（图 10-2-28）。

围手术期治疗：脓肿穿刺置管引流，环丙沙星、奥硝唑抗感染，全肠内营养。

第二次手术时间：2016 年 4 月。

手术方式：剖腹探查+腹腔粘连松解+回结肠吻合口切除+横结肠、降结肠切除+腹壁瘘管切除+原腹壁造口整形+易位回肠单腔造口术（图 10-2-29）。

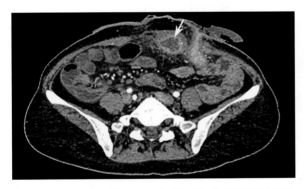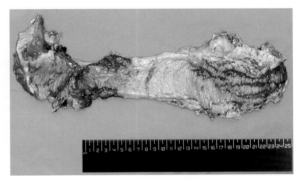

图 10-2-28 CTE 提示 CD 术后复发，造口旁瘘伴脓肿形成（箭头）

图 10-2-29 切除标本提示回结肠吻合口、降结肠复发

术后病理：符合（结肠）克罗恩病。

术后治疗：硫唑嘌呤 50mg、隔天 1 次+环丙沙星 0.5g、2 次/d 治疗，术后 3 个月右下腹再次出现包块，表面红肿，疼痛明显，造瘘口流有血性大便，右下肢可见数个结节红斑，伴有胀痛。后行腹壁脓肿切开引流、全肠内营养、口服环丙沙星+甲硝唑抗感染，肠镜提示经小肠造瘘口进镜 15cm，可见小肠多发溃疡，大小约 1cm，部分溃疡较深，未见瘘口（图 10-2-30）。感染控制后，予英夫利西单抗治疗原发病。

3 个月后复查肠镜：黏膜愈合（图 10-2-31），肛瘘愈合（图 10-2-32）。

维持治疗：生物制剂维持治疗 3 年余（图 10-2-33）。2020 年 4 月复查肠镜提示肠腔内复发，回肠末端浅溃疡（图 10-2-34）。予以英夫利西单抗优化治疗（图 10-2-35）。1 年后再次出现造口旁瘘及腹壁切口肠皮瘘。再次予脓肿切开引流、抗生素、全肠内营养等治疗，维得利珠单抗联合阿达木单抗维持治疗，脓肿明显吸收（图 10-2-36）。

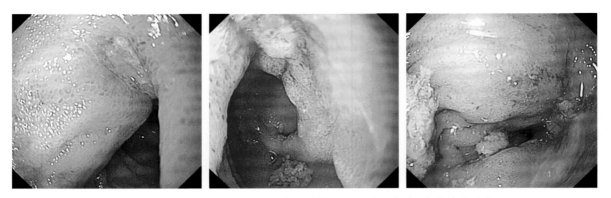

图 10-2-30　英夫利西单抗治疗前,肠镜提示 CD 小肠复发、多发溃疡形成

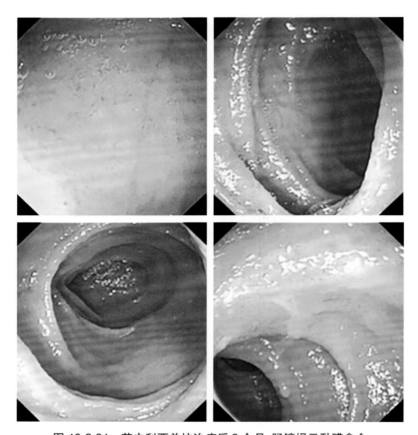

图 10-2-31　英夫利西单抗治疗后 3 个月,肠镜提示黏膜愈合

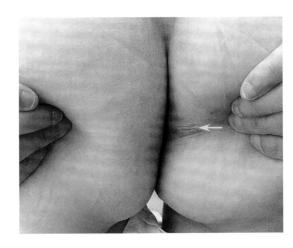

图 10-2-32　英夫利西单抗治疗后 3 个月，肛周瘘口愈合（箭头）

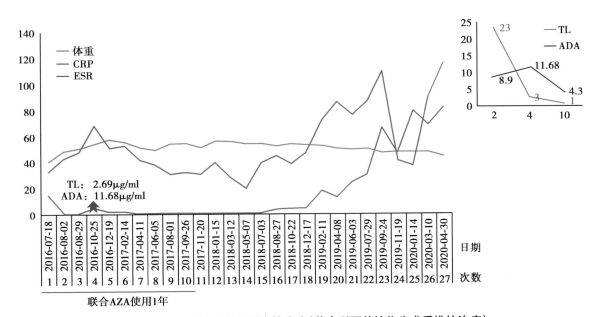

图 10-2-33　术后生物制剂维持治疗（英夫利西单抗作为术后维持治疗）

CRP，C 反应蛋白；ESR，红细胞沉降率；TL，英夫利西单抗谷浓度；ADA，阿达木单抗；AZA，硫唑嘌呤。

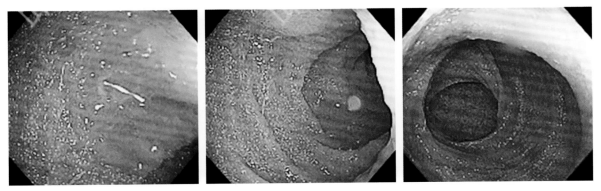

图 10-2-34　英夫利西单抗维持治疗 3 年后肠镜提示 CD 小肠复发（回肠末端）

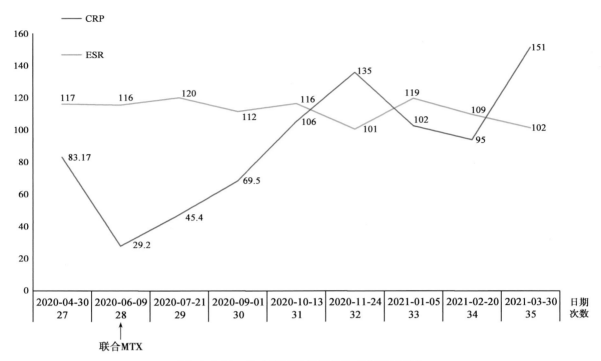

图 10-2-35 英夫利西单抗维持治疗复发后优化

英夫利西优化:联合免疫调节剂(IMM)+缩短间隔(每6周1次)。
CRP,C反应蛋白;ESR,红细胞沉降率;MTX,甲氨蝶呤。

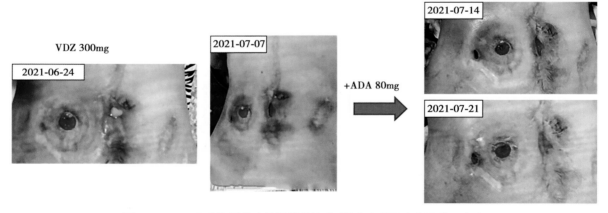

图 10-2-36 术后维得利珠单抗维持治疗,再次出现肠皮瘘及造口旁瘘

VDZ,维得利珠单抗;ADA,阿达木单抗。

【讨论】

文献报道,在确诊 CD 后 20 年内有约 80% 的患者需要手术治疗。在生物制剂年代,CD 患者手术比例有所下降,但复杂性 CD,尤其是合并腹腔脓肿、肠内/外瘘患者的手术比率仍较高,手术并发症、术后复发率居高不下。法国 GETAID 协作组 2013—2015 年的多中心回顾性数据表明,63 例 CD 合并腹腔脓肿患者,经过抗生素(n=63)、肠内营养支持(n=45)、脓肿穿刺引流(n=14)等优化治疗。择期手术时 25%(n=16)患者仍然存在腹部脓肿和积液,主要风险因素包括:术前 3 个月内使用全身性糖皮质激素（P=0.013），术前没有肠内营养支持（P=0.001）。他们发现 CD 脓肿患者优化治疗后与一般 CD 患者相比，吻合口、总体并发症的发生率相当，CD 腹腔脓肿患者优化治疗择期手术后 1 年的内镜复发率为 41%。普通 CD 患者择期手术后 1 年的内镜复发率为 51%，无显著性差异（P=0.159）。

因此，把握外科手术时机非常关键，优化治疗（全肠内营养、抗生素、脓肿穿刺引流）后联合生物制剂也许可延迟或避免二次手术，减少或避免多次手术后短肠综合征的发生。

（宋新明　陈志辉）

参 考 文 献

[1] 中华医学会消化病学分会炎症性肠病学组. 炎症性肠病外科治疗专家共识［J］. 中华炎性肠病杂志，2020，4（3）：180-199.

[2] XU K W，QIN C J，CHEN Z H，et al. Surgery for enterocutaneous fistulas of Crohn's disease［J］. Asian J Surg，2020，43（8）：840-841.

[3] MILSOM J W，HAMMERHOFER K A，BÖHM B，et al. Prospective randomized trial comparing laparoscopic vs.conventional surgery for refractory ileocolic Crohn's disease［J］. Dis Colon Rectum，2001，44（1）：1-9.

[4] MAARTENSE S，DUNKER M S，SLORS J F，et al. Laparoscopic-assisted versus. open ileocolic resection for Crohn's disease：a randomized trial［J］. Ann Surg，2006，243（2）：143-149.

[5] BROUQUET A，BRETAGNOL F，SOPRANI A，et al. A laparoscopic approach to iterative ileocolonic resection for the recurrence of Crohn's disease［J］. Surg Endosc，2010，24（4）：879-887.

[6] AYTAC E，STOCCJI L，REMZI F H，et al. Is laparoscopic surgery for recurrent Crohn's disease beneficial in patients with previous primary resection through midline laparostomy？ A case-matched study［J］. Surg Endosc，2012，26（12）：3552-3556.

[7] BEMELMAN W A，WARUSAVITARNE J，SAMPIETRO G M，et al. ECCO-ESCP Consensus on Surgery for Crohn's Disease［J］. J Crohns Colitis，2018，12（1）：1-16.

第十一章

胃、十二指肠克罗恩病的外科治疗

第一节 概 述

克罗恩病（Crohn's disease, CD）是胃肠道的节段性炎症性病变，可累及消化道任何部位，以回肠末端和升结肠最多见，且常伴回结肠病变，食管、胃和十二指肠等上消化道 CD 罕见。胃、十二指肠病变发生在 0.5%~4% 的 CD 患者中，最常见的表现是狭窄。然而，其真实的发病率较此数据高，根据常规上消化道内镜对无症状患者进行的筛查，发病率可达 19%。因此，对无上消化道症状的 CD 患者，应进行胃镜检查。

胃、十二指肠 CD 患者，以胃窦、幽门和十二指肠球部受累最多，胃近端和十二指肠远端受累不常见。最常见的症状是餐后消化不良，临床症状可与肠道症状同时出现或在之后出现。其他症状可表现为厌食、恶心、呕吐、上腹痛、腹泻及体重下降等。虽然许多患者潜血试验阳性，但上消化道出血症状少见，如呕血、黑便等。出现腹胀、餐后呕吐、体重减轻和早期饱腹感等症状，往往提示胃出口已有梗阻。胃、十二指肠 CD 患者易并发肠梗阻、穿孔、溃疡出血，胰腺炎和胆管梗阻等并发症少见，少有报道胃、十二指肠 CD 恶性变。

胃 CD 在内镜下胃黏膜呈颗粒状或片状红斑、阿弗他糜烂，可见虫蚀样溃疡、纵行溃疡、竹节样外观、狭窄和瘘管。十二指肠 CD 在内镜下可见阿弗他糜烂，可表现为鹅卵石样外观、黏膜皱褶增厚、裂隙溃疡、息肉样病变、凹槽样改变、狭窄和瘘管。胃贲门的竹节样外观和十二指肠切口状外观被认为是胃、十二指肠 CD 特征性病变。

胃、十二指肠 CD 的诊断需结合症状、内镜检查、组织病理学和影像学（钡剂造影、CT 或磁共振肠道显像）等结果进行综合分析，必要时还需随访观察。有研究指出，上消化道内镜下活检检出肉芽肿仍是明确诊断胃、十二指肠 CD 的唯一手段。因此，胃镜检查组织病理学被认为是诊断的最敏感手段，上消化道内镜活检评估应作为胃、十二指肠 CD 常规诊疗流程的一部分。

目前认为符合下列情况者,应考虑为胃、十二指肠CD:①胃、十二指肠内存在非干酪样肉芽肿,伴或不伴肠道其他部位的CD,且无系统性肉芽肿病的证据;②小肠或结直肠CD伴影像学和/或内镜下与CD表现一致的胃、十二指肠节段性炎性改变。

胃、十二指肠CD的主要的鉴别诊断为消化性溃疡、胃泌素瘤、淋巴瘤、胃结节病、十二指肠胃反流、自身免疫病等。

由于缺乏对胃、十二指肠CD药物治疗效果的对照研究,目前治疗方案是基于是否伴随回结肠病变和临床经验给出的。欧洲克罗恩病和结肠炎组织(ECCO)指南指出,对于上消化道CD的患者,应该尽早行免疫抑制剂及生物制剂治疗。

胃、十二指肠CD推荐加用抑酸制剂及黏膜保护剂。免疫抑制剂如硫唑嘌呤、巯嘌呤、甲氨蝶呤及糖皮质激素等均证实有效。肠内营养已被证明可诱导小肠CD的抗炎作用,并可诱导缓解。抗肿瘤坏死因子单抗英夫利西主要用于有中重度活动性和有瘘管形成的CD患者,可降低狭窄形成的风险,推荐早期应用。5-ASA在胃和近段小肠可被部分吸收,但其治疗效果目前仍存在争议。

内镜下球囊扩张术适用于短期幽门或十二指肠狭窄,可缓解胃、十二指肠CD的梗阻症状,且可延缓二次手术,但复发率高,常需要反复扩张,故不作为长期治疗的选择。如通过内镜下球囊扩张仍无法缓解梗阻症状,常需行手术治疗。最终有10%~40%的胃和十二指肠CD患者需接受外科手术治疗。

(宋新明 许开武)

第二节 胃、十二指肠克罗恩病的外科治疗

胃、十二指肠CD患者通常应考虑进行内镜下扩张、旁路术或狭窄成形术。当内镜干预不可行或无效时,可采用旁路(即胃空肠吻合术、十二指肠空肠吻合术)或狭窄成形术。因总体发病率较低,这两种术式均优于切除术。狭窄成形术主要应用于无穿孔、非蜂窝织炎症的患者,特别是狭窄位于十二指肠的二、三段且狭窄段少于两处的病变。目前,关于旁路术及狭窄成形术的争议不一。在实际操作中,应根据受累十二指肠的解剖部位,狭窄的数量、长度以及外科医师的经验进行选择。

胃、十二指肠CD手术方式的选择受多种因素影响,包括患者年龄、发病部位、疾病表现、术前治疗、营养状况、伴随疾病及有无全身性感染等。根据处理病变部位的方式,可分为切除手术和非切除手术。切除手术以胃、十二指肠切除为主,而非切除手术包括旁路手术、狭窄成形术。

目前普遍推荐胃部病变可行胃部分切除术,十二指肠病变则首选胃空肠吻合术(短路手术),但单纯切除和非切除手术效果均不满意,术后迷走神经性腹泻、吻合口漏及溃疡等并发症发生率高,因此常附加壁细胞迷走神经切断术。

【手术适应证】

手术主要针对肠道并发症,宗旨是缓解临床症状,改善生活质量,同时保持消化道的连续性,无症状的CD应尽量避免手术。手术适应证主要为溃疡经药物治疗无效、出血,胃及十二指肠病变部位进行性狭窄,胃出口梗阻经球囊扩张无效,瘘管形成,怀疑恶性变等。术后必须进行正规的药

物治疗预防复发,并定期复查和随访。

【手术方式】

1. 切除手术 包括胃大部切除术及十二指肠部分切除术。由于胃、十二指肠切除的手术操作创伤大,CD患者本身愈合能力较差,发生吻合口漏、十二指肠残端漏的概率较大,一般较少采取这种术式(图11-2-1)。

2. 旁路手术 目前是胃、十二指肠CD最常用的手术,包括胃空肠吻合术、十二指肠空肠吻合术及胃十二指肠吻合术。

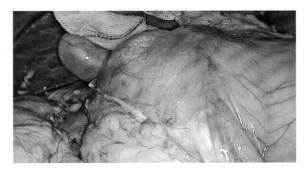

图 11-2-1 胃窦-十二指肠球部 CD 并幽门梗阻

(1)胃空肠吻合术:适用于十二指肠溃疡或梗阻位于十二指肠第一、二段的患者。行胃空肠吻合术时常合并壁细胞迷走神经切断术。术中应先行壁细胞迷走神经切断术,再行胃空肠吻合术,这样可避免在暴露食管裂孔水平时对胃空肠吻合口所造成的牵拉。

壁细胞迷走神经切断术仅消除了迷走神经对胃泌酸部位的刺激,并未破坏对胃窦和幽门的运动神经支配。该手术切断沿胃小弯走行的支配胃体和胃底的迷走神经终末分支。手术时在距幽门5~7cm的胃小弯处,可以看到沿胃小弯下行的胃迷走神经前支入胃窦部的扇状终末支(鸦爪),以此作为定位标志,将食管下端5~7cm范围内的进入胃底、胃体的迷走神经一一切断,保留进入胃窦部的扇状终末支(图11-2-2)。

迷走神经离断后,胃空肠吻合既可以采取结肠前式,也可以采取结肠后式。结肠前式操作较简单,受横结肠系膜长度、肥厚及血管因素的限制也较少,可使吻合口相关的并发症或者CD复发所致的炎症远离腹膜后,在实际操作中通常倾向于选择结肠前吻合。推荐CD手术使用直线切割吻合器行侧-侧吻合。器械吻合较手工缝合术后住院时间短,吻合口漏和临床再发的概率低。侧-侧吻合术后吻合口漏的发生率低于端-端吻合术。

结肠前胃空肠吻合术选取胃大弯后壁与距十二指肠悬韧带15~20cm处行侧-侧吻合,切开胃壁和肠壁,置入直线切割闭合器,激发,倒刺线连续缝合关闭共同开口,可吸收线浆肌层缝合加固吻合口(图11-2-3)。

(2)十二指肠空肠吻合术:适用于十二指肠第三、四段的溃疡及梗阻。手术方式与胃空肠徒

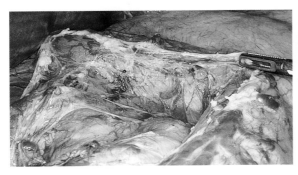

图 11-2-2 壁细胞迷走神经切断术

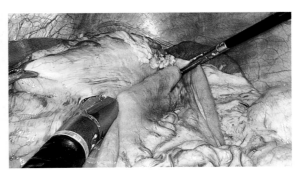

图 11-2-3 结肠前胃空肠吻合术

手吻合术相似,十二指肠空肠间断、内翻缝合。

(3)胃十二指肠吻合术(Jaboulay 术):适用于幽门管与十二指肠球部有明显溃疡、狭窄、粘连及变形严重不适合行幽门成形术的患者。游离十二指肠第二、三段,在保证血供的情况下游离十二指肠内侧,注意勿伤及结肠中血管。使十二指肠降部内缘与胃窦大弯接近,于幽门下方,靠近十二指肠的内侧缘和胃大弯相应部位浆肌层缝一针,作为标志线。用 1 号线间断缝合十二指肠内侧缘和胃大弯处的浆肌层,距缝线 0.5cm 处,切开胃和十二指肠,长约 4cm。用 1 号线间断缝合后壁全层,再用 1 号线间断内翻全层缝合前壁,浆肌层间断水平褥式缝合。吻合以后,测试吻合口的大小和通畅情况,旷置幽门、十二指肠第一段。

3. 狭窄成形术 是十二指肠 CD 狭窄最常采用的手术方式,其安全性和有效性在小肠 CD 狭窄的治疗中得到了充分印证。已有研究证实,狭窄成形术可有效缓解肠梗阻并减轻症状。狭窄成形术后狭窄复发或瘘管形成的风险低。最大的挑战在于,需要对邻近有肝胆管及许多大血管结构的十二指肠进行充分游离。一般在做狭窄成形术的同时,需附加迷走神经切断术。

(1)纵切横缝式幽门成形术(Heineke-Mikulicz):适用于幽门部瘢痕及粘连不严重,不需要分离十二指肠的胃、十二指肠 CD 引起的梗阻。常用于小于 10cm 长度的狭窄。以幽门前静脉作为标志,先行分离十二指肠至第二段。用 1 号线于幽门上下缘各行浆肌层缝合一针,作为牵引线。于幽门环的两侧,以幽门环为中心,在前壁大小弯中间做一横跨幽门的纵向切口,切开幽门全层,长约 4cm,或相当于十二指肠横径长度,切口过短缝合后口径较小,达不到引流目的,切口过长缝合后在其两端会形成一耳状突起,且中部张力较大。切开幽门后,吸除胃内容物,轻提两牵引线使纵切口成横切口,并用 1 号线间断全层横行缝合十二指肠和幽门处的胃壁,用 1 号线间断水平褥式缝合浆肌层。缝合完毕,用示指、拇指测试成形以后的幽门通畅情况和口径的大小。此法操作简单,不需游离十二指肠,但成形后的口径可能不够大,易引起再狭窄(图 11-2-4)。

(2)马蹄形切开式幽门成形术(Finney U):适用于瘢痕粘连广泛,较长节段狭窄(15~25cm),需分离十二指肠者。切开十二指肠外侧腹膜,充分游离幽门和十二指肠第一、二段。用 1 号线于幽门的中部浆肌层缝一针作为标志线,然后于幽门近侧 5cm 的胃大弯和幽门以远 5cm 的十二指肠

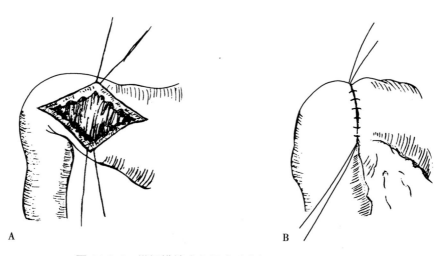

图 11-2-4 纵切横缝式幽门成形术(Heineke-Mikulicz)

前内缘浆肌层缝一针作为第二标志线。于大弯侧的边缘及十二指肠的前内侧缘,以两条标志线为标志,用 1 号线间断缝合两缘浆肌层,然后自大弯开始绕过幽门中部至十二指肠做一"U"形的切口,用 1 号线间断缝合后壁全层,再用 1 号线间断内翻缝合前壁,浆肌层行间断水平褥式缝合。缝合完毕后,用附近的大网膜覆盖加强。此手术吻合口较大,胃引流效果好,但需充分游离十二指肠(图 11-2-5)。

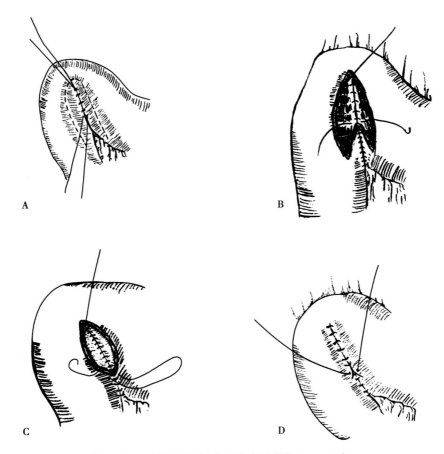

图 11-2-5　马蹄形切开式幽门成形术(Finney U)

【术后并发症】

胃、十二指肠术后并发症包括胃排空障碍、吻合口漏、吻合口狭窄、吻合口溃疡、吻合口出血、腹腔出血、腹腔脓肿等。

(宋新明　许开武)

参 考 文 献

[1] 中华医学会消化病学分会炎症性肠病学组. 炎症性肠病外科治疗专家共识[J]. 中华炎性肠病杂志,2020,4(3):180-199.

[2] ADAMINA M,BONOVAS S,RAINE T,et al. ECCO guidelines on therapeutics in Crohn's disease:surgical treatment [J]. J Crohns Colitis,2020,14(2):155-168.

［3］LIGHTNER A L,VOGEL J D,CARMICHAEL J C,et al. The American Society of Colon and Rectal Surgeons clinical practice guidelines for the surgical management of Crohn's disease ［J］. Dis Colon Rectum,2020,63（8）:1028-1052.

［4］LIGHTNER A L,FLETCHER J G. Duodenal Crohn's disease-a diagnostic conundrum ［J］. J Gastrointest Surg,2018,22（4）:761-763.

［5］GUO F L,HUANG Y H,ZHU W M,et al. Efficacy and safety of endoscopic balloon dilation for upper gastrointestinal strictures of Crohn's disease ［J］. Dig Dis Sci,2016,61（10）:2977-2985.

［6］TONELLI F,ALEMANNO G,BELLUCCI F,et al. Symptomatic duodenal Crohn's disease:is strictureplasty the right choice? ［J］. J Crohns Colitis,2013,7（10）:791-796.

［7］SHAPIRO M,GREENSTEIN A J,BYRN J,et al. Surgical management and outcomes of patients with duodenal Crohn's disease ［J］. Am Coll Surg,2008,207（1）:36-42.

［8］SAMPIETRO G M,CASIRAGHI M,FOSCHI D. Perforating Crohn's disease:conservative and surgical treatment ［J］. Dig Dis,2013,31（2）:218-221.

［9］UCHINO M,IKEUCHI H,MATSUOKA H,et al. Clinical features and management of duodenal fistula in patients with Crohn's disease ［J］. Hepatogastroenterology,2012,59（113）:171-174.

［10］DIETZ D W,LAURETI S,STRONG S A,et al. Safety and longterm efficacy of strictureplasty in 314 patients with obstructing small bowel Crohn's disease ［J］. J Am Coll Surg,2001,192（3）:330-337.

［11］CAMPBELL L,AMBE R,WEAVER J,et al. Comparison of conventional and nonconventional strictureplasties in Crohn's disease:a systematic review and meta-analysis ［J］. Dis Colon Rectum,2012,55（6）:714-726.

［12］SCHWARTZBERG D M,BRANDSTETTER S,GRUCELA A L. Crohn's disease of the esophagus,duodenum,and stomach ［J］. Clin Colon Rectal Surg,2019,32（4）:231-242.

［13］REESE G E,PURKAYASTHA S,TILNEY H S,et al. Strictureplasty vs resection in small bowel Crohn's disease:an evaluation of short-term outcomes and recurrence ［J］. Colorectal Dis,2007,9（8）:686-694.

［14］TAKESUE Y,YOKOYAMA T,AKAGI S,et al. Strictureplasty for short duodenal stenosis in Crohn's disease ［J］. J Gastroenterol,2000,35（12）:929-932.

［15］LIGHTNER A L. Duodenal Crohn's d5isease ［J］. Inflamm Bowel Dis,2018,24（3）:546-551.

第十二章

克罗恩病肛周病变的外科治疗

第一节 概　　述

肛周病变在克罗恩病（Crohn's disease，CD）患者中较为常见，早在1938年Crohn就已经描述过CD相关的肛周病变（perianal Crohn's disease，PCD），据研究报道其在CD患者中的发病率为40%~80%。PCD涵盖了瘘管性疾病（肛周脓肿、肛瘘或直肠阴道瘘）和非瘘管性疾病（肛裂、深大溃疡、肛管直肠狭窄、皮赘或痔疮）在内的多种肛门直肠病变，其中以肛瘘及肛周脓肿的发病率最高，占17%~43%，肛瘘的存在直接反映CD炎症的进展程度。肛周病变可先于肠道症状出现，也可在诊断时或诊断后出现，瘘管性疾病的风险则取决于病变所在的位置，一旦肠道的病变累及直肠，肛瘘的患病率可高达92%。PCD的临床表现差别较大，病情从无症状、轻度病变到严重影响日常活动均有表现。

肛裂、皮赘和痔疮等PCD通常只需保守治疗，而以脓肿和瘘为代表的瘘管性病变则可能需要更为积极的治疗手段和外科干预，但若想获得满意的治疗效果，手术时机的选择非常重要。在CD活动期或伴有营养不良、激素依赖时，实施手术常导致手术失败，甚至引起病情难以控制、永久性造口、排便失禁等灾难性后果。正确的外科治疗策略是首先对CD肛周病变的位置和范围做准确评估。以往钡剂造影、CT等诊断技术已经过时，取而代之的是盆腔MRI及腔内超声（anal ultrasound，AUS），加麻醉下查体（examination under anesthesia，EUA），研究表明这三种技术可靠性均大于85%，若采用其中两种方法联合诊断，正确率能达100%。对于CD活动期急性疾病表现的肛周脓肿或瘘管继发感染者，应立即予挂线引流或置管引流，以阻止脓肿发展为严重感染，为内科治疗创造条件。而PCD的确定性外科手术则应在CD缓解期，全身状况最佳状态下进行。无论是活动期还是缓解期的手术都应遵循"损伤最小化"的微创原则，最大限度地保护肛门功能。正如Williams医师所说"CD患者的肛门失禁往往是由于激进的外科医师所致，而不是疾病本身"。PCD

外科治疗的目的是解除症状,尽量减少可能出现的并发症,并预防 CD 复发。应重点针对 CD 肛周病变的特征和术后容易复发的特点,选择恰当的外科治疗方式(表 12-1-1)。如没有临床症状或症状较轻时则无须处理,予以随访观察。单纯性肛周脓肿宜早期切开引流,且切口尽量靠近肛缘,减少肛瘘发生。低位肛瘘通过切开或切除术可获得良好的疗效;高位肛瘘应行挂线治疗,以保护括约肌的功能。对于直肠内病变严重的复杂瘘、肛门失禁及肛门明显狭窄等,在药物治疗和局部处理失败后,应及时行直肠切除、永久性结肠造口或小肠造口,以解除患者的痛苦,提高患者的生活质量。

表 12-1-1　克罗恩病肛周病变的治疗方式

病变类型	治疗方式
皮赘	很少需要具体的治疗,该病变是克罗恩病疾病活动程度的反映
肛裂	一线治疗:硝酸甘油软膏、钙通道阻滞剂、肉毒毒素 二线治疗:(直肠炎症)药物治疗+扩肛 　　　　　(无直肠炎)内括约肌侧切术
痔	避免采用外科手术治疗
溃疡	药物治疗,包括局部激素注射。很少需要行直肠切除术,特别是存在直肠炎症时
肛管狭窄	无症状:无须治疗 有症状:扩肛(如果需要行重复的扩肛时考虑直肠切除尤其存在直肠炎症时)
脓肿/肛瘘	脓肿:引流 过渡阶段:挂线(很少行造口) 特殊治疗:巯嘌呤/硫唑嘌呤、抗 TNF-α 单抗、挂线引流、肛瘘切开术、黏膜瓣修补(无直肠炎症时)、直肠切除术(存在直肠炎症时)

临床上可根据肛周疾病活动指数(perianal disease activity index,PDAI)对治疗前、后 PCD 活动性进行量化评分以评价治疗效果。该评分方法包含肛周的分泌物、疼痛和活动、性生活、肛周表现和硬结 5 个方面,单项评分按严重程度分为 0~4 分,总分最高为 20 分。PDAI 总分大于 4 分提示活动性瘘管或存在局限性炎症反应,准确率达 87%。具体 PDAI 评分表详见表 12-1-2。

表 12-1-2　肛周疾病活动指数评分表

分值	分泌物	疼痛和活动	性生活	肛周表现	硬结
0	无	无痛,活动不受限	没有影响	没有或仅有皮赘	无
1	少量黏性分泌物	疼痛但活动不受限	轻度受限	肛裂或黏膜撕裂	较小
2	中等量黏性或脓性分泌物	疼痛且活动部分受限	中等受限	肛周瘘管数 <3	中等
3	较多脓性分泌物	疼痛明显,活动明显受限	明显受限	肛周瘘管数 ≥3	较大
4	粪便污染	很痛,活动严重受限	不能性生活	肛管括约肌溃疡或瘘管形成,伴明显的皮肤缺损	明显波动感或脓肿

(练　磊)

第二节　保留括约肌挂线术

虽然肛瘘及肛周脓肿的治疗有了较大的发展,但对于 CD 引起的肛瘘及肛周脓肿的处理,目前仍是临床治疗的一大难题。保留括约肌挂线术在 CD 肛瘘及肛周脓肿治疗中的应用具有一定的优势,其挂线而不勒断肛门括约肌,在对脓肿实现充分引流的基础上有效地保留了肛门外括约肌与肛门功能,能够在最大限度保护肛门功能的基础上实现肛瘘的治愈。

【手术适应证】

1. 克罗恩病肛瘘继发感染形成肛周脓肿者。

2. 传统手术易发生肛门失禁的女性前侧病变。

3. 高位经括约肌肛瘘、括约肌外肛瘘及多次手术者。

4. 克罗恩病活动期肛瘘或肛周脓肿急性表现者。

【手术禁忌证】

1. 肛门周围有皮肤疾病。

2. 结核性肛瘘。

3. 瘘管合并癌变者。

【手术注意事项】

1. 克罗恩病肛瘘及其继发的肛周脓肿与传统理论上的腺源性感染不同,其走行多较复杂,往往并不遵循 Goodsall 规律,术中亚甲蓝试验可明确瘘管范围、走向和数量,提高手术成功率。

2. 术中用探针探查内口时,避免使用暴力,以防造成假内口,形成假道,以致手术失败。正确寻找和彻底清除原发感染灶是手术的关键。

3. 术中探查发现继发感染的脓腔位置较深,如位于坐骨肛门窝顶端甚至肛提肌上方,在挂线的同时应在深部置管引流,术后每天冲洗,并隔数日将导管外移,使其由深而浅,逐步闭合,以防在深部留有无效腔而导致创口不愈合或复发。

【典型病例】

一般资料:男性,37 岁。

主诉:肛周肿痛 10 余个月。

肛管 MRI:符合克罗恩病肛周病变。下段直肠、肛管黏膜及黏膜下炎性反应并脓肿形成,复杂性-经括约肌型肛瘘(内口拟距截石位 6 点、距肛缘 20mm 形成三支分瘘管:①向肛管左后方走行并向左侧坐骨肛门窝走行;②向肛管右后方走行至右侧坐骨肛门窝;③沿右侧外括约肌外缘向前走行至会阴浅间隙,通向阴囊方向,阴囊未见受累),累及肛管后深间隙、耻骨直肠肌及肛提肌根部(图 12-2-1)。

术前准备:①术前评估:术前应详细询问病史并

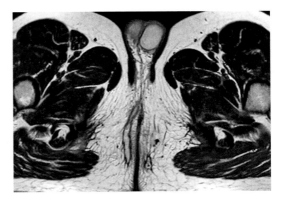

图 12-2-1　患者术前肛管 MRI

行体格检查,完善相关检查。例如直肠指诊、肛管直肠腔内超声、磁共振成像、麻醉下肛门探查等检查,明确肛瘘类型和肛周感染情况。②皮肤准备:术前数小时内备皮,剃除术区周围毛发,清洗肛门及会阴部。③肠道准备:术前排空大便即可,排便困难者可予以口服缓泻药或开塞露促进排便。④控制克罗恩病活动。

麻醉方式:脊椎麻醉或全身麻醉。

手术步骤:

(1)体位:俯卧折刀位,宽胶带向两侧牵拉固定臀部,暴露肛门(图 12-2-2)。

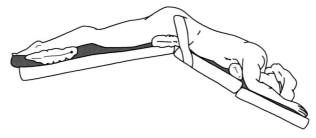

图 12-2-2 俯卧折刀位示意图

(2)常规消毒肛周及肛门内。

(3)行亚甲蓝试验、直肠指检、肛门镜、探针、结合术前盆腔 MRI 等检查,查明内口位置、脓肿及瘘管与肛门括约肌的关系。

(4)用探针自通向主管道的外口或在脓肿开窗处探入,在与内口相应方位的肛缘以探针为标志作一放射状切口(图 12-2-3)。

(5)用探针自肛缘切口探入,自内口穿出。沿探针切开黏膜、黏膜下层及内括约肌,切除内口并搔刮清除原发感染灶。

(6)以利于引流为原则,分别在原始外口和支管上作数个放射状小切口,伸入刮匙刮除感染坏死组织。

(7)在各切口间松弛挂入橡皮筋,做牢固、持续的对口引流(图 12-2-4)。

(8)术毕充分止血。搔刮后的腔隙、手术创面及肛管内均用油纱条填塞,最后以塔形纱布垫压迫固定。

【讨论】

CD 肛瘘行切开术或切割性紧挂线的治愈率较高,但由于损伤了部分肛门自控肌层,不可避免地会导致部分患者发生肛门失禁。保留括约肌挂线术不损伤肛门外括约肌,很少发生肛门失禁,但术后有一定的复发率。一组数据报道,行挂线引流后,一旦过早拆除挂线,疾病复发率可达80%。松挂线主要用于建立瘘管的引流,尽量减少以后相关脓肿的风险,且有利于个人卫生护理。最常用的是松的、细长的硅橡胶挂线。穿过括约肌并存在内口的瘘管必须先探明然后挂线以保证充分的引流,防止形成更复杂的瘘管。如果中度至重度直肠炎导致复杂瘘管,挂线引流是唯一合理的选择。同时推荐开始药物治疗直肠炎。当与最佳药物联合应用时,松挂线可能是一种确定性的治疗方法。

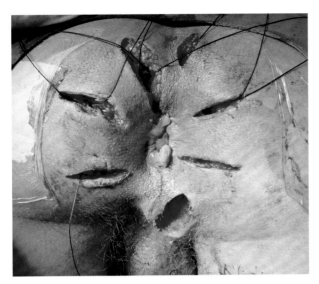 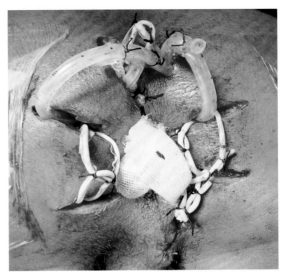

图 12-2-3　放射状切开引流　　图 12-2-4　清除感染组织后,切口间双股橡皮筋松弛挂线引流

　　去除挂线的具体时间应视情况而定,满足以下条件时,可考虑拆线:①挂线引流和生物制剂诱导治疗后 PDAI 显著下降;②局部瘘管周围红肿明显消退;③瘘管管径明显缩小,冲洗有阻力;④按压瘘管外口无明显脓性分泌物;⑤手术前后影像学检查显示炎性病灶明显缩小。上述典型病例逐步拆线过程如图 12-2-5 所示。

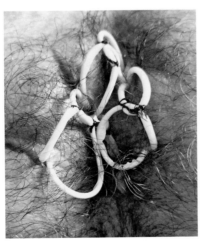 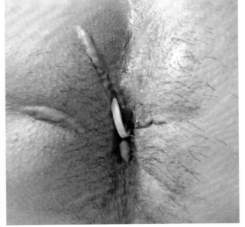

图 12-2-5　逐步拔除挂线

（练　磊）

第三节　推移黏膜瓣手术

　　推移直肠黏膜瓣修补术首先由 Noble 等在 1902 年描述,用部分或全层的直肠瓣封闭瘘管内口。对于不适合于瘘管切开的 CD 肛瘘,直肠黏膜瓣修补术是一种可以选择的外科治疗手段,但前提是

瘘已成为单纯瘘、瘘相关的感染已被根除、无直肠炎的患者。采用推移瓣技术治疗肛瘘,隧道式挖除内口、瘘管,手术彻底清除感染病灶,最大限度减少了肛门括约肌损伤,符合肛瘘手术微创化的发展趋势。这种技术的优势在于缩短愈合时间,减少手术的不适和肛门畸形,而且不损伤外括约肌;如果瘘管复发,还可以重复修补,不需担心肛门功能的损害,是一种较理想的保留括约肌的手术方法。

【手术适应证】

适用于内口明确的缓解期 CD 肛瘘,尤其适用于传统手术易发生肛门失禁的女性前侧肛瘘、高位经括约肌瘘、括约肌外肛瘘。

【手术禁忌证】

1. 内口不明确,可疑遗留高位内口的患者。

2. 结核性肛瘘。

3. 瘘管合并癌变者

【手术注意事项】

1. 准确定位并清除内口和原始感染病灶。常规作亚甲蓝试验,以明确内口的位置和防止遗留分支瘘管。

2. 术中游离黏膜瓣后,应切开齿状线至括约肌间沟之间的内括约肌,敞开中央间隙,彻底清除原始感染的肛窦、导管及肛腺组织,以防复发。

3. 最大限度地减少括约肌损伤。本术式不需要完全隧道式剔除瘘管,只需将外口和瘘管分离至肛门外括约肌处剔除,对穿越外括约肌的瘘管予充分搔刮后置管引流,从而避免了对外括约肌的过多损伤。

4. 在缝合黏膜瓣前,先缝合修复切断的肛门内括约肌,以维护肛门自制功能。

5. 黏膜瓣的深度宜厚,应包括黏膜层、黏膜下层以及部分内括约肌,宽度至少达直肠全周的1/4,以保证血供。

6. 缝合皮瓣时,要充分游离内口上方黏膜和两侧皮肤,保证在内口切除和清创后无张力缝合,使其在低张力状态下缝合。

7. 引流管根据创面生长情况于 3~5 天拆除。支管引流橡皮筋可视肉芽生长情况术后 7~8 天逐步拆除。

【手术方法】

1. **术前准备**　术前准备同保留括约肌挂线术,但肠道准备应更加充分,手术前一日半流饮食,并予聚乙二醇电解质溶液清洁肠道,术日晨间灌肠,术前半小时静脉滴注广谱抗生素。

2. **麻醉方式**　脊椎麻醉或全身麻醉。

3. **手术步骤**

(1)体位:同保留括约肌挂线术,俯卧折刀位。

(2)根据盆腔磁共振检查结果,并结合直肠指诊、亚甲蓝试验、探针检查等方法明确瘘管位置和内口所在(图 12-3-1A)。

(3)作圆形小切口切除外口及周围感染组织,沿管道纤维化组织隧道式挖除主管道至肛门外

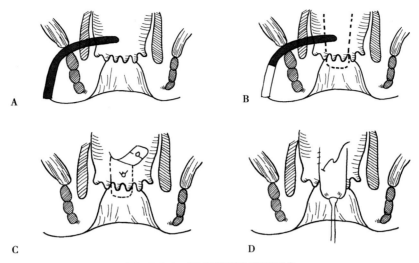

A　　B

C　　D

图 12-3-1　肛门推移黏膜瓣手术

括约肌,搔刮余管道内的感染坏死组织(图 12-3-1B)。

（4）用生理盐水 10ml 与盐酸肾上腺素 6 滴混合液注入手术区域。自内口上方约 1cm 处向肛缘侧作全层倒 "U" 形皮瓣,包括肛管皮肤、皮肤下组织及部分内括约肌,切除皮瓣内口缺损部分。瓣顶部宽 1.5~2.0cm,底部宽为顶部 2 倍,切开蓝染内口达括约肌间沟,清除原始感染灶坏死组织（图 12-3-1C ）。

（5）用 4-0 可吸收缝线间断缝闭原内口部位缺损内括约肌。游离内口上方黏膜及两侧皮肤,3-0 可吸收缝线将皮瓣于无张力状态下与附近皮肤黏膜和下方内括约肌间断缝合（图 12-3-1D ）。

（6）外口挖除创面放置引流管以利引流。复杂性肛瘘的支管采用隧道式挖除,切口间放置双股橡皮筋作对口引流;伴有脓腔或支管分泌物较多者也可置管引流。

（7）术毕充分止血。手术创面及肛管内均用油纱条填塞,最后以塔形纱布垫压迫固定。

【讨论】

推移黏膜瓣修补术治疗 CD 肛瘘和直肠阴道瘘的结果是令人满意的。手术避免切断肛门括约肌,因此不会导致肛门失禁,可以作为除挂线引流之外的另一种选择,有较高的治愈率。其治疗 CD 肛瘘的成功率与肠道炎症密切相关,存在活动性的直肠炎症时预后较差,直肠炎症的存在是手术失败的主要因素。术后部分患者可能出现创口愈合不良,主要发生在直肠有活动性炎症的 CD 患者中,因此强调该手术适用于 CD 缓解期的患者。吸烟对各类创口愈合均有影响,黏膜瓣修补术与吸烟呈明显的负相关。外科医师的经验、技术细节比如内口的去上皮、内口关闭、引流、括约肌外瘘管的切除、围手术期的抗生素应用、肠道准备、卧床休息和黏膜瓣的类型都是影响手术成功的重要因素。直肠黏膜瓣推移手术治疗的患者中,腺源性肛瘘术后失禁发生率在 13% 左右（0~35%）,CD 肛瘘约 9.5%（0~29%）。

（练　磊）

第四节　置管引流术、双套管负压吸引术

不论任何间隙发生的脓肿、瘘管都应进行及时的引流。肛周脓肿可以进行急诊切开引流术,无须排除活动性的直肠炎症,充分排脓清除坏死组织后冲洗并放入引流管。术后在短期内可有效控制脓肿的蔓延,防止复发,如果过早移除引流管后没有特定的治疗措施,往往导致脓肿的复发。置管引流和负压吸引能够实现对深部瘘管或脓腔的冲洗引流,解决术后深部间隙内易残留无效腔的问题,从而提高深部脓肿及肛瘘的治愈率。

【手术适应证】

适用于伴有分支瘘管、脓肿形成的复杂性克罗恩肛瘘,常配合上述的保留括约肌挂线术或推移皮瓣/黏膜瓣手术。尤其适用于各种深部感染难愈的腔隙及窦道者。

【手术禁忌证】

瘘管合并癌变者。

【手术注意事项】

1. 引流管以粗细适当的稍硬橡皮管制成(如一次性导尿管、Foley 导尿管等),顶端剪 2~4 个侧孔,利于引流、冲洗;外端用丝线缝合固定于肛周皮肤,同时注意固定引流管的丝线要打活结,便于换药过程中引流管逐渐拔出时再固定。

2. 术中可采用 0.5% 甲硝唑配合注射器和医用冲洗针头反复在胶管内外缓慢冲洗,以冲洗液清澈为度。如坏死组织较多、臭秽污浊者,可加用 10% 过氧化氢溶液冲洗。冲洗后尽可能回抽、吸干。

3. 置管引流术后每天以 0.5% 甲硝唑注射液通过引流管冲洗,每隔数日,将引流导管稍向外移位 1cm 后固定,直至脓腔缩小、变浅,深度小于 2cm 时拆除引流管。

4. 双套管材料的选取不宜过粗过硬,否则容易引起患者的不适,而且使用时应根据脓腔及创面大小、瘘管粗细放置不同规格的双套管。露出体表的部分外套管保留 2cm,剪去多余长度,便于患者活动。其外端用丝线固定于臀部皮肤,同时注意固定引流管的丝线要打活结,便于换药过程中引流管逐渐拔出时再固定。侧孔的多少依皮下腔隙大小、长短而定,以防侧孔露在腔隙外,影响持续冲洗负压吸引的效果。

5. 双套管盲端应置入感染腔隙深处或分泌物容易积聚的低垂部位。

【手术方法】

1. 术前准备　术前准备同保留括约肌挂线术。

2. 麻醉方式　脊椎麻醉或全身麻醉。

3. 手术步骤

(1)体位:俯卧折刀位。

(2)常规消毒肛周及肛内。行亚甲蓝试验及直肠指诊、肛门镜检查,结合术前盆腔 MRI,用球头探针探查,明确内口位置、瘘管走向、脓腔位置及其与肛管直肠环的关系。

(3)用探针自通向主管道的外口或在脓肿开窗处探入,在与内口相应方位的肛缘以探针为标

志作一放射状切口。

（4）对主要瘘管施行保留括约肌挂线术或推移黏膜瓣手术。

（5）对于支管及脓腔,不再穿透括约肌和直肠壁作挂线,而是仔细探查瘘管和窦腔的走向、分支,将瘘管高位部分或脓腔的顶端,用刮匙反复搔扒管腔,清除盲端空腔内的纤维化及坏死组织,置入引流管。如脓腔范围过大过深,坏死组织过多难以完全清除,可于脓腔内置双套管持续负压冲洗吸引。

（6）术毕充分止血。搔刮后的腔隙、手术创面及肛管内均用油纱条填塞,最后以塔形纱布垫压迫固定。

【讨论】

拔管时间的选择要综合观察患者的症状、体征,腔隙内分泌物的多少,冲洗液清澈度和创面肉芽新鲜度。置管时间一般为 2 周。如脓腔或瘘管过深过大、内口位置过高、瘘管走行曲折、已行多次手术者,可延长置管天数。拔管后,如果遗留创面肉芽组织没有长满,而置管遗留的创面可修剪成向外的"V"形引流创面,有利于尽快恢复。在创口恢复后期,引流物拆除后,可用纱布加压包扎,以促进组织黏合。

（练　磊）

第五节　拖出式结肠肛管延期吻合术

拖出式结肠肛管延期吻合术（Turnbull-Cutait 手术）理念的提出最早应用于直肠癌的外科治疗。在低位直肠癌外科术式的发展历程中,对保肛的追求一直渗透其中。然而,狭窄的骨盆是低位吻合的瓶颈,常难以完成满意的吻合,保肛仅限于 7cm 以上甚至 12cm 以上的患者,术后并发症发生率高。1888 年,Hochenegg 在经骶尾切除直肠肿瘤后,创造性地将直肠残端经肛门翻出,将近端结肠经直肠残端拉出后,在肛门外完成结肠肛管吻合,由此开启了拖出式结肠肛管吻合之路。然而,吻合口并发症导致的吻合失败仍然是超低位吻合的瓶颈,这促使外科医师开拓新的思路,保证安全的吻合。延期吻合正适应了这一需求。Babcock 和 Bacon 为了避免吻合口漏、吻合口裂开等并发症,提出了延期吻合的概念,即一期拖出结肠后暂不吻合,二期再行结肠肛管吻合。然而,由于他们的术式切除了肛提肌和括约肌,患者的肛门功能一般较差。

1961 年,美国克利夫兰医院的 Turnbull 和巴西圣保罗医学院的 Cutait 几乎同时提出了拖出式结肠肛管延期吻合术,即 Turnbull-Cutait 手术。该术式在游离直肠后,于病变下方离断直肠,一期将近端结肠拖出肛门外,但并不立即切断肠管完成吻合,仅做简单缝合把肠管固定在周围组织上。等待 5~10 天后,拖出结肠的浆膜层与括约肌之间产生粘连,即可切除多余肠管后完成结肠肛管吻合。此后,拖出结肠肛管吻合术经过不断改良,逐渐趋于成熟并定型。虽然随着外科技术的进步和吻合器的应用,该术式在直肠癌治疗中已经很少被采用,但它在治疗持续的直肠阴道/尿道瘘和复杂的肛周瘘管上仍具有一定的应用价值,并被认为是复杂肛门直肠疾病患者避免永久性造口的最后手段。

【手术适应证】

1. 病变仅累及直肠者。

2. 由直肠炎症病变引起的复杂直肠肛管疾病,经反复手术不能缓解的患者。

3. 经规范保守治疗无效的进展性直肠炎症患者。

【手术禁忌证】

1. 小肠广泛病变者。

2. 结肠近端存在狭窄型病变者。

3. 伴有严重其他系统性疾病或一般情况较差不能耐受手术者。

4. 乙状结肠系膜太短,切除病变直肠后无足够长度将结肠牵出肛门,或拖出结肠血液供应不良者。

【手术注意事项】

1. 术中结扎切断系膜血管时,保留端双重结扎,必要时缝扎。

2. 在骶前间隙游离直肠后壁时,应紧贴直肠背侧,勿损伤骶前神经丛和静脉丛。

3. 直肠外翻拉出时应确保无张力,必要时可游离结肠左曲,并同时注意保持末端血供良好。

4. 确切固定乙状结肠残端以避免回缩。

【手术方法】

1. 病例简介

一般资料:男性,40 岁。

主诉:腹痛 8 个月,肛周疼痛 5 个月余。

肛管 MRI:肛管黏膜下见多个内口,互相沟通,沿内、外括约肌间隙向下延伸至皮肤,T_2-FS 稍高信号,增强扫描明显强化;右侧臀部皮下见片状等 T_1 长 T_2 信号影,增强扫描明显强化,其中另可见 2 个片状灶,弥散明显受限,增强扫描环形强化,较大者约 26mm×11mm×21mm;双侧肛提肌形态及信号未见异常,双侧坐骨肛门窝清晰。高位复杂性括约肌间型肛瘘并脓肿形成(图 12-5-1)。

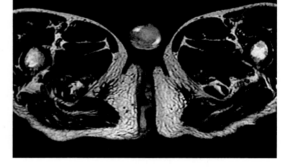

图 12-5-1　患者肛管 MRI

小肠 CTE:第 6 组部分小肠、回肠末端、盲肠-直肠多段肠壁节段性增厚,以系膜缘增厚为主,最厚约 9mm,增强扫描以黏膜强化较为明显,呈分层样改变,管腔未见狭窄;邻近脂肪间隙稍模糊,密度稍增高,邻近小血管束增多。肠系膜血管旁见多个肿大淋巴结影,最大者短径约 6mm,平扫密度均匀,未见钙化,增强扫描后均匀强化。腹盆腔未见明确脓肿、瘘管征象,盆腔见少量积液影。肛管偏右侧可见索条管状影,向下延伸至右侧肛缘及臀部皮下,最大层面大小约 26mm×14mm,增强扫描后边缘强化(图 12-5-2)。

肠镜:距肛缘 3cm 见狭窄,内镜无法通过。在直肠,距肛缘 3cm,黏膜水肿糜烂伴狭窄,见 2 处疑似瘘口。肛门未见异常(图 12-5-3)。

2. 术前准备

(1)全面评估患者的一般情况。

(2)肠镜评估病变范围,活检排除结肠 CD 或恶性变。

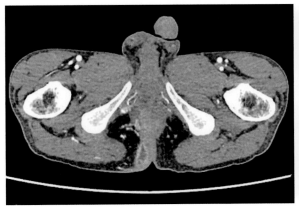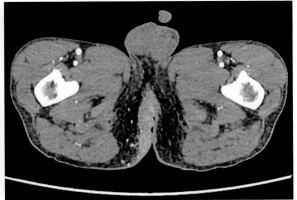

图 12-5-2 患者 CTE

（3）肛门括约肌功能检查。

（4）纠正水、电解质、酸碱失衡及营养不良，必要时给予肠外营养。

（5）肠道准备。术前 48 小时开始流质饮食，术前晚口服聚乙烯乙二醇溶液洗肠。

3. 麻醉方式 气管插管全身麻醉、硬膜外麻醉加气管插管全身麻醉。

4. 手术步骤 一般手术分为两期，一期手术完成直肠拖出切除，二期完成残余结肠切除及结肠肛管吻合。手术体位采用头低脚高的截石位。

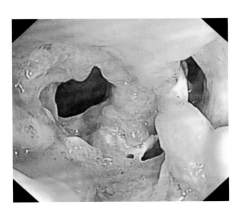

图 12-5-3 患者直肠情况

（1）一期手术：腹部手术的穿刺孔位置、腹腔探查、游离乙状结肠及直肠、降结肠的游离，同经腹括约肌间切除（ISR）术。

会阴组手术：

1）术前对会阴部进行备皮、消毒，用碘伏冲洗直肠。

2）向肛门外牵拉封闭器，将直肠外翻拉出肛门外。

3）切开外翻的远端直肠肠壁。

4）将游离好的直肠完全拖出肛门外，在病变近端封闭并离断肠管。

5）将剩余的直肠固定于肛门两侧的皮肤上，然后开放残端，完成一期手术。

患者一期手术后肛门部状态如图 12-5-4 所示。

（2）二期手术：根据病情以及患者耐受程度，可在一期手术后第 7 天至 1 个月，行二期手术。

1）在外翻的直肠切缘处切除多余的残端。

2）将外翻的直肠切缘与齿状线附近吻合。

3）用手指轻推，将外翻的直肠吻合口复位，完成二期手术。

【讨论】

PCD 的治疗结果很大程度上取决于直肠情况。如无直肠炎或者 CD 活动减轻，治愈机会较高。

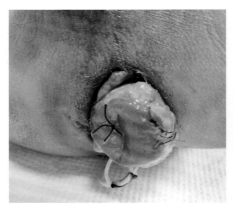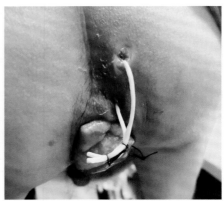

图 12-5-4 患者一期手术后肛门部状态

对于直肠内病变严重的复杂瘘、肛门失禁及肛门明显狭窄等,在药物治疗和局部处理失败后,直肠切除术或结直肠切除术、永久性结肠造口或小肠造口是 PCD 患者最后的治疗手段。但临时性造口并不能改善肛周 CD 患者的最终预后,仅有不到 25% 的患者能够还纳造口,大部分成功还纳造口的患者也需要再次行肛周手术。为了保持患者消化道的连续性,Turnbull-Cutait 手术再次进入外科医师的视野,Remzi 等曾报道使用 Turnbull-Cutait 手术治疗复杂肛周 CD 患者。在 15 例复杂肛周 CD 患者中,10 例为复杂肛瘘患者,3 例为直肠缩窄患者,1 例为直肠尿道瘘患者,1 例为直肠阴道瘘患者,所有患者均采用 Turnbull-Cutait 拖出式结肠肛管延期吻合术。其中有 11 例患者成功治愈,避免了永久性结肠造口,治愈率为 73.3%;4 例患者手术失败,包括 2 例复杂肛瘘患者、1 例直肠缩窄患者和 1 例直肠尿道瘘患者。虽然报道用于 PCD 治疗的研究不多,但在 CD 直肠病变严重导致肛周病变持续而不得不行直肠切除时,也是一种值得尝试的治疗手段。

(练 磊)

参 考 文 献

[1] 克罗恩病肛瘘共识专家组. 克罗恩病肛瘘诊断与治疗的专家共识意见[J]. 中华炎性肠病杂志(中英文),2019,3(2):105-110.

[2] DE ZOETEN E F,PASTERNAK B A,MATTEI P,et al. Diagnosis and treatment of perianal Crohn disease:NASPGHAN clinical report and consensus statement [J]. J Pediatr Gastroenterol Nutr,2013,57(3):401-412.

[3] TARRANT K M,BARCLAY M L,FRAMPTON C M,et al. Perianal disease predicts changes in Crohn's disease phenotype-results of a population-based study of inflammatory bowel disease phenotype [J]. Am J Gastroenterol,2008,103(12):3082-3093.

[4] ALEXANDER-WILLIAMS J,STEINBERG D M,FIELDING J S,et al. Proceedings:Perianal Crohn's disease [J]. Gut,1974,15(10):822-823.

[5] IRVINE E J. Usual therapy improves perianal Crohn's disease as measured by a new disease activity index. McMaster IBD Study Group [J]. J Clin Gastroenterol,1995,20(1):27-32.

[6] LOSCO A,VIGANÒ C,CONTE D,et al. Assessing the activity of perianal Crohn's disease:Comparison of clinical indices and computer-assisted anal ultrasound [J]. Inflamm Bowel Dis,

2009,15（5）:742-749.

［7］ SCHWARTZ D A,GHAZI L J,REGUEIRO M. Guidelines for medical treatment of Crohn's perianal fistulas:Critical evaluation of therapeutic trials［J］. Inflamm Bowel Dis,2015,21（4）:737-752.

［8］ ZBAR A. Long-term outcome following loose-seton technique for external sphincter preservation in complex anal fistula［J］. Br J Surg,2004,91（8）:1073.

［9］ ANTAKIA R,SHORTHOUSE A J,ROBINSON K,et al. Combined modality treatment for complex fistulating perianal Crohn's disease［J］. Colorectal Dis,2013,15（2）:210-216.

［10］ EL-GAZZAZ G,HULL T,CHURCH J M. Biological immunomodulators improve the healing rate in surgically treated perianal Crohn's fistulas［J］. Colorectal Dis,2012,14（10）:1217-1223.

［11］ GECSE K B,BEMELMAN W,KAMM M A,et al. A global consensus on the classification, diagnosis and multidisciplinary treatment of perianal fistulising Crohn's disease［J］. Gut,2014,63（9）:1381-1392.

［12］ VERMEIRE S,VAN ASSCHE G,RUTGEERTS P. Perianal Crohn's disease:Classification and clinical evaluation［J］. Dig Liver Dis,2007,39（10）:959-962.

［13］ JARRAR A,CHURCH J. Advancement flap repair:A good option for complex anorectal fistulas［J］. Dis Colon Rectum,2011,54（12）:1537-1541.

［14］ ZIMMERMAN D D,DELEMARRE J B,GOSSELINK M P,et al. Smoking affects the outcome of transanal mucosal advancement flap repair of trans-sphincteric fistulas［J］. Br J Surg,2003,90（3）:351-354.

［15］ VAN KOPEREN P J,SAFIRUDDIN F,BEMELMAN W A,et al. Outcome of surgical treatment for fistula in ano in Crohn's disease［J］. Br J Surg,2009,96（6）:675-679.

［16］ TURNBULL R J,CUTHBERTSON A. Abdominorectal pull-through resection for cancer and for Hirschsprung's disease. Delayed posterior colorectal anastomosis［J］. Cleve Clin Q,1961,28:109-115.

［17］ CUTAIT D E,FIGLIOLINI F J. A new method of colorectal anastomosis in abdominoperineal resection［J］. Dis Colon Rectum,1961,4:335-342.

［18］ YAMAMOTO T,ALLAN R N,KEIGHLEY M R. Effect of fecal diversion alone on perianal Crohn's disease［J］. World J Surg,2000,24（10）:1258-1262.

［19］ REMZI F H,GAZZAZ G E,KIRAN R P,et al. Outcomes following Turnbull-Cutait abdominoperineal pull-through compared with coloanal anastomosis［J］. Br J Surg,2009,96（4）:424-429.

第十三章

溃疡性结肠炎的外科治疗

第一节 概　述

　　大部分溃疡性结肠炎（ulcerative colitis,UC）患者通过内科治疗能够有效地控制病情,但仍有15%~30% 的 UC 患者需要手术治疗。国内 UC 患者近年来呈明显增加趋势,2006 年中国炎症性肠病协作组曾对全国 11 个地区 23 家医院的 3 100 例 UC 患者进行回顾性研究,发现我国 UC 患者多以内科治疗为主,手术率仅占 3%。1998 年 8 月至 2009 年 9 月北京协和医院住院 UC 患者 312 例,住院 UC 患者手术率为 10.9%,手术死亡率为 5.9%。不难看出,目前国内 UC 患者手术率较低。一般认为,通过手术可以治愈 UC,降低医疗费用,术后并发症大多可以避免,术后生活质量也可以得到明显改善。因此,我国应该重视 UC 的手术治疗价值。

　　国外数据表明,高达 10% 的患者在确诊第 1 年内就需要进行择期或急诊手术。疾病严重程度高、病变范围广、对激素抵抗的 UC 患者,更需要进行手术治疗。选择合适的手术时机对 UC 患者至关重要。推延手术的时间可能导致生理储备恶化,使患者营养不良的状况进一步加重;不适当的延迟手术反而令患者失去最佳的手术治疗时机和降低患者的获益。

（练　磊）

第二节　全结直肠切除、回肠储袋肛管吻合术

　　全结直肠切除及回肠储袋肛管吻合术（ileal pouch-anal anastomosis,IPAA）目前已成为治疗绝大多数 UC 患者的标准术式。这一重建性术式恢复了消化道的连续性,保留了肛门括约肌的功能,避免了术后永久造瘘的痛苦,开创了溃疡性结肠炎外科治疗的新时代。该术式改良自 19 世纪 40 年代采用的回肠肛管直接吻合术,为解决患者术后便次频繁、紧迫感等排便功能障碍,Valiente 和

Bacon 于 1955 年首次描述了回肠储袋-肛管吻合术的动物实验,最终英国伦敦圣马克医院的 Parks 医师于 1978 年报道了首例应用于患者的 S 型回肠储袋肛管吻合术。尽管此后出现了一些技术上改良的术式,且针对诸如是否需要预防性回肠造口等手术中一些具体问题仍存在争议,但手术的基本原则并未改变,即首先施行全结直肠切除术,然后构建回肠储袋,最后行回肠储袋-肛管吻合。

【手术适应证】

1. 急诊手术适应证

(1)伴有急腹症的急性暴发性结肠炎:①中毒性巨结肠;②肠穿孔或即将穿孔;③大量出血。

(2)急性重症患者,规范内科治疗无效,治疗 48~96 小时病情无明显缓解或病情恶化。

2. 限期手术适应证

(1)癌变或疑似癌变。

(2)病变的肠黏膜上皮细胞存在异型增生。

3. 择期手术适应证

(1)难治性溃疡性结肠炎:①规范内科治疗无法控制症状,或不能耐受药物不良反应;②严重影响生活质量;③儿童生长发育障碍;④糖皮质激素抵抗或依赖。

(2)发病初期药物治疗无效,病程持续 6 个月以上症状无缓解或 6 个月以内多次复发。

(3)肠管狭窄或铅管样改变丧失功能。

(4)合并严重肠外并发症(虹膜炎、大关节炎、化脓性脓皮病等)药物治疗无效。

【手术禁忌证】

1. 疑诊或确诊为 CD 或淋巴瘤。

2. 肛门功能不良或括约肌受损。

3. 并发低位直肠癌或肠癌已广泛转移者。

4. 伴有严重其他系统性疾病或一般情况较差不能耐受手术者。

【手术注意事项】

1. 游离结肠时,需仔细辨别十二指肠、下腔静脉、双侧输尿管和性腺血管,防止误伤。

2. 在骶前间隙游离直肠后壁时,应紧贴直肠背侧,勿损伤骶前神经丛和静脉丛。

3. 回肠系膜要充分游离,尽量避免回肠储袋肛管吻合时有张力,同时防止储袋发生扭转。

【手术方法】

1. 病例简介

一般资料:男性,35 岁。

主诉:反复便血 1 年余,再发 10 余天。

肠镜:进镜至距肛缘 25cm 乙状结肠,所见结直肠黏膜广泛充血、糜烂,血管纹理模糊,见多发深凹溃疡,部分黏膜缺失。分别于乙状结肠、直肠活检显示黏膜表面局部糜烂伴炎性肉芽组织形成,内见大量淋巴细胞、浆细胞及中性粒细胞浸润,炎症分布均匀,隐窝分支变形,可见隐窝炎及隐窝脓肿(图 13-2-1)。

2. 术前准备

(1)全面评估患者的一般情况。

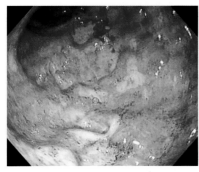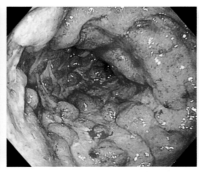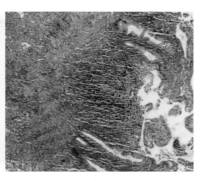

图 13-2-1　患者肠镜及病理检查

（2）肠镜评估病变范围,活检排除 CD 或恶性变。

（3）肛门括约肌功能检查。

（4）标记回肠造口部位。

（5）纠正水、电解质、酸碱失衡及营养不良,必要时给予肠外营养。

（6）肠道准备。术前 48 小时开始流质饮食,术前晚口服聚乙烯乙二醇溶液洗肠。

（7）长期营养不良的患者,维生素 K 储备减少,术中易发生出血倾向,适当补充维生素 K 可减少术中渗血。

（8）若并发直肠癌且瘤体较大、较为固定时,术前可行双侧输尿管插管,以避免损伤输尿管。

3. 麻醉方式　气管插管全身麻醉、硬膜外麻醉加气管插管全身麻醉。

4. 手术步骤

（1）体位:截石位。

（2）一般采用 5 孔法,右下腹部穿刺孔位置对于低位直肠的右侧盆腔内游离尤为重要,可选择髂前上棘向尾侧 2 横指、向内侧 2~3 横指的部位。于拟造口处作为标本取出和制作回肠储袋的辅助切口（图 13-2-2）。

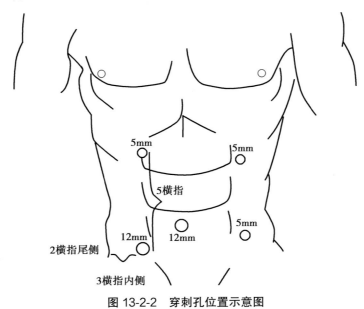

图 13-2-2　穿刺孔位置示意图

（3）进入腹腔后,应遵循由远至近的原则进行全面探查。

（4）游离乙状结肠及直肠:

1）患者置于头低足高右低位,小肠移向右上腹,显露正中线的腹后壁骶岬、腹主动脉和十二指肠水平部。向前方牵引乙状结肠系膜,于骶岬前方的乙状结肠系膜根中线侧腹膜折返处纵向切开腹膜（图 13-2-3）。

2）沿骶岬前方切开线向头侧打开乙状结肠系膜,显露并夹闭两端后离断乙状结肠血管和直肠上血管（图 13-2-4,图 13-2-5）。

3）紧贴直肠深筋膜,进入直肠后间隙内向尾侧游离直肠,于 S$_4$ 水平切断直肠骶骨筋膜进入肛提肌上间隙,继续向尾侧游离直至盆底,显露直肠纵肌和肛提肌（图 13-2-6）。

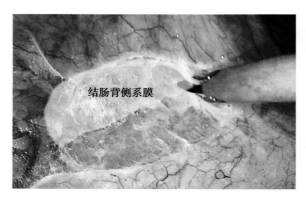

图 13-2-3　于骶岬前方切开乙状结肠系膜中线侧

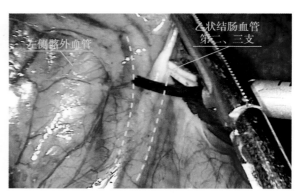

图 13-2-4　显露乙状结肠血管

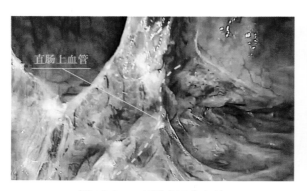

图 13-2-5　显露直肠上血管

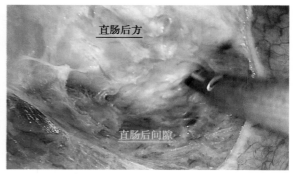

图 13-2-6　进入直肠后间隙并向尾侧游离直肠

4）向尾侧扩展乙状结肠两侧腹膜,跨越骶岬进入盆腔,在直肠两侧继续向尾侧扩展,直至直肠膀胱陷凹腹膜折返水平（或直肠子宫陷凹腹膜折返水平）。继续游离直肠两侧,切断两侧的侧韧带,接着分离直肠前方。切开直肠前腹膜折返,在直肠前方,应尽量靠近直肠分离,避免损伤精囊或阴道以及相关自主神经（图 13-2-7）。

（5）游离降结肠及结肠左曲:

1）将患者置于头高足低右低位,向右侧牵引乙状结肠,从左侧髂窝结肠旁沟黄白交界线切开 Toldt 线,然后进入并充分扩展左 Toldt 间隙,向上游离至脾脏下极。

2）转至系膜侧，向左上方牵引降结肠，靠近肠管夹闭并离断显露的系膜内结肠供应血管（图 13-2-8）。

3）向右、向尾侧牵拉降结肠左曲，靠近结肠松解结肠左曲与左侧腹壁的粘连，显露并切断脾结肠韧带（图 13-2-9）。

4）转至系膜侧，向上方提拉降结肠，显露并处理左结肠血管和结肠中血管左支（图 13-2-10）。

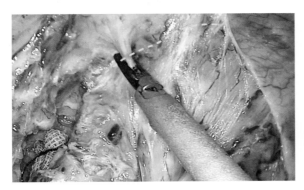

图 13-2-7 直肠前方游离

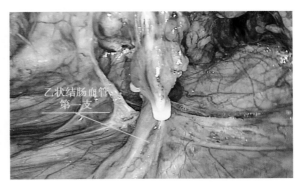

图 13-2-8 靠近肠管处理系膜内供应结肠的血管

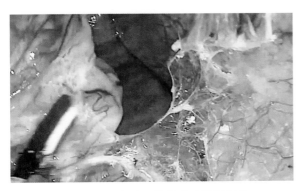

图 13-2-9 靠近肠管处理脾结肠韧带

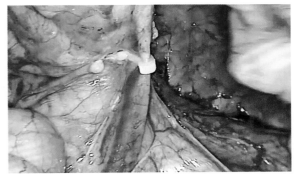

图 13-2-10 处理左结肠血管

（6）游离升结肠：

1）将患者置于头低足高左低位，使小肠离开右下腹。将盲肠和回肠末端向左上方牵引，以显露小肠系膜根右下缘。自此处向左上方切开小肠系膜，充分游离小肠系膜直到十二指肠水平部，使回肠末端充分游离（图 13-2-11）。

2）将升结肠向患者左侧牵拉以暴露右结肠旁沟，沿右侧黄白交界线打开 Toldt 间隙，并向上向内侧扩展以分离右半结肠，并进一步向上直至完全游离结肠右曲（图 13-2-12）。

3）转至系膜侧，向上方提起游离的升结肠，显露并处理结肠中血管右支（图 13-2-13）。

（7）游离横结肠：将患者置于头高足低位。向上方充分展开胃结肠韧带，沿横结肠边缘于胃网膜右血管弓外打开胃结肠韧带，使结肠右曲与结肠左曲游离手术切缘相"会师"（图 13-2-14）。

（8）离断直肠：将患者置于头低足高位，于距离肛缘 4cm 直肠-肛管交界部用直线切割闭合器离断肠管。在离断直肠前，应大致判断能否完成储袋肛管吻合。

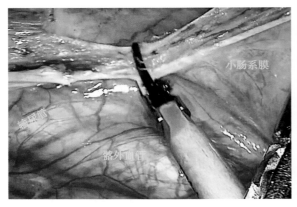

图 13-2-11　打开小肠系膜

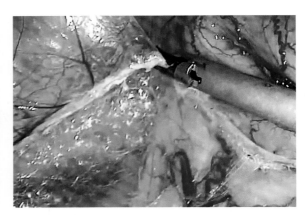

图 13-2-12　切开右结肠旁沟黄白交界线

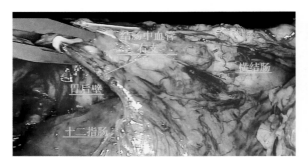

图 13-2-13　处理结肠中血管右支

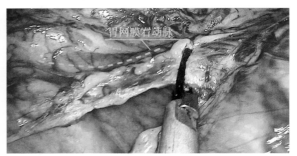

图 13-2-14　胃网膜右血管弓外切开胃结肠韧带

（9）处理肠系膜：结肠的肠系膜离断点在接近肠壁的合适位置，在没有合并癌变无须清扫淋巴结的情况下，不需要接近供血动脉的根部离断。

（10）取出标本：撤销气腹，于拟造口处逐层切开，用保护套保护切口，将已游离的结肠和回肠末端经切口提出，置于腹腔外。用肠钳于近端夹闭肠管后，紧贴回盲部夹闭并切断肠管，将全结肠完整切除。

（11）储袋张力测试：回肠储袋构建的关键在于充分游离小肠，使之无张力地到达肛提肌平面。在制作储袋前、吻合前均应确定储袋顶端能够无张力到达盆底，钳夹拟构建的储袋顶端牵拉至肛提肌水平。如存在张力，可充分游离肠系膜上血管至其根部（图 13-2-15），同时可沿肠系膜上血管走行，于其表面的系膜上做多个 1~2cm 的横切口，开窗以增加小肠下拉幅度（图 13-2-16），必要时可选择性离断 2 级弓。

（12）储袋的构建及吻合：

1）以温盐水清洗远端 1/2 回肠后，将末段 30cm 左右的回肠折叠成 15cm 左右的两段，在储袋顶端作一 1.5cm 的纵向切口，使用直线切割闭合器通过切口行两段回肠间侧-侧吻合，储袋长度一般为 15~20cm，一般不少于 12cm。关闭 J 型储袋的盲端，连续缝合加固。检查吻合口判断有无出血。在储袋顶端切口处行荷包缝合后，用生理盐水灌洗来确定储袋的完整性（图 13-2-17，图 13-2-18）。

2）在储袋顶端的开口处置入圆形吻合器的抵钉座，收紧荷包缝合线，打结在中心杆上。在肛

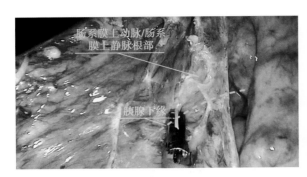

图 13-2-15　游离肠系膜上血管至根部水平

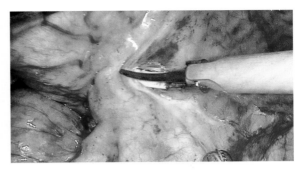

图 13-2-16　系膜开窗

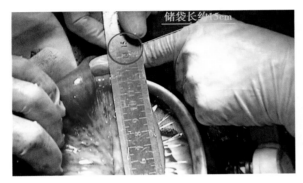

图 13-2-17　储袋长约 15cm

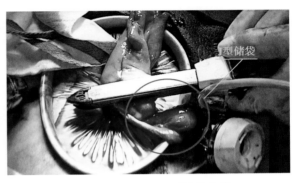

图 13-2-18　关闭 J 型储袋盲端

管上缘用闭合器闭合直肠残端，将圆形吻合器经肛门置入，旋转螺栓使吻合器穿刺锥自直肠残端中央穿出，连接抵钉座收紧后击发完成吻合。吻合前，应确认储袋无扭转、吻合处未嵌入阴道组织（女性）。将螺栓逆时针旋转 1~2 圈后，缓慢旋转退出吻合器，检查吻合口有无出血以及切割环的完整性（图 13-2-19）。

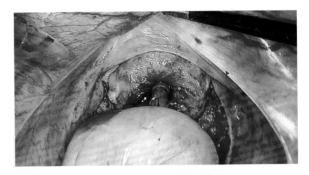

图 13-2-19　完成储袋肛管吻合

（13）在回肠储袋肠管吻合口后方放置引流管 1 条，自左下腹穿刺孔引出并固定。腹腔镜下清理术野，检查吻合口有无出血、系膜有无扭转。退出各穿刺套管，逐层关腹。手术标本如图 13-2-20 所示。

（14）保护性回肠造口：将距储袋约 15cm 的回肠于右下腹另行切口作保护性回肠袢式造口。于右侧腹壁选定部位作一直径 2cm 的圆形切口，逐层切开皮肤、皮下脂肪组织，"十字"切开腹直肌前鞘，拉钩钝性分离腹直肌，切开腹直肌后鞘、腹膜。将标记好的肠袢拉出腹壁外，中间穿插支撑棒，将回肠肠壁与腹壁内侧缝合固定，防止回缩。待腹腔内清理完毕关腹后，于腹壁外肠管顶端略靠近远端肠管的部位切开肠管，将肠管切缘外翻缝合固定于皮肤切缘。对于少数病程短、未使用过大剂量激素和免疫抑制剂治疗，且营养状态良好、处于缓解期的患者，可考虑不行保护性造口。手术过程见视频 13-2-1。

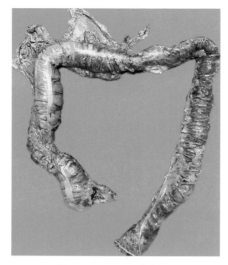

视频 13-2-1　腹腔镜 IPAA 手术

图 13-2-20　手术标本

【讨论】

根据患者不同疾病情况,手术选择可分为急诊手术和择期手术。急诊手术的主要目的是制止病情继续恶化,挽救生命;择期手术的目的是将病变肠段完全切除,以期治愈疾病。急诊手术常用于中毒性巨结肠、肠穿孔、暴发性 UC 和急性大出血的患者;择期手术用于大部分 UC 患者。急诊手术的患者病情危重,全身状况差,不能耐受范围较广的手术,对于急诊手术、术前使用大量激素治疗(泼尼松 50~60mg/d)、严重肥胖、重度营养不良、术前 12 周内使用英夫利西单抗的患者应优先考虑先施行结肠次全切除及回肠末端造口术,3~6 个月后行残余直肠切除、回肠储袋肛管吻合术。

储袋的构建有多种类型,目前主要有 J 型、S 型和 W 型等储袋,无论设计哪种类型的储袋,其主要目的都是减少储袋并发症和改善储袋功能。J 型储袋因其制作方便且功能良好,目前已成为大多数外科医师的选择,但某些情况下,S 型储袋可能是更好的选择,例如患者肠系膜较短、脂肪组织较多或骨盆深窄。与 J 型储袋相比,S 型储袋一般能够提供更长的肠管长度(2~4cm),系膜下拉较少即可到达吻合部位,有利于降低吻合口张力。S 型储袋制作需要 3 段 12~15cm 长的回肠末端。首先在 3 段肠袢间行浆肌层缝合,然后 "S" 形切开肠管前壁,分别连续缝合后壁和前壁全层,前壁浆肌层包埋,注入生理盐水试漏。但 S 型储袋的输出袢可能随着时间而逐渐增长,进而导致排粪梗阻的发生。因此,S 型储袋的出口不可超过 2cm。构建 W 型储袋时需把小肠末端 50cm 折叠成 4 个肠袢,每个长 12cm,形成 "W" 形的构型,因制作繁杂,临床上已经较少使用。

IPAA 可以通过手工缝合或吻合器完成,关于采取何种方式吻合,目前仍存在一定争议。争议的核心在于是否需要切除肛管移行区(anal transitional zone,ATZ)。ATZ 是指齿状线上方 0.6~2cm 的环形上皮带,该区域存在许多的躯体神经末梢,也是 IPAA 术后储袋袖套炎多发部位。吻合器法在肛管直肠环水平切断直肠,保留了 1~2cm 肛管移行区黏膜以便插入吻合器头部,因此使肛管的感觉上皮得以保留,同时降低了吻合口的张力。其优点是操作简便、较低的并发症发生率和更好的排便功能。其缺点在于保留了移行区上皮,存在恶性变的可能。但一项荟萃分析结果表明,两种方法术后并发症并没有显著差异,尽管排便频率相似,但是手工缝合 IPAA 的大便失禁和渗漏更多。同时,肛门直肠生理测量显示,手工缝合 IPAA 的患者的静息和紧缩压力显著降低。IPAA 术后性功能障碍、生活质量和肛管移行区异型增生发生率两者基本类似。

储袋手术时进行黏膜切除术的获益目前仍存在争议。UC 患者 IPAA 术后发生储袋相关肿瘤是比较罕见的,目前文献详细报道的发生于储袋或肛门直肠残留黏膜的肿瘤案例并不多。接受黏膜切除术的患者大多数肿瘤主要发生在回肠储袋黏膜,而吻合器 IPAA 患者则多发生于肛管移行区。IPAA 术后 20 年肿瘤累计发生率一般不超过 0.4%。既往研究报道显示,黏膜切除术并不能够消除储袋相关肿瘤的风险。大约 20% 的患者接受黏膜切除术后仍残留微小的直肠黏膜岛,以致在储袋与肌层之间发生肿瘤。一项关于 3 245 例北美患者的荟萃分析表明,黏膜切除术后储袋相关的肿瘤发生率明显更高。总的来说,黏膜切除是否能够消除肿瘤发生的风险并不确切,因此一般情况下较少使用。

(练　磊)

第三节　全结直肠切除、永久性回肠造口术

早期回肠造口相关并发症较多,部分外科医师选择了避免造口而行肠段吻合,而另一部分则选择改进造口的方式。伦敦伯明翰大学的 Brooke 医师于 1952 年首先报道了全新的并沿用至今的造口方法。同时,由于早期各种手术方式所残存的结直肠引起的疾病复发及恶性变的高风险,外科医师们也逐渐认识到全结直肠切除的重要性。因此,自 Brooke 报道其一期行全结直肠切除加回肠造口术获得良好效果后,该术式受到普遍认可,其翻转式的"Brooke"回肠造口术一度成为 UC 外科的一门艺术。

全结肠直肠切除+永久性回肠造口术是一种可以将 UC 治愈的术式,应用腹腔镜的手术术后的瘢痕更小甚或无瘢痕。在保留肛门括约肌功能的手术(如 IPAA 术)失败后或者从技术层面、生理角度(如患者肛门括约肌功能欠佳)不适合行保留肛门括约肌功能的手术时,可能需要进行永久性回肠造口。有时,由于术中发现吻合口张力过大或者有 CD 的征象,需要放弃 IPAA 手术。来自 Mayo Clinic 的一项纳入了 1 800 例 IPAA 患者的报道显示,约有 4.1% 的患者需要术中决定放弃 IPAA 手术。

【手术适应证】
1. 病变累及直肠下段及肛门。
2. 经规范内科治疗无效的慢性溃疡性结肠炎或并发低位直肠癌。
3. 年龄较大,术前已出现肛门功能障碍。

【手术禁忌证】
伴有严重其他系统性疾病或一般情况较差不能耐受手术者。

【手术注意事项】
1. 游离结肠时,需仔细辨别十二指肠、下腔静脉、双侧输尿管和性腺血管,防止误伤。
2. 在骶前间隙游离直肠后壁时,应紧贴直肠背侧,勿损伤骶前神经丛和静脉丛。
3. 回肠造口宜采取乳头状,高出皮肤 2~3cm,便于术后护理。
4. 回肠造口拉出时应确保无张力,并注意保持末端血供良好,并确切固定以避免回缩。

5. 造口腹壁切口大小适中,过大易引起术后造口回缩,过小则易导致压迫末端肠管形成缺血坏死或出口梗阻。

【手术方法】

1. 术前准备

（1）全面评估患者的一般状况。

（2）术前与肠造口治疗师确定回肠造口最佳的位置,标记回肠造口部位。

（3）术前与患者及其家属充分沟通回肠造口的术后护理及可能出现的造口相关并发症。

（4）术前纠正水、电解质、酸碱失衡及营养不良,必要时给予肠外营养。

（5）肠道准备。术前48小时开始流质饮食,术前晚口服聚乙烯乙二醇溶液洗肠。

（6）长期营养不良的患者,维生素K储备减少,术中易发生出血倾向,适当补充维生素K可减少术中渗血。

（7）若并发直肠癌且瘤体较大、较为固定时,术前可行双侧输尿管插管,以避免损伤输尿管。

2. 麻醉方式 气管插管全身麻醉、硬膜外麻醉加气管插管全身麻醉。

3. 手术步骤

（1）全结直肠的切除同本章第二节"手术方法"中手术步骤（1）~（10）。

（2）回肠造口:距回盲部约10cm处切断回肠,移除手术标本。于右侧腹壁选定部位作一直径2cm的圆形切口,逐层切开皮肤、皮下脂肪组织,"十字"切开腹直肌前鞘,拉钩钝性分离腹直肌,打开腹直肌后鞘、腹膜。将回肠断端通过切口拉出高于皮缘5cm,并将回肠系膜与腹壁内侧缝合固定,防止回肠断端回缩。回肠造口用3-0可吸收线间断外翻缝合,先从对系膜侧开始,进行系膜侧缝合时注意勿伤系膜血管。回肠造口宜采取乳头状,高出皮肤边缘2~3cm,便于术后应用造口袋（图13-3-1）。盆底留置引流管,逐层关腹。

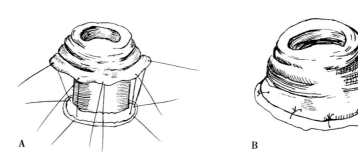

A　　　　　　　　　　　　　　　B

图 13-3-1　回肠末端造口

（3）会阴组手术:会阴部备皮、消毒,用碘伏冲洗直肠,最后用碘伏浸泡过的纱布放置直肠腔内,括约肌间沟内做荷包缝合关闭肛门。女性患者还需要消毒阴道。自括约肌间沟作一弧形切口,切开皮肤和皮下组织,沿内、外括约肌间切开（图13-3-2）。

首先分离直肠后壁进入盆腔与腹部手术组会合,分离直肠前壁时应紧靠直肠,在会阴浅肌前缘之内进行,最后分离直肠两侧壁。当直肠残端和肛管完全移出时,用碘伏或温盐水冲洗腹腔、盆腔及会阴部,彻底止血、缝合肛提肌及会阴部各层组织,骶前间隙留置引流管从原切口下部引出（图13-3-3）。

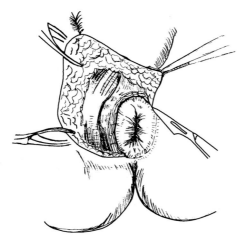

图 13-3-2　经括约肌间沟切除

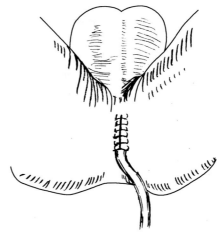

图 13-3-3　会阴部切口关闭，放置引流

【讨论】

全结直肠切除加回肠造口术是 UC 的传统标准术式，在评价其他手术方式时，应该以此式式作为参照。尽管全结直肠切除 IPAA 在近 30 年来被广泛接受，但全结直肠切除+回肠造口术对具有储袋失败高危因素（肛管括约肌功能减弱、既往有肛门阴道疾病）的患者仍为首选。虽然该式式有不少并发症，如小肠梗阻、感染或瘘、持续性腹痛、性功能及膀胱功能障碍和不孕等，但其远期并发症较 IPAA 更低。

（练　磊）

第四节　全结肠切除、回肠直肠吻合术

由于全结肠切除+回肠直肠吻合术仍保留了直肠，没有完全切除病变的靶器官，术后仍然有复发和恶性变的可能，故目前已较少或不用于溃疡性结肠炎的治疗，取而代之的是全结肠直肠切除、回肠造口术或回肠储袋肛管吻合术。

【手术适应证】

仅适用于部分内科治疗无效，出现穿孔、出血、中毒性巨结肠等并发症的患者。

【手术禁忌证】

1. 并发低位直肠癌者。

2. 伴有严重其他系统性疾病或一般情况较差不能耐受手术者。

【手术注意事项】

1. 游离结肠时，需仔细辨别十二指肠、下腔静脉、双侧输尿管和性腺血管，防止误伤。

2. 在骶前间隙游离直肠后壁时，应紧贴直肠背侧，勿损伤骶前神经丛和静脉丛。

3. 残端直肠不宜过长，应小于 8cm，以减少术后复发或恶性变，既有利于术后功能恢复，又有利于术后直肠镜复查。

4. 回肠直肠吻合时，注意观察血运及吻合口张力。

【手术方法】

1. 术前准备

（1）全面评估患者的一般状况。

（2）肠镜评估病变范围，活检排除直肠 CD 或恶性变。

（3）肛门括约肌功能检查。

（4）纠正水、电解质、酸碱失衡及营养不良，必要时给予肠外营养。

（5）肠道准备。术前 48 小时开始流质饮食，术前晚口服聚乙烯乙二醇溶液洗肠。

（6）长期营养不良的患者，维生素 K 储备减少，术中易发生出血倾向，适当补充维生素 K 可减少术中渗血。

2. 麻醉方式　气管插管全身麻醉、硬膜外麻醉加气管插管全身麻醉。

3. 手术步骤

（1）穿刺孔位置及手术切口：同全结直肠切除、回肠储袋肛管吻合术。

（2）探查腹腔：进入腹腔后，应遵循由远至近的原则进行全面探查，了解有无肉眼可疑的息肉恶性变或癌变引起的播散。按顺序探查胃、十二指肠、小肠。若小肠同时呈克罗恩病表现，则考虑克罗恩病结肠炎而非溃疡性结肠炎，手术方式应另行评估。

（3）游离结肠：同全结直肠切除、回肠储袋肛管吻合术。

（4）结肠系膜的处理：同全结直肠切除、回肠储袋肛管吻合术。

（5）游离直肠：同全结直肠切除、回肠储袋肛管吻合术。保留直肠应小于 8cm，在直肠拟离断平面清除周围脂肪组织，以切割闭合器离断直肠。

（6）回肠直肠吻合：在距回盲瓣约 10cm 处切断回肠，移除标本。将回肠末端与直肠残端用圆形吻合器吻合（图 13-4-1）。

（7）充气测漏：盆腔内灌满生理盐水，经肛门置入粗导尿管，注入空气 100~200ml，确保吻合口无渗漏。缝合关闭肠系膜与后腹膜间的间隙。

（8）彻底冲洗腹腔，确切止血后，重建盆底腹膜，盆底留置引流管，留置肛管，逐层关腹。

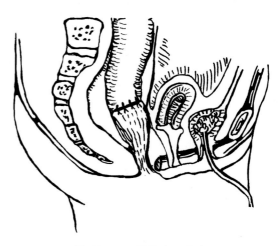

图 13-4-1　回肠直肠吻合

【讨论】

全结肠切除+回肠直肠吻合术在 UC 患者中的适用范围越来越小。全结肠切除+回肠直肠吻合术并未切除所有病变的肠段，患者术后往往仍有症状，并且残留的肠段有癌变的风险。因此，即使 UC 患者不适宜行 IPAA 手术，我们也不建议行全结肠切除+回肠直肠吻合术。一项回顾性分析报道了 86 例因 UC 或者 IC 行全结肠切除+回肠直肠吻合术的患者，研究显示有 46 例患者因不典型增生、癌变或者难治性直肠炎最终将直肠切除，术后 5 年、10 年、15 年及 20 年后发生直肠黏膜不典型增生的累计概率分别为 7%、9%、20% 和 25%；发生直肠癌的累计概率分别为 0、2%、5% 和 14%；而 10 年及 20 年后有功能的回肠直肠吻合保留率仅为 74% 和 46%。

针对不适宜 IPAA 术但又拒绝行回肠造口或因疾病原因(如门静脉高压、腹水)不能行回肠造口者,若直肠没有受累,或可考虑行全结肠切除+回肠直肠吻合术。有人认为生育年龄的女性患者可行此手术,以降低 IPAA 术对受孕的损害。不能排除 CD 者或者伴有晚期肿瘤者也可考虑此手术。

(练 磊)

参 考 文 献

[1] 练磊,吴小剑,谢明颢,等. 炎性肠病外科百年发展历程[J]. 中华胃肠外科杂志,2016,19(1): 31-36.

[2] 吴开春,梁洁,冉志华,等. 炎症性肠病诊断与治疗的共识意见(2018 年·北京)[J]. 中华炎性肠病杂志,2018,2(3):173-174.

[3] 中国炎症性肠病协作组. 3 100 例溃疡性结肠炎住院病例回顾分析[J]. 中华消化杂志,2006, 26(6):368-372.

[4] CIMA R R. Timing and indications for colectomy in chronic ulcerative colitis:Surgical consideration [J]. Dig Dis,2010,28(3):501-507.

[5] ROBERTS S E,WILLIAMS J G,YEATES D,et al. Mortality in patients with and without colectomy admitted to hospital for ulcerative colitis and Crohn's disease:record linkage studies [J]. BMJ,2007,335(7628):1033.

[6] VENTHAM N T,KENNEDY N A,DUFFY A,et al. Comparison of mortality following hospitalisation for ulcerative colitis in Scotland between 1998-2000 and 2007-2009 [J]. Aliment Pharmacol Ther,2014,39(12):1387-1397.

[7] TULCHINSKY H,DOTAN I,HALPERN Z,et al. A longitudinal study of quality of life and functional outcome of patients with ulcerative colitis after proctocolectomy with ileal pouch-anal anastomosis [J]. Dis Colon Rectum,2010,53(6):866-873.

[8] SMITH L,FRIEND W G,MEDWELL S J. The superior mesenteric artery. The critical factor in the pouch pull-through procedure [J]. Dis Colon Rectum,1984,27(11):741-744.

[9] NICHOLLS R J,PEZIM M E. Restorative proctocolectomy with ileal reservoir for ulcerative colitis and familial adenomatous polyposis:a comparison of three reservoir designs [J]. Br J Surg, 1985,72(6):470-474.

[10] KIRAT H T,REMZI F H,KIRAN R P,et al. Comparison of outcomes after hand-sewn versus stapled ileal pouch-anal anastomosis in 3,109 patients [J]. Surgery,2009,146(4):723-730.

[11] FENGER C. The anal transitional zone. Location and extent [J]. Acta Pathol Microbiol Scand A, 1979,87A(5):379-386.

[12] KARIV R,REMZI F H,LIAN L,et al. Preoperative colorectal neoplasia increases risk for pouch neoplasia in patients with restorative proctocolectomy [J]. Gastroenterology,2010,139(3):806-812.

[13] LOVEGROVE R E,CONSTANTINIDES V A,HERIOT A G,et al. A comparison of hand-sewn versus stapled ileal pouch anal anastomosis (IPAA) following proctocolectomy:a meta-analysis of 4183 patients [J]. Ann Surg,2006,244(1):18-26.

[14] SELVAGGI F,PELLINO G,CANONICO S,et al. Systematic review of cuff and pouch cancer in

patients with ileal pelvic pouch for ulcerative colitis［J］. Inflamm Bowel Dis,2014,20（7）:1296-1308.

［15］FAZIO V W,KIRAN R P,REMZI F H,et al. Ileal pouch anal anastomosis:analysis of outcome and quality of life in 3 707 patients［J］. Ann Surg,2013,257（4）:679-685.

［16］O'MAHONEY P R,SCHERL E J,LEE S W,et al. Adenocarcinoma of the ileal pouch mucosa: case report and literature review［J］. Int J Colorectal Dis,2015,30（1）:11-18.

［17］BROWNING S M,NIVATVONGS S. Intraoperative abandonment of ileal pouch to anal anastomosis:the Mayo Clinic experience［J］. J Am Coll Surg,1998,186（4）:441-446.

［18］DA L M A,KIRAN R P,LAVERY I. Clinical outcomes of ileorectal anastomosis for ulcerative colitis［J］. Br J Surg,2010,97（1）:65-69.

第十四章

炎症性肠病外科手术术中管理与配合

炎症性肠病（inflammatory bowel disease,IBD）主要包括溃疡性结肠和克罗恩病,是一种慢性非特异性的肠道炎症性疾病,具有易复发、可癌变、好发于青壮年等特点,且发病呈逐年增长趋势,已成为全球范围内的健康负担。目前其病因及发病机制尚不十分明确,普遍认为是遗传易感性、免疫、肠道微生物及环境等多种因素共同作用的结果。大部分炎性肠病患者会反复发作,轻度及长期缓解者预后较好。其中,有部分患者病情严重或出现并发症,需要手术治疗。为此,手术室护理团队必须进行规范化的护理配合,做好术中管理,才能确保手术顺利进行,保障患者安全。

第一节　炎症性肠病开放手术术中管理与配合

一、术中管理

（一）循环管理

1. 建立静脉　尽可能选择 18G 留置针以保证输液通畅。为了最大限度减轻患者穿刺部位疼痛感,在建立静脉通路前 20 分钟将成人量的利多卡因软膏均匀涂抹于穿刺部位。

2. 输血准备　术前查阅血型报告单、备血情况及有无签署输血同意书,术中密切关注手术进展及患者情况,根据输血规范准则,遵医嘱配合输血。

3. 术中观察　术中观察患者生命体征变化、液体入量、出血情况及尿量变化等,做好相应护理措施。

（二）药物管理

严格核查核对手术患者携带入室的各类药物、药物敏感试验结果和标签。掌握正确的给药时间,抗生素在术前 30 分钟使用第一次,如手术时间大于 3 小时或术中出血超过 1 000ml 可使用第二次,在规定时间内完成输注后准确记录。

其他药物如白蛋白或亚甲蓝等,根据患者病情变化或手术方式需要分别使用,注意正确的使用时间及使用方式。

(三)管道管理

1. 静脉管道(外周静脉和深静脉) 注意妥善固定管道,衔接处紧密连接,避免非计划性拔管;确保管道通畅,避免管道屈曲折叠;注意保护皮肤,避免三通或管道直接接触压迫。术中患者体位变化后,注意观察静脉输注是否通畅。

2. 尿管 插尿管时予盐酸丁卡因胶浆润滑管道,可减少患者术后尿路不适感;妥善固定管路,防止牵拉。

(四)体位管理

根据病变部位的不同,采取不同的体位方式进行手术。

1. 水平仰卧位 双下肢在距离膝关节上5cm处使用约束带固定,松紧适宜,以能容纳一指为宜,防止腓总神经损伤。

2. 标准截石位

(1)嘱患者将臀部移至床沿,最大限度暴露会阴部。

(2)双下肢外展<90°,大腿前屈角度根据手术需要决定。

(3)托腿板对腿的支撑面应为小腿肌肉丰厚处,固定松紧以伸入一指为宜,避免压迫腘窝血管、神经及腓肠肌。

(4)T-K-O连线原则:患者的足尖、膝关节、对侧的肩在一条直线上。

(五)皮肤管理

1. 保持床单位整洁、干燥,铺置平整,各项操作时避免浸湿床单位。

2. 根据患者情况进行皮肤评估,必要时签署压疮评估表,并对受压部位如骶尾部、枕部、踝部予以棉垫、啫喱垫或流体垫等保护。

3. 在体位摆置后,注意全面检查皮肤情况,减少患者皮肤剪切力的损伤;定时对受压部位进行减压,减少局部皮肤受压时间,促进血液循环。

4. 各种管道如气管导管、生命监测管道、输液管和引流管等,注意避免直接接触患者皮肤,应使用防护衬垫隔离,防止压迫皮肤造成压力性损伤。

5. 加强术中监督管理,避免手术设备、手术器械和手术人员操作时对患者造成的外部压力。

(六)体温管理

1. 控制环境温度 手术室温度控制在22~24℃,小儿、年老体弱者等特殊手术患者室温控制在24~25℃。

2. 加强体温监测 定时观察手术患者肢体皮肤颜色、温度、湿度,严密监测体温情况;术中使用测温尿管测量患者体温,每30分钟检测1次,体温保持在36~37℃;在经济成本许可下,建议还可通过鼻温探头、肛温探头或者膀胱温探头连续监测患者的体温变化。

3. 使用液体加温设备　对输入的血液制品进行加温至人体温度水平,手术间内应常规准备液体加温水箱或温箱,杜绝低温液体大量、快速输入患者体内;采用持续加温装置加热术中冲洗液至接近体温水平,以保持患者体温的恒定。

4. 注意覆盖,减少不必要的皮肤暴露。

5. 使用加温机时,风口处注意用布隔开避免烫伤。

(七) 安全管理

1. 术中调节手术床防止体位移位,导致血管神经(臂丛神经、腓总神经)、皮肤受压或坠床。

2. 严格执行物品清点制度及无菌制度,避免异物遗留及手术感染。

3. 术前核查影像学资料,确定病变部位。

4. 血管损伤等意外伤的急救措施。

5. 电外科设备的安全使用。

二、配合要点

(一) 手术用物准备

1. **手术器械**　胃肠切除器械、自动拉钩。

2. **特殊用物**　消毒液 0.1% 聚维酮碘消毒液、纱球、大夹纱、肠袋、切口保护器、荷包线、4-0 可吸收缝线、吻合器或切割器。

(二) 器械台布局(图 14-1-1,图 14-1-2)

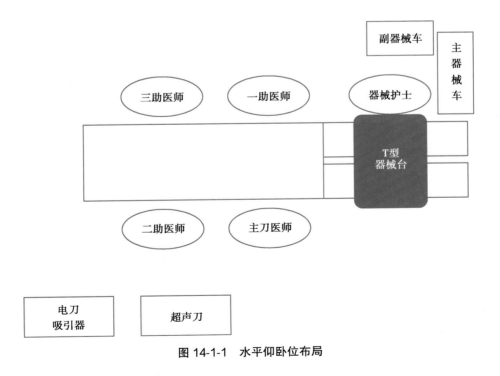

图 14-1-1　水平仰卧位布局

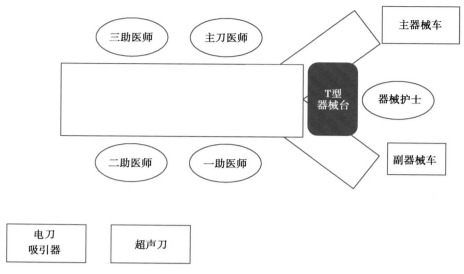

图 14-1-2　截石位布局

（三）消毒铺巾

1. 水平仰卧位　使用 0.45%~0.55% 碘伏消毒液消毒,范围自乳头至大腿上 1/3,两侧到腋后线。

铺巾:切口铺巾 1/3 折边;距离手术切口 2~3cm,确保手术切口周围及器械托盘至少 4~6 层无菌手术单覆盖;长方形大孔巾应悬垂至手术床左右缘 30cm 以上。

2. 标准截石位　先用 0.45%~0.55% 碘伏消毒液消毒,范围自剑突至大腿上 1/3,两侧到腋后线;再用 0.1% 聚维酮碘消毒液消毒,范围为耻骨联合、肛门周围及臀、大腿上 1/3 内侧。

铺巾:遵循先污后洁的原则,先铺相对不洁区(会阴部),再铺置洁净区(腹部)。

（四）隔离技术

1. 凡接触肠腔、感染组织等的器械、敷料均视为污染,这些被污染的器械和敷料所放置的区域即为隔离区域。

2. 术中接触过肠腔的器械在手术台上进行分区放置,并及时置入 0.1% 聚维酮碘消毒液浸泡擦洗;术者手套如接触肠腔需及时更换;腹部切口使用切口保护套,保护切口不受污染。

3. 设置病理切除及消化道重建器械放置区域,完全重建前所有操作使用过的器械均在该区域取用,完全重建后将所有器械撤离。

（龚凤球　欧阳秋怡　杨　兵）

参 考 文 献

［1］练磊,沈博. 储袋炎及回肠肛管储袋功能障碍的诊断与治疗［J］. 中华胃肠外科杂志,2012,15（4）:412-421.

［2］李明松,朱维铭,陈白莉. 克罗恩病-基础研究与临床实践［M］. 北京:高等教育出版社,2015.

［3］COONEY R,BAKER J,BRAIN O,et al. NOD2 stimulation induces autophagy in dendritic cells influencing bacterial handling andantigen presentation［J］. Nat Med,2010,16（1）:90-97.

［4］VENTHAM N T,KENNEDY N A,NIMMO E R,et al. Beyond gene discovery in inflammatory bowel disease：The emerging role of epigenetics［J］. Gastroenterology，2013，145（2）：293-308.

［5］ THOMPSON J S. Short Bowel Short Bowel Syndrome and Malabsorption-Causes and Prevention ［J］. Viszeralmedizin，2014，30（3）：174-178.

［6］ SWOGER J M，REGUEIRO M. Preventive therapy in postoperative Crohn's disease［J］. Curr Opin Gastroenterol，2010，26（4）：337-343.

［7］ LI Y，WU B，SHEN B. Diagnosis and differential diagnosis of Crohn's disease of the ileal pouch［J］. Curr Gastroenterol Rep，2012，14（5）：406-413.

［8］ LODDO I，ROMANO C. Inflammatory Bowel Disease：Genetics，Epigenetics，and Pathogenesis ［J］. Front Immunol，2015，6：551.

第二节　炎症性肠病腹腔镜手术术中管理与配合

一、术中管理

(一) 管道管理

1. 建立外周静脉　由于扶镜助手位于患者右上方，故外周静脉选择建立在患者左手，一般选择 18G 套管针。

2. 麻醉医师完善各项操作后，巡回护士将其双上肢平行收置于身体两侧并约束。约束时注意管道连接处紧密、避免弯曲折叠，使用衬垫隔绝管道防止压迫皮肤形成压力性损伤。术中密切关注各管道是否通畅、穿刺部位有无外渗，若发现异常情况，及时处理。

(二) 药物管理

有术前带药的患者询问过敏史、查看皮试结果后，为患者术前 30 分钟输注第一次抗生素，手术超过 3 小时或术中出血超过 1 000ml 追加第二次抗生素。

(三) 体位管理

1. 人字分腿仰卧位

（1）用物准备：手术床，下肢约束带，防护物品（啫喱垫、流体垫）。

（2）摆置方法：麻醉前，嘱患者将臀部移至床沿处于手术床背板与腿板折叠处适合位置。调节腿板，使双下肢分开。根据手术操作部位调节手术床，头低脚高位或头高脚低位（图 14-2-1）。

（3）注意事项：

1）评估双侧髋关节、膝关节功能状态，是否实施过该部位手术。

2）防止腿板折叠处夹伤患者。两腿分开不宜超过 90°，以站立一人为宜，避免会阴部组织过度牵拉。

2. 改良截石位

（1）用物准备：体位垫，截石位约束带，马镫式截石位脚架，肩托，脚架及肩托螺丝，消毒中单。

（2）摆放方法：根据患者仰卧屈髋高度将托腿架固定在手术床上，托腿架置于小腿肌肉丰厚处，使膝关节与腹部近似于水平，双下肢分开 80°~90°，膝关节弯曲 90°~100°，腿托上约束带松紧适宜，检查脚架高低角度调节关节和腿托角度，固定牢固，注意保暖（图 14-2-2）。

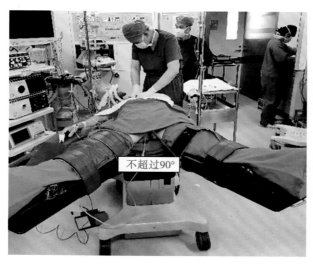

图 14-2-1　人字分腿仰卧位

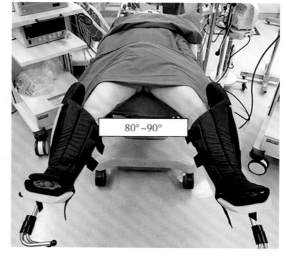

图 14-2-2　改良截石位

（3）注意事项：

1）需重点关注患者下肢状况，预防下肢受压。

2）老年人及有下肢手术史者需特别注意肢体外展角度和摆放高度。

3）腿架托住小腿及膝部，必要时腘窝处垫体位垫，防止损伤腘窝血管、神经及腓肠肌。

4）固定肩托时肩托挡板避免压迫颈动脉、颈静脉，挡板与头颈间隙以能插入手掌为宜，同时注意避开肩峰凸起部位，以免压伤。

5）手术结束复位时，双下肢应单独、慢慢放下，并通知麻醉医师，防止因回心血量减少，引起低血压。

（四）人员站位管理（图 14-2-3，图 14-2-4）

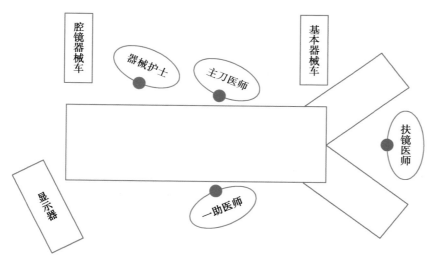

图 14-2-3　人字分腿仰卧位布局

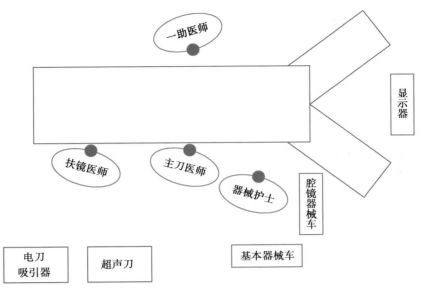

图 14-2-4　改良截石位布局

(五) 体温管理

设定适宜的环境温度;术中注意覆盖,尽可能减少皮肤暴露;使用加温设备,如加温器等;用于静脉输注及体腔冲洗的液体予加温至 37℃;加温的同时注意防止烫伤。

(六) 仪器设备管理

腹腔镜主机开启后,观察其工作是否正常,各显示屏能否正常显示,气腹机、超声刀等仪器设备是否正常,数值设定是否正确。

(七) 感控管理

1. 器械护士将器械台转位时,巡回护士需限制手术间人员流动,保持路径畅通,转位途中注意手术操作区无菌状态的维持,如有污染,应立即更换。

2. 术中保持术间前、后门处于关闭状态。

(八) 安全管理

1. 手术开始后调节二次体位。调节头高脚低位后,注意观察患者血压有无波动,如有波动,提醒麻醉医师及时对症处理;调节头低脚高位后,需将手术床背板适当调高,以免患者术后球结膜水肿;调节左倾、右倾位前确认患者已妥善约束,调节角度≤25°,以免患者发生坠床。

2. 注意观察气腹机的进气情况及腹压(成人腹内压力应 <15mmHg),特别是即将处理大血管时,如腹压波动较大时,提醒麻醉医师关注患者肌肉松弛情况。设定气腹压力 10~15mmHg,如压力过低则影响术野,过高则对患者的通气及血流动力学产生一定影响,心肺功能不全患者易发生高碳酸血症及心律失常。

3. 术中密切观察各项生命体征的变化状况,检查双侧锁骨窝内有无捻发音,以便及时发现皮下气肿并进行处理。

4. 术中随时提醒术者勿将前臂依靠或将器械堆放在患者上腹部,尽量缩短头低足高位的时间,以利患者呼吸通畅。

二、配合要点

（一）手术用物

1. 手术器械　胃肠切除器械、腔镜器械。

2. 特殊用物　0.1% 聚维酮碘消毒液、腔镜纱、纱球、切口保护器、荷包线、4-0 可吸收缝线、切割器或吻合器。

（二）消毒铺巾

1. 人字分腿仰卧位　使用 0.45%~0.55% 碘伏消毒液消毒，范围自乳头至大腿上 1/3 处，两侧至腋前线。

铺巾：裤套分别套双下肢，切口铺巾 1/3 折边；距离手术切口 2~3cm，确保手术切口周围 4~6 层覆盖；长方形大孔巾应悬垂至手术床左、右缘 30cm 以上。

2. 改良截石位　先用 0.45%~0.55% 碘伏消毒液消毒，范围自剑突至大腿上 1/3，两侧到腋后线。再用 0.1% 聚维酮碘消毒液消毒，范围为耻骨联合、肛门周围及臀、大腿上 1/3 内侧。

铺巾：遵循先污后洁的原则，先铺相对不洁区（会阴部），再铺置洁净区（腹部）。

（三）器械台布局

根据不同的手术，器械台面的布局稍有不同，主要是方便操作。准备两台无菌器械车，一台放置胃肠切除器械，另一台放置腔镜器械。

（四）术中器械配合

1. 按要求检查腔镜器械的各种配件，确保腔镜器械的完整性及功能，防止术中遗留体腔，使用过程中应轻拿轻放，避免损害。

2. 器械台上常规备无菌保温杯及 70° 注射用水，术中出现镜头模糊时，将镜头置入保温杯内加温，可迅速恢复清晰视野。保温杯内放置一块夹纱，可保护镜头避免碰撞杯底造成损伤。

3. 术中传递锐利器械，应避免划伤光纤线及腹腔镜，光缆线避免打折。

4. 术者频繁使用超声刀时，器械护士需选择合适排气孔协助排气，保证手术视野清晰。持续排气时注意观察气腹机，维持腹压。进行血管裸化操作时，器械护士需协助超声刀头进行降温处理，以免损伤操作点周围血管。

（五）无菌技术

1. 术中需转换站位时，注意无菌操作。器械台转位时，待路径畅通后再行移动，再次定位后于可疑污染部位加盖无菌巾。

2. 术中接触过肠腔的器械在手术台上进行分区放置，并及时置入 0.1% 聚维酮碘消毒液浸泡擦洗；术者的手套如接触肠腔需及时更换。

（六）高值耗材的使用配合

1. 手术中使用切割器、吻合器品牌及种类较多，器械护士需熟练掌握其使用方法及操作注意事项。

2. 直线切割器切割击发后，需停留 15 秒再退回保险，起到压迫止血的作用。器械护士协助术者计时并提醒。切割器使用完毕，器械护士需检查底钉座是否有残钉及组织残留，并及时用 0.1%

聚维酮碘消毒液浸泡擦洗干净。

3. 圆形吻合器吻合完毕,器械护士需检查两个吻合环是否完整,并将检查结果告知术者。

（龚凤球　欧阳秋怡　杨　兵）

参 考 文 献

［1］林晓珊,吴晓萍,陈晓云,等. 无瘤技术在腹腔镜直肠癌手术中的运用及疗效观察［J］. 护理实践与研究,2016,13(15):84-85.

［2］顾荣华. 腹腔镜直肠癌根治术中无瘤技术的护理配合［J］. 国际护理学杂志,2016,35(18): 2583-2585.

［3］中华人民共和国卫生和计划生育委员会医政医管局,中华医学会肿瘤学分会. 中国结直肠癌诊疗规范(2017 年版)［J］. 中华外科杂志,2018,56(4):241-258.

［4］黄玉晓,杨树迪,马红梅. 全程护理配合应用于腹腔镜辅助直肠癌根治术中效果探讨［J］. 实用临床医药杂志,2017,21(18):174-176.

［5］PATEL S S,PATEL M S,GOLDFARB M,et al. Elective versus emergency surgery for ulcerative colitis:a National Surgical Quality Improvement Program analysis［J］. Am J Surg,2013,205(3): 333-338.

第十五章

炎症性肠病的加速康复外科护理实践

肠梗阻和瘘管形成是 IBD 患者手术的主要适应证。与其他肠道疾病相比,IBD 手术有其特殊性,患者术前常伴有营养不良、长期生物制剂或激素应用、术前疾病活动、腹腔感染等诸多危险因素。因此,有针对性的围手术期治疗护理方案和措施,对于降低术后并发症、提高患者术后生活质量具有重要的意义。

一、护理评估

(一) 术前评估

1. **一般情况** 包括年龄、性别、自理能力、营养状况、饮食和排便的情况等。

2. **疾病情况** IBD 类型、疾病活动度、患病时间、当前的疾病控制情况和服药情况等。

3. **症状与体征** 评估腹痛、腹胀、呕吐、停止排气排便等症状的程度;有无腹膜刺激征及其范围;呕吐物、排泄物、引流管引出液的量及性状;生命体征的变化情况;有无出现水、电解质、酸碱失衡等的征象。

4. **辅助检查** 根据实验室检查结果进一步评估患者营养状况,是否有水、电解质及酸碱平衡失调,营养素缺乏等,影像学检查、肠镜检查有无异常发现。

5. **心理-社会状况** 评估患者的心理情况,有无过度焦虑或恐惧,是否了解疾病及围手术期护理的相关知识;了解患者的家庭、社会支持情况,包括家属对炎症性肠病相关知识的掌握程度,对患者心理和经济的支持情况等。

(二) 术后评估

1. **手术情况** 了解患者采取的手术、麻醉方式,是否有常造口及造口情况,术中失血、输血、输液、排尿等的情况。

2. **身体状况** 评估患者的生命体征及意识状态;评估切口情况;评估腹腔引流管是否通畅有效,引流液的颜色、性状和量;评估患者术后有无发生肠粘连、腹腔内感染或肠瘘等并发症。

3. 心理-社会状况 评估患者的心理情况;患者及家属是否了解术后康复的相关知识。

二、常见护理诊断/问题

1. **疼痛** 与炎症性肠病活动、手术伤口有关。
2. **营养失调** 低于机体需要量与疾病消耗和手术引起的营养摄入不足有关。
3. **知识缺乏** 缺乏有关术前准备及术后注意事项的知识。
4. **潜在并发症** 术后肠粘连、感染、吻合口漏。
5. **身体意象紊乱** 与肠造口术后排便方式改变有关。
6. **焦虑** 担心手术及术后康复和预后有关。

三、护理目标

1. 患者疼痛得到控制或疼痛程度减轻。
2. 患者营养摄入充足,营养状况改善。
3. 患者能够掌握术前准备及术后康复的相关知识和注意事项。
4. 患者未发生并发症,或并发症得到及时发现和处理。
5. 患者未发生过度焦虑或焦虑减轻。

四、护理措施

(一)术前护理

1. 营养预康复 炎症性肠病患者普遍存在营养不良,定期监测患者的体重和BMI。对入院IBD患者进行 NRS 2002 营养风险筛查,对于评分 >3 分的患者,指导其应用口服营养补充剂进行营养补充和支持,出现肠梗阻或肠内营养补充不足时,根据医嘱进行肠外营养支持。IBD 患者受膳食摄入不足、肠道(尤其是回肠)炎症反应以及药物干扰等因素的影响,容易合并微量营养素缺乏,病史长或者手术后患者尤其明显。因此,在营养支持过程中,注意监测患者铁、钙和维生素(特别是维生素 D、维生素 B$_{12}$)等物质的缺乏,并做相应处理。多数 IBD 患者术前即有营养不良,如术后无法耐受肠内营养,应积极给予肠外营养。

2. 活动指导

(1)呼吸道廓清运动:术前指导患者进行呼吸道廓清运动的练习,包括胸式深呼吸和有效咳嗽。用鼻子深吸气,腹部轻度膨胀或保持不动,胸部扩张达到极限后,再缩唇用嘴巴缓慢吐气,胸部缓慢收缩,排除肺内气体。吸气过程尽可能深,呼气过程尽可能慢和长,吸呼比在 1∶(1.5~2)(图 15-0-1)。在进行 10 次深呼吸运动后,护住腹部伤口进行 1~2 次有效咳嗽,以排出呼吸道分泌物。对于发生术后肺部并发症中高风险的患者,指导患者使用呼吸功能训练器进行呼吸功能训练。

(2)床上转身和踝泵运动:炎症性肠病和手术时长均是手术后深静脉血栓形成的危险因素,因此在术前应做好预防措施的指导和宣教,教会患者如何在术后配合进行床上转身,以保护伤口,减轻转身引起的伤口疼痛。通过视频及现场示范,教会患者进行踝泵运动,以预防术后深静脉血

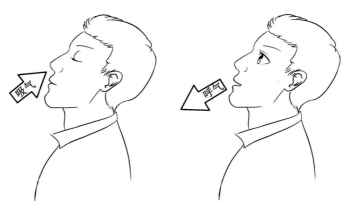

图 15-0-1　呼吸功能训练

栓形成。在术后卧床期间,管床护士应积极指导和督促患者进行床上活动及踝泵运动,并根据患者情况协助其早期下床活动。

3. 口腔护理　由于 IBD 患者术前长期未经口进食,更易引起口腔细菌滋生,易发生口腔溃疡或感染,应注意保持口腔清洁卫生。指导患者每天 2 次刷牙或使用生理盐水或漱口液漱口每天 2 次,并观察口腔黏膜改变,及时处理口腔病变。

4. 心理护理　评估患者紧张、焦虑的程度,向患者解释手术准备流程和配合方法,耐心解答患者的问题,鼓励患者树立积极、乐观的心理状态。此外,可指导患者通过心理暗示、深呼吸来平复紧张情绪。对于严重焦虑的患者,可根据需要寻求心理医师的帮助。

5. 肠道准备　手术前 1 天进食低渣、低脂的流质饮食,晚餐后开始口服泻药(复方聚乙二醇电解质散)2 000~3 000ml,2 小时内饮用完毕。服用泻药期间,嘱患者来回走动并按摩腹部,帮助加快排泄速度。当排出的大便为无渣的清水样便,表明肠道已基本排空。术前 1 日 23 时起禁食禁饮。

对于合并有完全性梗阻的 IBD 患者,禁止口服泻药,可通过清洁灌肠进行肠道准备。对于合并有肠道狭窄的患者,口服泻剂有加重梗阻风险,可利用要素饮食的低渣和高渗透压特点,进行肠道准备,同时又避免术前禁食。

(二) 术后护理

1. 体位　全身麻醉术后患者未清醒时予以去枕平卧位,头偏向一侧,预防呕吐后误吸;清醒的患者可给予垫枕头,床头抬高 30° 的半卧位,以利于漏出液积聚于盆腔,减少毒素的吸收,同时有利于呼吸及引流。

2. 饮食　术后暂禁食禁饮,禁食期间给予静脉输液,进行肠外营养支持。对于有肠造口的患者,术后第 1 天即可开始进食流质,进食后若无腹痛、腹胀等不适,可逐步过渡至半流质和普食。对于没有肠造口的患者,在肠蠕动恢复、肛门排气后可开始进食清流及流质,但忌进食易引起胀气的食物,进食后若无不适,术后 1 周可进食少渣半流质饮食,2 周左右可进食普食。注意补充高热量、高蛋白、低脂、维生素丰富的食品。进食后需密切观察患者腹痛、腹胀及排便的情况。对于 IBD 的患者,术后应早期开始肠内营养支持,在开始进食流质时,同时应用肠内全营养制剂,可以促进肠道功能的恢复,改善患者营养状况,减少术后并发症。

3. 活动 患者卧床期间,督促其每2小时床上翻身、活动四肢和深呼吸训练;术后第1日,患者情况许可时,指导并协助患者床上坐起并尝试下床活动,以预防压疮、促进肠蠕动恢复,减轻腹胀,避免肠粘连,预防下肢深静脉血栓形成等。

4. 引流管护理 引流管用"高举平台法"妥善固定;保持引流管通畅;观察并记录引流液的颜色、性状和量;保持引流管口周围皮肤清洁、干燥,定时更换敷料;进行活动时应避免拉、扯到引流管,避免将引流袋抬高超过穿刺口水平;当引流液量减少,连续3天引流量少于50ml,且引流液性状无异常时,可考虑拔除引流管。

5. 并发症的护理

(1)术后出血:术中止血不彻底或创面感染侵蚀到血管,均可引起出血。术后严密监测生命体征,观察切口渗血、渗液情况,以及各引流液的性状、颜色和量。若发现患者心率变快,血压下降,引流管短时间引出大量鲜红色、温热液体,或连续3小时每小时引流量>200ml,则提示可能存在活动性出血,应及时通知医师,并协助处理。

(2)肠梗阻:术后患者体质虚弱、活动少或并发术后腹腔感染均可导致肠粘连。因此,术后患者麻醉清醒后,生命体征平稳,可予半坐卧位。指导患者在术后早期进行床上活动,如多翻身、肢体屈伸运动;在病情许可的前提下,鼓励其术后3日内尽早下床活动,以促进肠蠕动,避免术后发生肠粘连。观察患者有无腹痛、腹胀、恶心、呕吐、停止排便排气等肠梗阻症状,一旦出现,应及时汇报医师,并按医嘱给予相应的处理,采取禁食、胃肠减压,进行全肠外营养,同时注意监测并纠正水、电解质及酸碱失衡。

(3)吻合口漏:IBD患者由于营养状况不佳且长期使用激素治疗,或术前肠道准备不充分,术后发生吻合口漏的风险增加。术后腹腔引流管可观察到引出混浊液体或气体,患者突发腹痛或腹痛加剧等,提示可能出现吻合口漏。因此,术后应密切观察患者是否出现吻合口漏的表现,一旦发生,应立即禁食,同时予以肠外营养支持,必要时行急诊手术。

在出现吻合口漏或肠梗阻初期,原则上应停止经口进食,可通过中心静脉置管行全胃肠外营养,达到既迅速补充所需热量又减少肠液分泌的目的。应注意中心静脉导管的护理,避免导管相关性感染。随着病情的好转,应尽早恢复肠内营养,可通过胃管或空肠喂养管给予要素饮食,但应注意逐渐增加灌注的量及速度,避免引起渗透性腹泻。

(4)下肢深静脉血栓形成:研究显示,我国IBD患者静脉血栓发生率为41.45/10万,重度UC患者活动期时血栓形成风险增加,手术亦是血栓形成的高危因素。对于IBD的手术患者,手术后穿着抗血栓弹力袜,卧床期间进行踝泵运动的练习,术后早期下床活动,必要时可考虑预防性应用低分子量肝素降低血栓形成的风险。

6. 肠造口的护理 根据切除肠管的位置及病变的严重程度,可能为患者进行临时性肠造口。对于有肠造口的患者,术后应密切观察肠造口黏膜的血运及排气、排便的情况,做好肠造口的护理,预防造口并发症的发生。

(1)肠造口评估:①活力:正常肠造口颜色呈红色,表面光滑湿润。术后早期肠黏膜轻度水肿属正常现象,1周左右水肿会消退;②形态:肠造口一般呈圆形或椭圆形,高出皮肤表面1~2cm,以利于排泄物进入造口袋内,结肠造口比回肠造口直径大。

（2）造口袋的使用:在粘贴造口袋时,应根据患者更换造口袋时的体位选择合适的开口方向,如果患者长期卧床,可将造口袋开口端置于身体一侧,若患者站位或坐位更换造口袋,可将造口袋开口端垂直向下。当造口袋内充满 1/3 的排泄物时,应及时倾倒,以防因重力牵拉而影响造口底盘的粘贴。术后早期隔日更换后期底盘中心变白超过 1cm 时则更换,康复期更换时间为使用 3~5 天后,一般不超过 7 天。当底盘发生渗漏时需立即更换,特别是回肠造口者。

（3）饮食指导:肠造口患者宜进食高热量、高蛋白、富含维生素的少渣食物,食用过多膳食纤维食物,可能会引起粪便干结和排便困难,甚至出现肠梗阻,因此只能适量进食。少吃辛辣刺激食物,多饮水。洋葱、大蒜、豆类、山芋等可产生刺激性气味或引起肠胀气,因此不宜过多食用。

（4）造口及周围皮肤常见并发症的护理:注意观察造口血运状况,避免一切可能对造口产生压迫的因素,当造口出现出血或肠黏膜缺血的征象,应及时告知医师予以处理。对于造口周围的皮肤并发症应以预防为主,教会患者及家属更换造口袋的方法,指导患者及家属正确使用造口护理用品,做好肠造口周围皮肤的保护。及时发现造口狭窄、回缩、脱垂、造口旁疝等,并进行相应处理。

（5）心理护理:在手术前应向患者说明造口的用途和重要性,在术后真正面对造口时,仍有许多患者表现出消极悲观情绪。因此,应主动与患者交谈,鼓励其说出内心的真实感受,有针对性地进行帮助;也可让患者及家属多与同病种的患者交流,以排解其孤立、无助感,促使其以积极、乐观的态度面对造口,逐步掌握造口自我护理技能并逐渐恢复正常生活。

（三）健康教育

1. 必须要求患者戒烟　吸烟会增加手术风险和术后复发率。戒烟有困难者可到戒烟门诊寻求帮助和指导。

2. CD 患者常见营养不良,日常生活中应注意监测体重和 BMI 的变化,日常饮食应注意营养补充,宜进高蛋白、高维生素、易消化吸收的食物,摄入不足的应通过口服营养补充剂增加营养摄入。

3. 用药护理　IBD 患者术前应遵医嘱用药,不可擅自增减药量或停药。注意观察药物的效果和不良反应。

4. 自我监测　指导患者自我监测病情,若出现腹痛、腹胀、呕吐、停止排便等不适,及时就诊。

5. 形成良好、规律的生活习惯,做好个人卫生,根据自身情况每天进行适量的运动,保持积极、乐观的心理状态,定时复诊。

五、护理评价

通过治疗与护理,患者是否:①伤口疼痛的情况得到有效控制;②营养摄入充足,营养状况良好;③术后并发症得以预防,或得到及时发现和处理。

（熊伟昕）

参 考 文 献

[1] 李乐之,路潜. 外科护理学 [M]. 6 版. 北京:人民卫生出版社,2017:501-515.

［2］尤黎明,吴瑛. 内科护理学［M］. 6版. 北京:人民卫生出版社,2017:306-312.

［3］胡爱玲,郑美春,李伟娟,等. 现代伤口与肠造口临床护理实践［M］. 北京:中国协和医科大学出版社,2018.

［4］中华医学会消化病学会分会炎症性肠病学组. 炎症性肠病诊断与治疗的共识意见［J］. 中国实用内科杂志,2018,38(9):796-813.

［5］龚剑锋. 炎症性肠病营养支持治疗专家共识(第二版)解读:外科部分［J］. 中华炎性肠病杂志,2018,2(4):248-252.

［6］柳婧,高翔,陈烨,等. 中国炎症性肠病患者深静脉血栓情况调查:一项全国多中心回顾性研究［J］. 中华炎性肠病杂志(中英文),2017,1(1):24-28.

［7］GILLIS C,FENTON T R,SAJOBI T T,et al. Trimodalprehabilitation for colorectal surgery attenuates post-surgical losses in lean body mass:A pooled analysis of randomized controlled trials［J］. Clin Nutr,2019,38(3):1053-1060.

［8］JOHNSON G J,COSNES J,MANSFIELD J C. Review article:smoking cessation as primary therapy to modify the course of Crohn's disease［J］. Aliment Pharmacol Ther,2005,21(8):921-931.

［9］FORBES A,ESCHER J,HÉBUTERNE X,et al. ESPEN guideline:clinical nutrition in inflammatory bowel disease［J］. Clin Nutr,2017,36(2):321-347.

［10］REESE G E,NANIDIS T,BORYSIEWICZ C,et al. The effect of smoking after surgery for Crohn's disease:a meta-analysis of observational studies［J］. Int J Colorectal Dis,2008,23(12):1213-1221.